Espaço, Tempo e Medicina

Larry Dossey

ESPAÇO, TEMPO E MEDICINA

Prefácio de
FRITJOF CAPRA

Tradução de
PAULO CESAR DE OLIVEIRA

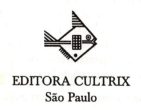

EDITORA CULTRIX
São Paulo

Título do original: *Space, Time and Medicine*

Copyright © 1982 by Larry Dossey.
Publicado mediante acordo com Shambhala Publications, Inc.
P.O. Box 308, Boston, MA 02117 — USA.

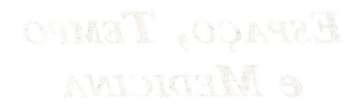

Edição	Ano
1-2-3-4-5-6-7-8-9	98-99-00

Direitos de tradução para o Brasil
adquiridos com exclusividade pela
EDITORA CULTRIX LTDA.
Rua Dr. Mário Vicente, 374 – 04270-000 – São Paulo, SP
Fone: 272-1399 – Fax: 272-4770
E-MAIL: pensamento@snet.com.br
http://www.pensamento-cultrix.com.br
que se reserva a propriedade literária desta tradução.

Impresso em nossas oficinas gráficas.

Sumário

Prefácio de Fritjof Capra 9
Prólogo 13

PARTE I PROBLEMA

1. Feitiços e Moléculas 21
2. Cientistas e Patagões 27

PARTE II TEMPO

1. O Lago do Tempo 37
2. O Que é o Tempo? 41
3. Tempo Primitivo 46
4. Tempo Moderno 50
5. Como Sentimos o Tempo? 56
6. Tempo: O Que de Fato Está Acontecendo? 61
7. O Tempo e a Dor 65
8. O Tempo e a Doença 69

PARTE III UNIDADE

1. O Fator Humano 81
2. A Biodança 95
3. Estruturas Dissipativas 106
4. Teorema de Bell 124
5. O Holoverso 128
6. Partículas, Pessoas, Planetas:
   Por Que Comparar? 142

PARTE IV SÍNTESE

1. Espaço-Tempo e Saúde 167
2. A Saúde e a Ordem Implicada 212
3. Implicações para a Unidade: Ciência, Lógica e Mito 222
4. Unidade, Linguagem e Descoberta 235

5. Consciência e Medicina:
   O Que o Futuro nos Reserva?................... 240

PÓS-ESCRITO Infarto do miocárdio
           2000 d.C. 261

APÊNDICE Física clássica e moderna:
         Um Sumário 266

Notas 272

*Para Barbie,
minha esposa,
que conhece estes domínios*

PREFÁCIO

Apesar dos grandes avanços da moderna ciência médica, estamos agora testemunhando uma profunda crise no cuidado com a saúde na Europa e na América do Norte. Muitas razões são apresentadas para a generalizada insatisfação com as instituições médicas — o caráter inacessível dos serviços, a falta de solidariedade e atenção, a imperícia ou a negligência médica — mas o tema central de todas as críticas é a gritante desproporção entre o custo e a eficácia da moderna medicina. Apesar de um vertiginoso aumento nos gastos com a saúde ao longo das últimas três décadas, e em meio a contínuas exigências de aprimoramento científico e tecnológico por parte da classe médica, a saúde da população não parece ter melhorado significativamente.

As causas da crise na saúde são múltiplas e podem ser encontradas tanto dentro como fora da ciência médica. Não obstante, um número cada vez maior de pessoas, dentro e fora do campo da medicina, acham que as limitações do atual sistema de saúde têm sua origem na estrutura conceitual em que se baseia a teoria e prática médicas, e passaram a acreditar que a crise persistirá enquanto essa estrutura não for modificada.

A crise na medicina, então, é essencialmente uma crise de percepção e, portanto, está inextricavelmente ligada a uma crise social e cultural muito mais ampla; uma complexa crise multidimensional cujas facetas afetam todos os aspectos da nossa vida. Podemos ler a respeito de suas numerosas manifestações todos os dias nos jornais. Temos inflação alta e desemprego, temos uma crise de energia, poluição e outros desastres ambientais, a ameaça de guerra nuclear, uma onda cada vez maior de violência e de crime e assim por diante. Todos esses problemas podem ser vistos como aspectos de uma única e mesma crise, decorrente do fato de estarmos tentando aplicar os conceitos de uma visão de mundo obsoleta — a visão de mundo mecanicista da ciência cartesiana-newtoniana — a uma realidade que não pode mais ser entendida nos termos desses conceitos. Vivemos hoje em um mundo globalmente interligado, em que os fenômenos biológicos, psicológicos, sociais e ambientais são todos interdependentes. Para descrever esse mundo de forma apropriada, precisamos de uma perspectiva ecológica, coisa que a visão de mundo cartesiana não oferece.

O que precisamos, portanto, é uma nova visão de realidade; uma mudança fundamental em nossos pensamentos, percepções e valores. Os passos iniciais dessa mudança — da troca da concepção mecanicista pela concepção holística da realidade — já são visíveis em todos os campos e provavelmente dominarão toda a década; este livro é um notável exemplo, no âmbito da medicina, do movimento que vai da fragmentação para a totalidade. Escrito por um médico no exercício da profissão, o qual ilustra suas idéias com numerosos exemplos de sua experiência clínica, *Espaço, Tempo e Medicina* apresenta forte evidência em favor da existência de uma crise conceitual na ciência médica moderna e aponta novos rumos para as mudanças necessárias.

A atual prática médica está firmemente enraizada no pensamento cartesiano. Descartes baseou sua visão da natureza em uma divisão fundamental entre dois domínios separados e independentes: o da mente e o da matéria. O universo material era uma máquina e nada mais do que uma máquina. A natureza trabalhava de acordo com leis mecânicas e todas as coisas no mundo material poderiam ser explicadas em termos de disposição e movimento de suas partes. Descartes estendeu sua visão mecanicista da matéria aos organismos vivos. Plantas e animais foram considerados simplesmente máquinas; seres humanos eram habitados por uma alma racional, mas o corpo humano era indistinguível de um animal-máquina.

A estrutura conceitual criada por Descartes foi completada triunfalmente por Newton, que desenvolveu uma formulação matemática consistente da visão mecanicista da natureza. O palco do universo newtoniano, no qual todos os fenômenos físicos ocorriam, era o espaço tridimensional da clássica geometria euclidiana. Era um espaço absoluto, um *container* vazio e independente dos fenômenos físicos que ocorriam dentro dele. Todas as mudanças do mundo físico eram descritas em termos de uma dimensão separada — o tempo. Este, uma vez mais, era absoluto, não tendo nenhuma relação com o mundo material e fluindo suavemente do passado, atravessando o presente e chegando ao futuro. Os elementos do mundo newtoniano que se moviam neste espaço e tempo absolutos eram partículas materiais; pequenos, sólidos e indestrutíveis objetos — os blocos de construção a partir dos quais toda a matéria era feita.

Da segunda metade do século XVII até o final do século XIX, o modelo newtoniano do universo dominou todo o pensamento científico. As ciências naturais, bem como as humanidades e as ciências sociais, aceitaram a visão mecanicista da física clássica como sendo a descrição correta da realidade e, dessa maneira, modelaram suas próprias teorias. Sempre que os médicos, psicólogos ou sociólogos queriam ser científicos, eles naturalmente voltavam-se para os conceitos básicos da física newtoniana, e muitos deles continuam apegados a estes conceitos mesmo agora que os físicos já foram muito além.

Na ciência biomédica, a estrutura conceitual dominante ainda é representada pela visão cartesiana dos organismos vivos como sendo máquinas construídas com partes diferentes. Para Descartes, uma pessoa saudável era como um relógio bem-feito, em perfeitas condições mecânicas, e uma pessoa doente era como um relógio cujas partes não estivessem funcionando de maneira apropriada. As principais características da moderna teoria médica, bem como de muitos aspectos do exercício atual da profissão médica, remontam a essa concepção cartesiana. Seguindo a abordagem cartesiana, a ciência médica limitou-se à tentativa de compreender os mecanismos biológicos envolvidos nas lesões às várias partes do corpo e, ao fazê-lo, freqüentemente deixou de ver o paciente como um ser humano. Ela concentrou-se em fragmentos do corpo cada vez menores, deslocando sua perspectiva do estudo dos órgãos e suas funções para o das células e, finalmente, para o estudo das moléculas.

Todavia, enquanto os cientistas biomédicos elaboravam modelos mecanicistas de saúde e doença, a base conceitual de sua ciência foi abalada por dramáticos desenvolvimentos na física atômica e subatômica, os quais revelaram claramente as limitações da visão de mundo mecanicista e levaram a uma concepção orgânica e ecológica da realidade. Na física do século XX, o universo não é mais percebido como uma máquina, constituída por várias peças distintas, mas se apresenta como um todo indivisível e harmonioso; uma rede de relações dinâmicas que incluem o observador humano e sua consciência de uma maneira essencial. O espaço e o tempo não são mais absolutos nem estão em dimensões separadas. Ambos estão íntima e inseparavelmente ligados e formam um *continuum* quadridimensional chamado espaço-tempo. As partículas subatômicas são interconexões em uma rede de acontecimentos, feixes de energia ou tipos de atividade. Quando as observamos, nunca vemos nenhuma substância material; aquilo que observamos são padrões dinâmicos continuamente se transformando um no outro — u na perpétua dança de energia.

A revolução conceitual na física moderna prenuncia uma iminente revolução em todas as ciências e uma profunda transformação de nossa visão de mundo e de nossos valores. Para mim, o aspecto mais fascinante no livro de Larry Dossey está no fato de que o autor analisa a dramática mudança na base conceitual da medicina e sua relação com os novos conceitos de física subatômica não a partir de um nível teórico e abstrato mas a partir da perspectiva de uma experiência clínica concreta. Ao fazê-lo, Dossey aborda particularmente a relação entre nossa saúde e nossa percepção do tempo. "Muitas doenças, talvez a maioria", escreve ele, "podem ser causadas, no todo ou em parte, por nossa percepção equivocada do tempo."

Como uma alternativa ao modelo atual de medicina, o Dr. Dossey desenvolve os esboços de um "modelo espaço-tempo" de saúde em harmonia com a visão de realidade sugerida pela física moderna. Ele é caracterizado pela idéia de "biodança" — os seres humanos são vistos como processos essencialmente dinâmicos, não analisáveis em partes separadas, e intimamente ligados ao seu ambiente; a saúde, por sua vez, é vista como a harmonia do movimento fluido. O Dr. Dossey reconhece notadamente que esse modelo de saúde espaço-tempo irá requerer uma profunda reorientação de muitos de nossos conceitos básicos. Na verdade, ele vê tal reorientação como o principal aspecto de qualquer terapia.

> A visão espaço-tempo da saúde e da doença nos diz que uma parte vital da meta de todo terapeuta é ajudar a pessoa doente a reordenar sua visão de mundo. Precisamos ajudá-la a perceber que ela é um *processo* no espaço-tempo e não uma entidade isolada que é retirada do mundo dos saudáveis e que está à deriva no fluxo do tempo, movendo-se lentamente rumo ao extermínio. Na medida em que realizamos esta tarefa, somos curadores.

O livro de Larry Dossey representa um importante passo na reordenação de nossa visão de mundo, e, além de ser intelectualmente estimulante, é também terapêutico.

Berkeley, dezembro de 1981   Fritjof Capra

PRÓLOGO

Cuidar de pessoas doentes pode ser uma coisa complicada nos dias de hoje. Freqüentemente ouço dizer que nós, médicos, agora sabemos mais e podemos fazer mais do que quaisquer de nossos predecessores; que as nossas proezas tecnológicas são espantosas; e que as deficiências remanescentes em nossas capacidades serão supridas com um pouco mais de pesquisa básica, recursos financeiros e esforço humano. Trata-se apenas de uma questão de tempo. Às vezes, sinto que se estabeleceu uma atmosfera de franca presunção.

O eminente físico Niels Bohr certa vez observou que o oposto de uma *grande* verdade também era verdadeiro. Se Bohr estiver certo, e se os médicos contemporâneos estiverem corretos em sua crença de que a medicina jamais foi tão poderosa, então, nós, médicos, apoderamo-nos de uma verdade monumentalmente grande — pois em muitos sentidos a medicina nunca foi tão fraca. Somos ao mesmo tempo poderosos e impotentes, bons e maus, o que há de melhor e de pior.

Não é novidade para ninguém que algo está errado na medicina hoje em dia. Críticas severas não constituem novidade, quer provenham de dentro ou de fora da classe médica, e a maioria de nós, médicos, já estamos cansados das mesmas velhas e desgastadas censuras. Apesar de nossos periódicos surtos de entusiasmo com aquilo que sabemos e que podemos fazer, a maioria de nós sente as nossas limitações antes que haja necessidade de sermos lembrados disso. A medicina não está bem, e temos consciência da situação.

Aquilo que certamente é uma das maiores ironias da história da ciência está ocorrendo diante de nossos olhos. A medicina moderna aprendeu a ter as ciências "exatas" como modelo, na esperança de incorporar a exatidão demonstrada de forma mais notável pela física clássica. Na crença de que encontramos realmente essa precisão, nós, na medicina, recusamo-nos a ouvir a mensagem que chegou da física há mais de meio século: *a exatidão nunca realmente existiu*. Hoje a medicina é como um perdedor no jogo de casquinhas de noz mudando de posição: uma hora você as vê, e outra hora não.

Construímos um modelo de saúde e doença, nascimento e morte, em torno de um modelo conceitual obsoleto acerca de como o universo se comporta, um modelo fundamentalmente falho desde o início. Enquanto os físicos eliminaram a duras penas as falhas de seus próprios modelos, na medicina ignoramos totalmente essas revisões. Assim, vemo-nos às voltas com um conjunto de crenças orientadoras que são tão antiquadas quanto os humores corporais, os sanguessugas e as sangrias.

Este livro é uma análise dessas falhas e um exame dos novos modelos. Trata-se de uma tentativa de corrigir a ironia da medicina "moderna", na crença de que, sem dúvida, nenhuma medicina pode ser moderna se não estiver de acordo com a melhor física contemporânea.

Há um inequívoco sentimento, fora da medicina, de que boa parte da frieza e da impessoalidade do sistema de assistência à saúde resulta da confiança exagerada na ciência — que é, ela própria, fria e insensível. Há, portanto, uma crença amplamente difundida de que o caráter mais precário da medicina do passado é preferível com relação à ciência da nova medicina. Escolhas devem ser feitas: Devemos buscar uma medicina moderna científica porém insensível, ou voltar a uma medicina dos tempos antigos, mais humana e satisfatória, embora sem muitos recursos?

Essas escolhas, em minha opinião, são construtos artificiais. Elas surgem por causa das falhas inerentes aos nossos modelos médicos ultrapassados e se dissipam quando atualizamos esses modelos. Estou convencido de que os únicos modelos médicos realmente salutares para o espírito humano são os compatíveis com o melhor da ciência — mas compatíveis com a *melhor* ciência e não com uma ciência *obsoleta*.

A renovação conceitual que há muito se faz necessária na medicina, a troca do antigo pelo melhor, pode dar-nos aquilo de que necessitamos tanto: um sistema tecnologicamente avançado que se caracterize não pela desumanização e pelo desespero, mas pela animação, pela esperança e pela vida. Sim, nós *podemos* ter as duas coisas.

Sou médico por formação e temperamento. Sinto uma clara afinidade com curadores de qualquer idade ou cultura, sejam xamãs ou colegas especialistas em medicina interna. Este livro, portanto, não é o relato de um informante vindo de fora ou de alguém que desiludiu-se e desertou das fileiras, mas algo bem diferente disso: esta é uma cuidadosa reflexão sobre o significado de nascer, viver e morrer; de sofrer e envelhecer; de ter boa ou má saúde — e tudo isso a partir da perspectiva de um médico no exercício da profissão e que, sem sentir nenhuma necessidade de justificar-se, considera que o papel de curador ainda é um ofício legítimo e sublime.

Ainda não deixei de admirar-me com as ocorrências comuns e rotineiras na medicina e que constituem parte de minha vida cotidiana. A recuperação de uma pneumonia, apendicite aguda, infecção na vesícula biliar ou de uma cetoacidose diabética ainda parece-me milagrosa. Estas condições — hoje em geral consideradas curáveis — no passado freqüentemente eram fatais. E quando me lembro que em toda a minha vida nunca cheguei a ver um caso agudo de varíola, peste bubônica ou poliomielite, *sei* que fizemos algo na medicina que foi muito importante e muito correto. Sinto orgulho de fazer parte disso.

Parece paradoxal, portanto, que este livro desafie quase todos os pressupostos básicos da medicina moderna, cujas tradições e realizações tenho prazer em compartilhar. A título de explicação aos meus colegas médicos, o que posso dizer é que a história de nossa profissão é a história da mudança; que sempre fizemos uso de avanços ocorridos em outras disciplinas; que, por mais poderosos que possam ser os nossos modelos, eles, como todos os modelos científicos, sempre foram imperfeitos; e que uma posição defensiva insular e estreita sempre atuou no sentido do nosso empobrecimento. E para os não-médicos que poderiam interpretar este livro como uma áspera e geral condenação da medicina moderna, eu sugeriria um exame mais atento, pois nenhuma condenação é pretendida. O que se segue não é um ataque a uma profissão respeitável, mas uma sincera tentativa de encontrar novos significados e um caminho melhor.

Tomei grande cuidado para fazer com que várias e complexas áreas da ciência se tornassem compreensíveis para o leigo. Aos meus colegas médicos, que poderão horrorizar-se com minha deliberada simplificação dos processos patológicos, e aos físicos, químicos e biólogos que ficarão desapontados com as minhas descrições não-técnicas e simples de assuntos bastante complexos, só posso responder que, para o objetivo deste livro, não vejo nenhuma vantagem em ser obscuro. Ao longo desta obra, viso ser compreendido.

Acumulei grande débito de gratidão durante o planejamento e execução deste livro. Devo primeiramente dizer que, de muitas maneiras, é aos seus pacientes que os médicos devem tudo. Estou profundamente grato àqueles a quem servi.

É impossível para mim expressar minha gratidão para com o maior médico e especialista em medicina interna que influenciou o meu treinamento — Seymour Eisenberg, M.D., meu médico-chefe. Sem a sua influência, eu provavelmente não saberia como ser médico, mesmo depois de ter recebido o meu diploma. O Dr. Eisenberg personifica aquela inefável combinação de capacidade intelectual, benevolência, força pessoal e silenciosa compaixão, que caracteriza todos os curadores dignos desse nome. Ele é um exemplo de médico cujo caráter nobre vale a pena imitar.

Devo também fazer um agradecimento aos meus colegas médicos da Dallas Diagnostic Association, os quais, em conjunto, formam o mais hábil e sensível grupo de médicos que conheço: Paul Anderson; Roger Camp; Don Crumbo; Joan Donley; Tom Hampton; Charles Harris; David Haymes; William Hensley; Lannie Hughes; Carlos Kier; C. Thomas Long, III; Jack Melton; J. Edward Rosenthal; Joe Sample; Jack Schwade; Charles Sledge; Rick Waldo; e Charles S. White, III — bem como a Carl Ikard, nosso administrador e conselheiro. O apoio que recebi deles foi um dos principais fatores na realização deste projeto.

Sinceros agradecimentos a Cathie Guzzetta, a primeira a dizer que este livro deveria ser escrito.

Tenho de agradecer àquele cujas palavras aparecem ao longo deste livro e que, durante o período em que ele estava sendo elaborado, esteve sempre observando de algum lugar próximo — Walt Whitman. Walt compreendeu esses conceitos e descreveu-os à sua maneira. Como enfermeiro, durante a Guerra Civil, ele também cuidou de pessoas doentes e agonizantes, e essas experiências certamente ajudaram-no a moldar sua maneira de ver as coisas. E em sua própria enfermidade, ele foi cuidado por um grande curador, Sir William Osler, o pai da medicina norte-americana.

Tenho uma dívida especial para com Juan e Rosa Ortega por organizarem muitas peregrinações às montanhas e desertos, locais onde boa parte deste material foi concebido e escrito.

Reservo eterna gratidão a minha Mãe e a meu Pai pelo constante e universal amor; a minha irmã, Bet, que nunca duvidou; e a meu irmão, Garry, o qual, como gêmeo idêntico, partilhou comigo, no útero, um primeiro e singular conhecimento do espaço e do tempo.

Por fim, agradeço a uma pessoa a quem todo reconhecimento parece inadequado, vazio, pobre e supérfluo — Barbie, minha esposa, com quem partilho um laço de unicidade e unidade que é um dos temas centrais deste livro.

Larry Dossey, M.D.
Dallas, Texas

OBSERVAÇÃO: Os casos clínicos que se seguem são retirados da experiência prática do autor como especialista em medicina interna. O nome dos pacientes envolvidos foram alterados para preservar-lhes a privacidade.

I
Problema

Agora reexamino filosofias e
　religiões.
Elas podem sair-se bem em salas de conferência,
　mas não provam nada
　sob as nuvens volumosas
　e ao longo da paisagem e dos cursos d'água corrente.

— WALT WHITMAN
Folhas de Relva

CAPÍTULO UM

FEITIÇOS E MOLÉCULAS

Mas os demônios são imortais — para sorte dos feiticeiros cujo ganha-pão depende deles. No ano seguinte os mesmos ritos devem ser todos realizados novamente.
— ALEXANDRA DAVID-NEEL[1]

As nossas sombras dançavam sobre as paredes da pequena sala, uma área reservada para exames físicos bem ao lado do posto de enfermagem, a qual podíamos trancar por dentro. Sobre a mesa, em um cinzeiro de metal, o pequeno tablete branco queimava produzindo uma lúgubre chama azul. Era um tablete de metenamina, um antibiótico de baixa potência usado para tratar infecções urinárias. Há anos eu tomara conhecimento de que ele era inflamável. Mantido sempre à mão na enfermaria, no posto de enfermagem, ele estava disponível para a nossa "cerimônia".

O senhor idoso sentou-se impassível e com os olhos arregalados. Ele fora admitido no serviço de medicina interna do hospital duas semanas antes, sob os cuidados de Jim, meu colega e amigo íntimo. O homem estava morrendo. Sua cor era lívida e tinha o aspecto agônico que, já aos seis meses de internamento, havíamos aprendido a reconhecer. Eu observava a metenamina queimar, sem acreditar naquilo que estávamos fazendo.

Durante duas semanas, o velhinho mirrado submetera-se a estudos diagnósticos — a usual bateria de raios X e exames de sangue. Sem exceção, todos eles revelaram-se normais. O diagnóstico feito no momento da internação fora câncer, uma presunção razoável em um homem idoso que havia perdido sete quilos em seis meses. Jim prosseguia pacientemente com a pesquisa diagnóstica, apesar da série de resultados normais, na esperança de que, cedo ou tarde, encontraria evidências de alguma "doença real". E enquanto a pesquisa diagnóstica prosseguia, o homem piorava. Nessa altura ele estava extremamente fraco, quase preso ao leito.

Então, havia dois dias, a avaliação tinha sido concluída. Jim havia simplesmente esgotado a relação de exames disponíveis. Ele estava diante do embaraçoso dilema de ter sob os seus cuidados um paciente a caminho da morte e nenhuma explicação para a sua doença. Ao fazer as visitas matinais, ele comunicou ao velho sua triste situação: "O senhor está morrendo e eu não sei o motivo." O seu paciente respondeu: "Está certo, doutor. Sei que estou morrendo. E também sei por quê." Jim olhou para ele, sem acreditar naquilo que acabara de ouvir. O velho continuou: "Doutor, fui enfeitiçado."

Ele relatou então a espantosa história de como sua saúde começara a declinar. Três meses antes, um inimigo dele contratara uma feiticeira local para fazer um feitiço contra ele. (As causas desse acontecimento nunca vieram à luz.) A feiticeira conseguiu convencer a mulher dele a cortar um cacho dos cabelos grisalhos do homem e a entregá-lo a ela. Usando essa representação corpórea do homem, ela preparou um feitiço. No momento apropriado ela fez com que o velho e seu adversário soubessem que o primeiro fora enfeitiçado e que iria morrer.

Para nossa estranheza, desde o início o velho nunca resistiu a essa declaração. Parece que nunca lhe havia ocorrido que o feitiço poderia não funcionar. Era como se ele já estivesse morto, desprovido totalmente da vontade de viver. Desde o dia em que descobriu que estava enfeitiçado, o homem parou de comer. Perdeu peso de maneira inexorável e foi ao hospital para morrer.

Jim chamou-me para a sala de exames e contou-me a bizarra história. Ele estava empolgado com essa revelação. Minha própria reação à nova informação sobre o feitiço foi desesperadora – senti solidariedade pela provação do doente mas não pude pensar em nada que pudesse ser feito. Senti que ele estava certo, que ele *ia* morrer.

A atitude de Jim foi diferente. "Temos de curá-lo", foi o seu comentário de despedida quando concordamos em nos encontrar depois para discutir a "terapia" para esse paciente.

Ao longo das 24 horas seguintes, Jim desenvolveu uma estratégia terapêutica com uma pequena ajuda minha. Ele atirou-se à tarefa com extraordinária energia. Percebo agora aquilo que, na época, eu não sabia: eu estava testemunhando uma luta arquetípica – um feiticeiro lutando contra outro feiticeiro – uma luta de vida ou morte. Embora Jim não reconhecesse isso, ele estava apostando a sua medicina contra o feitiço encomendado pelo inimigo do paciente. E o que estava em jogo era a vida ou a morte do velho de cabelos grisalhos.

Jim resolvera esperar até a noite de sábado para realizar a "cerimônia".

A atividade do hospital diminuía no final de semana e havia menos chances de sermos descobertos. À meia-noite, ele entrou no quarto do paciente e ajudou-o a passar para a cadeira de rodas — ele já estava fraco demais para caminhar. Jim então verificou o corredor, certificando-se de que não havia ninguém nele, e empurrou o paciente para a sala de exames, do outro lado do saguão, onde eu o estava esperando, tendo já acendido o tablete de metenamina. Quando Jim entrou com o velho, tranquei nervoso a porta por trás dele, sentindo-me tolo e apreensivo com a perspectiva de sermos descobertos. Estávamos os três em silêncio, mergulhados numa escuridão quase completa.

Jim sentou-se em uma cadeira perto da chama. Depois do que me pareceu uma eternidade, ele ficou de pé, perfeitamente à vontade e de posse do total domínio da situação. O velho e eu lhe acompanhamos cada um dos movimentos. Ele parecia colossal sob a estranha luz — eu estava testemunhando um verdadeiro xamã em ação. Ele parecia encarar sua tarefa com absoluta seriedade, cônscio de que a vida de seu paciente dependia de uma habilidosa demonstração de seu poder.

Jim tirou do bolso um par de tesouras cirúrgicas de aço inoxidável que ele havia "tomado emprestado" para a ocasião. Elas brilhavam sob a débil luz azul enquanto ele movia-se em direção ao velho, que sentava-se petrificado em sua cadeira de rodas, acompanhando cada um dos lentos e deliberados movimentos de Jim. Andou até a cadeira de rodas, ergueu as tesouras e, pegando uma mecha de cabelos grisalhos com a outra mão, começou lentamente a cortar.

O velho, a essa altura, parecia ter parado de respirar. Com a mecha em sua mão esquerda, Jim lentamente retrocedeu até o tampo da escrivaninha e, sob a luz da chama bruxuleante, deu a impressão de ser enorme. Então ele olhou honestamente para seu rígido e depauperado paciente e disse devagar, com voz calma e profunda: "Enquanto o fogo queima o seu cabelo, o feitiço em seu corpo se desfaz." Ele abaixou a mão, deixando o cabelo cair na chama. Em seguida, acrescentou uma singular advertência: "Mas se você revelar essa cerimônia a alguém, o feitiço voltará imediatamente, mais forte do que antes!" (Senti-me grato por Jim ser um xamã que estava consciente da possibilidade da humilhação profissional!)

A cerimônia estava encerrada. Destranquei a porta da maneira mais silenciosa possível e Jim empurrou o velho pelo corredor deserto, levando-o para o seu quarto e o ajudando a se deitar na cama. Ele agradeceu, mas falou pouco. Por alguma estranha razão, certa atmosfera de seriedade impregnou essa situação comicamente absurda. Estando ambos exaustos, despedimo-nos, não sem antes jurarmos silêncio eterno sobre esse "trabalhinho" à meia-noite.

O "desenfeitiçamento" foi quase imediato desde o início. O paciente de Jim acordou com um apetite voraz! Pediu porções triplas para o desjejum, que naquele hospital era notadamente a refeição mais intragável do dia. Ele continuou a pedir porções duplas em todas as refeições, aparentemente sem ligar para o que estivesse sendo servido. Seu peso aumentou de forma quase inacreditável.

Respeitando a advertência, ele nunca mencionou a cerimônia de "desenfeitiçamento", nem mesmo a Jim. Daquele dia em diante, ele mostrou-se animado, quase eufórico. Nunca renunciou à sua crença de ter sido realmente salvo por Jim, o Xamã.

Jim manteve-o no hospital durante vários dias, querendo certificar-se de que o seu "desenfeitiçamento" fora eficaz. Quando finalmente teve certeza de que o seu paciente estava curado, Jim deu-lhe alta. Ele deixou o hospital com boa saúde, deixando para trás uma grossa pasta hospitalar cheia de resultados de exames normais — e uma sala de exames que ficou dias exalando um cheiro desagradável de cabelo queimado...

O MODELO MOLECULAR

Jim e eu deixamos de discutir o incidente. A questão de sobreviver a um agitado ano de internato — trabalho duro, pouco sono e remuneração no nível da subsistência — era premente; e com a passagem do tempo, esqueci-me do ocorrido.

Numa retrospectiva, é interessante para mim lembrar como os meus processos conscientes lidaram com o episódio do paciente grisalho e enfeitiçado que ficara a cargo de Jim. O caso era bizarro e perturbador do início ao fim. A doença e a cura do homem não se coadunavam com coisa nenhuma que eu houvesse aprendido no curso médico, em que a doença era considerada resultado do desequilíbrio de processos celulares. A doença, diziam-nos os professores, era causada por um mau funcionamento da máquina, o corpo. E o médico existia para descobrir a moléstia e, sempre que possível, acabar com ela.

Mas, e o paciente de Jim? Parecia claro que o colapso *inicial* não ocorrera na "máquina". Na verdade, os exames não indicaram *nada* errado. De acordo com os exames laboratoriais e raios X, a máquina estava funcionando perfeitamente; contudo, o velho estava morrendo.

Agora parece-me claro o motivo pelo qual releguei esse episódio ao *status* de alguma ocorrência curiosa e aberrante que não tinha nenhum significado real. Proceder de outra forma seria questionar todo o meu sistema de crenças sobre a causalidade das doenças. Agora, anos depois, a eficiência repressiva de minha consciência não é tão grande, e aquela experiência — e centenas de experiências semelhantes que ocorreram desde então — transformou meu entendimento acerca do modo como as pessoas ficam doentes.

Como interno e depois como médico residente em medicina interna, eu me orgulhava do meu conhecimento e domínio do "modelo médico" — aquele tradicional conjunto de princípios orientadores que mostra como as pessoas ficam doentes. A ênfase começava e terminava no corpo. Os esforços dos cientistas na área da medicina resultaram numa extraordinária compreensão dos processos patológicos no nível molecular. A molécula é para o biocientista aquilo que o *quark* é para o físico de partículas: a unidade fundamental, o desarranjo que acarreta uma série de disfunções que reconhecemos como doença clínica. Por essa razão, o modelo médico atual é chamado de teoria molecular da causação das doenças.

A precisão da análise bioquímica em sondar o nível molecular gerou tanto fascínio, que, em nossa época, tornou-se uma heresia questionar-lhe os resultados. Tem-se por certo que, se o nosso conhecimento for completo, conseguiremos identificar em qualquer doença o modo pelo qual a molécula está funcionando mal. Na maioria das vezes, a possibilidade de que outras explicações existam simplesmente não é considerada.

Até recentemente, as evidências em favor da exatidão do modelo nunca foram contestadas de forma importante. Certas doenças clássicas demonstraram o seu poder explicativo. Determinadas doenças do sangue, por exemplo, podiam ser relacionadas a uma anormalidade na síntese da molécula de hemoglobina, evidenciando-se nisso que pequenos desvios do arranjo normal dos átomos dentro da molécula produziam conseqüências devastadoras.

Todas as principais doenças são analisadas desta maneira. Em relação, por exemplo, à causa mais comum de morte em nossa sociedade — a doença cardíaca arteriosclerótica — o objetivo central é compreender por que a *molécula* de colesterol é seqüestrada no revestimento dos vasos sangüíneos, formando obstruções às quais chamamos ateromas. A partir da perspectiva da medicina molecular, todas as outras abordagens são míopes — dieta, redução de peso, exercício ou mesmo a espetacular intervenção cirúrgica para a colocação de pontes de safena — porque elas simplesmente contornam a *causa* do problema, a qual (por definição) só pode ser compreendida quando penetramos no nível da molécula.

As outras grandes doenças de nossos dias são abordadas de maneira semelhante. De quais aberrações bioquímicas a pressão arterial elevada seria decorrente? Será que *moléculas* anormais são produzidas dentro do corpo para fazer a pressão subir? Uma quantidade excessiva de *moléculas* de sódio é reabsorvida pelos rins, produzindo pressão arterial elevada? Que tipo de *moléculas* – chamadas de medicamentos para a hipertensão – podemos ingerir para fazer baixar a pressão sangüínea? Os desarranjos moleculares sugerem-nos estratégias para intervenção molecular: molécula atirada contra molécula numa tentativa de corrigir o problema fundamental.

No câncer, pensamos em termos de anormalidades no processo de replicação das moléculas. No diabetes, há uma falta absoluta ou relativa da molécula de insulina, ou, então, ela apresenta-se defeituosa. A depressão pode ser causada por desequilíbrios bioquímicos – pode haver deficiência de certas moléculas fundamentais para a função emocional normal.

Todas as doenças estão representadas no panteão molecular. Se parece haver alguma exceção, isso acontece porque os nossos dados são deficientes e não por causa da teoria. Mais cedo ou mais tarde, todas as doenças render-se-ão a uma análise molecular, com base na qual poderemos projetar intervenções moleculares. E nessa trilha prossegue a teoria.

Entretanto, e quanto ao paciente de Jim? Ele e seu feitiço ficaram durante anos na minha memória, incomodando-me. Esse tipo de "dado" simplesmente não se encaixava. Ironicamente, era como se, para mim, o próprio velho tivesse enfeitiçado o meu modelo de medicina molecular, fazendo com que o *modelo* ficasse doente.

CAPÍTULO DOIS

CIENTISTAS E PATAGÕES

... desde que começamos a compreender que a ciência não é uma descrição da "realidade", mas um ordenamento metafórico da experiência, a nova ciência não refuta a antiga. Em última análise não se trata de saber qual ponto de vista é "verdadeiro". Sem dúvida, o importante é saber qual imagem é mais útil para orientar as questões humanas.

— WILLIS HARMAN[1]

CIÊNCIA: O QUE ISSO SIGNIFICA?

De que modo, exatamente, funciona a ciência? Como os cientistas procedem para "fazer" ciência?

Comumente, pensamos que a ciência avança de maneira contínua. Em termos ideais, os cientistas fazem observações, formulam hipóteses e testam essas hipóteses fazendo mais observações. Quando há discrepância entre o que é observado e o que foi previsto pela hipótese, esta última é revista. A ciência avança dessa maneira, que é um método gradual de encontrar o melhor ajuste entre observação e predição.

Mas essa versão idealizada do modo como se "faz" ciência é ingênua. Embora a ciência exija provas de que as observações feitas por um observador possam ser checadas por outros observadores usando os mesmos métodos, não está de nenhum modo claro que, mesmo quando confrontados com fenômenos idênticos, observadores irão relatar observações diversas. E, com toda a certeza, ainda que as mesmas observações sejam feitas, as conclusões quanto ao significado das observações freqüentemente diferem. Essas variações na observação e na formulação de idéias acerca do que é examinado são fundamentais para os estudos apresentados a seguir, os quais lidam com a consciência humana.

O fato é que todos nós, incluindo os cientistas, vemos as coisas de modo diferente. As variações na percepção humana são bem conhecidas e têm sido amplamente estudadas.[2] Distorções na percepção freqüentemente são encontradas entre dois observadores, muito embora eles possam estar em cenários idênticos, observando fenômenos idênticos.

Um erro de percepção registrado pela história pode ser encontrado na experiência de Darwin. Seu navio, o *Beagle,* depois de ancorar ao largo da costa da Patagônia, enviou um grupo de desembarque em pequenos barcos a remo. Curiosamente, os nativos patagões, que observavam da praia, não viram o *Beagle* mas podiam enxergar facilmente os pequenos barcos! Eles não haviam tido nenhuma experiência anterior com enormes veleiros, mas canoas faziam parte de sua vida cotidiana. Os barcos a remo adequaram-se ao seu modelo de mundo, os bergantins não. O modelo deles determinou a sua percepção.

A nossa idéia de que a ciência avança em linha reta e de forma totalmente objetiva ignora as distorções da realidade impostas por nossos próprios órgãos de percepção. Em muitos casos, vemos aquilo que fomos treinados para ver, aquilo que estamos acostumados a ver. Isso se evidencia a partir de estudos feitos com a percepção visual humana. Se uma pessoa recebe óculos especiais projetados para inverter o campo visual, no início ela vê tudo de cabeça para baixo. Depois de algum tempo, se os óculos continuam a ser usados, a correção é feita pelo nosso mecanismo perceptual e a imagem se inverte, de modo que o mundo aparece novamente na posição normal.[3]

Essas observações sugerem que os modelos que fazemos do mundo acabam, efetivamente, em alguma medida, determinando o que vemos, tornando de fato esquiva a meta da objetividade científica. Kuhn fala sobre esse problema:

> Quanto a uma linguagem-observação pura, talvez alguma ainda venha a ser criada. Três séculos depois de Descartes, porém, nossa esperança de que isso aconteça ainda depende exclusivamente de uma teoria da percepção e da mente. E a moderna experimentação psicológica é um fenômeno em rápida proliferação e com o qual essa teoria tem dificuldade para lidar... as lentes invertidas mostram que dois homens com diferentes impressões retinianas podem ver a mesma coisa.[4]

O problema da medicina atual é que o modelo médico e as observações clínicas que os médicos efetivamente fazem são tão discrepantes a ponto de não haver nenhuma possibilidade de recuperação. Posteriormente, iremos analisar essas discrepâncias, procurando indícios que sejam úteis para a criação de um modelo melhor. Ao contrário dos patagões de Darwin, devemos tentar ver não só as pequenas canoas, mas também os bergantins.

Um modelo é apenas um conjunto de crenças usadas para explicar o que percebemos no mundo real. Assim, embora eles possam influenciar aquilo que observamos, os modelos são em larga medida *determinados* pelo que vemos. Antes de 1492, por exemplo, uma pessoa poderia perfeitamente considerar-se culta e acreditar que a Terra fosse achatada. Essa crença era um modelo perfeitamente coerente para a organização da experiência pessoal. Não havia nada para contradizê-la na experiência da pessoa média, e ela ajustava-se aos dados objetivos da época. Mas, quando tornou-se possível viajar a grandes distâncias, como fez Colombo e Magalhães, as premissas mudaram. E, conseqüentemente, o modelo de configuração da Terra teve de ser revisto.

Atualmente empreendemos na medicina viagens dignas de Magalhães. Em conseqüência disso, nossas referências mudaram. Não vivemos mais no nível terreno do modelo molecular, o qual, até o momento, serviu para explicar um conjunto mais limitado de dados. Assim como os navegadores e cartógrafos do século XV descobriram que a Terra era esférica e, portanto, tinha uma estrutura mais complexa do que um plano, hoje somos forçados a reconhecer que a saúde humana é demasiado complexa para ser explicada pelo modelo molecular.

Na biociência, os Magalhães retornaram com notícias a respeito de terras estranhas, e as novidades que os cientistas médicos modernos estão trazendo não são menos revolucionárias que as anunciadas pelos primeiros circunavegadores. Eles nos dizem que não estamos totalmente certos. Nossos modelos lidam com informações limitadas e, por isso, são limitados.

Qual é a nova informação? É esta: *a consciência é importante.*

CONSCIÊNCIA: A DIMENSÃO NEGLIGENCIADA

Os processos da consciência são fundamentais para a saúde e para a doença humanas. As evidências em apoio à importância da consciência surgiram no lugar mais improvável: na moderna biociência, que tradicionalmente tem defendido uma visão mecanicista do homem.

A consciência, esse termo tão maltratado pela ciência moderna, vive e está bem. Depois de ser durante muito tempo fonte de alimento dos filósofos da linha mente-corpo, na nossa época a consciência tornou-se a favorita dos teóricos da psicossomática, que vêm tentando à sua maneira afirmar a importância da mente para a saúde; mas as teorias psicossomáticas nunca funcionaram bem porque seu modelo operacional relativo ao modo como os seres humanos são projetados simplesmente não aceitava a *primazia* da consciência. A ênfase no fisicalismo nunca foi realmente expurgada dos conceitos psicossomáticos, de modo que essas idéias permaneceram intimamente ligadas a uma teoria molecular da causação das doenças. As teorias psicossomáticas nunca proporcionaram uma explicação significativa quanto ao modo como a mente afetava o corpo porque, antes de mais nada, aceitavam uma explicação reducionista para a mente.

Eles continuaram a ver o homem como uma máquina — ainda que complexa — e, portanto, adotavam uma posição solidamente reducionista. O reducionismo — a idéia de que todos os acontecimentos do corpo humano, incluindo complexos fenômenos mentais, podem ser explicados pelos processos eletroquímicos elementares que ocorrem dentro de nós — tem dominado o pensamento da maioria dos médicos modernos que, embora afirmassem querer ajudar, prestaram um desserviço à escola de pensamento psicossomática. Esta, em sua maior parte, tem considerado a mente como um derivativo da função orgânica; e embora a medicina psicossomática tenha tentado ir além de um rigoroso reducionismo, persiste um inequívoco ranço fisicalista. Assim, longe de demonstrar a interação mente-corpo, as teorias psicossomáticas nos mostram apenas mais transações corpo-corpo. Pois se a mente é simplesmente corpo, conforme afirma o reducionismo, as assim chamadas teorias mente-corpo são apenas teorias corpo-corpo, não tendo maior poder explanatório do que o modelo molecular propriamente dito.

O CORPO COMO MÁQUINA: A ORIGEM DE UMA IDÉIA

Na moderna medicina, vivemos com a idéia de que os processos do corpo são quantificáveis, de que, em essência, eles podem ser abordados com o mesmo tipo de lógica que aplicamos na tentativa de compreender qualquer outro fenômeno natural. Não há nada especial que indique uma distinção entre os processos fisiológicos e os processos físicos que observamos em outras partes da natureza. Falamos em "dados exatos" e "objetividade fria" quando falamos sobre dados fisiológicos de forma tão natural como se estivéssemos falando sobre teorias de sedimento continental ou sobre o crescimento de cristais.

Onde se teria originado essa ênfase analítica, essa idéia de que o corpo humano vivo pode ser dissecado com a mesma abordagem aplicada a outros processos que ocorrem na natureza? As origens dessa idéia certamente são antigas, mas ela teve um renovado ímpeto como uma das principais forças do pensamento ocidental com a influência de Descartes. Bronowski[5] afirma que, antes de Descartes, não havia no mundo ocidental a generalizada suposição de que os processos naturais em geral tinham alguma relação com os números, com a matemática. De fato, números e raciocínio matemático tinham sido usados durante séculos para descrever certos acontecimentos, tais como o movimento de corpos pesados. E a tradição grega estava refletida na frase de Pitágoras: "Deus sempre faz geometria." Mas a idéia de existência de uma relação íntima entre números e natureza simplesmente não estava presente como uma força importante na consciência da pessoa média.

Se tentássemos, como fez Bronowski, localizar o início dessa tradição em um momento determinado, poderíamos fixar-lhe o nascimento na noite de 10 de novembro de 1619. Nessa noite, o jovem Descartes, ainda com seus vinte e poucos anos de idade, passou por uma experiência mística. Esta foi para ele uma revelação da maior importância, a qual o afetou profundamente pelo resto de sua vida. Foi revelado a ele que a chave do universo está em seu ordenamento lógico. Ele percebeu que, se quisesse compreender esta ordem, a pessoa teria de aperfeiçoar a sua lógica. Ademais, essa lógica seria mais eficaz se fosse do tipo matemático; e ele pôs-se a inventar novas formas matemáticas para expressar essa lógica da natureza. Assim, Descartes exerceu uma grande influência no sentido de ligar os números à natureza.

Que tipo de universo emergiu a partir dessa maneira de ver a natureza? O modelo que surgiu foi, acima de tudo, ordenado. Foi um universo montado de forma perfeita e que se movia com a precisão de um relógio. Na geração seguinte a Descartes, a espantosa genialidade de Isaac Newton desvendou o funcionamento desse universo mecânico. Newton descobriu leis que eram elegantes em sua simplicidade e poderosas em sua capacidade de prever fenômenos naturais.

Uma característica do brilhantismo de Descartes foi que ele não apenas desenvolveu um modelo lógico e ordenado do universo como também criou um modelo de ser humano. Não é de surpreender que ele atribuiu aos homens as mesmas características que viu na natureza como um todo: qualidades de precisão e funcionamento ordenado que poderiam ser compreendidas racionalmente. Esse ponto de vista deu origem à visão fisicalista do homem, a qual virtualmente *exigia* uma definição dualista do modo como o homem é constituído.

Descartes achava que o homem era constituído por duas partes, mente e corpo — *res cogitans* e *res extensa*. Embora o corpo pudesse afetar a mente, nenhuma interação era possível no sentido contrário. A mente simplesmente não afetava o corpo. Essa formulação parecia uma solução perfeita para um intelecto que via uma ordem na natureza, uma ordem que tinha de ser preservada com a eliminação de todos os elementos desordenados — como a mente. (Assim, é interessante perguntar se é possível que Descartes possa "ter colocado a natureza na linha". Ele adotou uma maneira de ver o homem que foi projetada para ajustar-se a seu modelo — misticamente inspirado — ordenado do universo? Essa conclusão parece plausível.*)

A formulação cartesiana levou ao ponto de vista de que o corpo refletia as características mecânicas do próprio universo — corpos semelhantes a máquina habitando um mundo semelhante a máquina. A doença, desse modo, surge como uma desordem do mecanismo. Há algo de errado na máquina.

Conforme Frank já disse, essa abordagem dualista e reducionista do homem foi enormemente proveitosa para uma ciência incipiente.[7] A ciência apenas despertava e estava em busca de modelos e princípios que a norteassem. Na abordagem cartesiana, ela encontrou a necessária justificativa para examinar corpos, para realizar efetivamente um ato de "invasão" na dissecção anatômica. O beneplácito para a dissecção de corpos humanos também foi dado pela Igreja, conforme observa Rasmussen.[8] A missão da Igreja, naquela época como agora, era cuidar do lado espiritual do ser humano. Se o corpo e a mente estavam separados, como sustentava Descartes, era óbvio que nenhum mal poderia recair sobre a alma se simples corpos fossem dissecados. E eles foram dissecados, e em grande número. Na visão de Engel, a posição da Igreja foi largamente responsável pela ênfase que a medicina ocidental veio a dar aos aspectos anatômicos e estruturais.[9]

---

* O relacionamento entre observação científica e visão de mundo foi objeto de uma troca de opiniões entre dois eminentes cientistas deste século, Albert Einstein e Werner Heisenberg. Heisenberg conta como ele, quando ainda um jovem cientista, conheceu Einstein. Quando discutiam o modo como a ciência avança e como os cientistas realizam o seu trabalho, Einstein rejeitou o ponto de vista de Heisenberg, o qual expressava a crença tradicional de que os cientistas observam, medem e, então, tiram conclusões de maneira desapaixonada, com base nos dados assim coletados. Einstein afirmou que o *inverso* é verdadeiro, que os cientistas começam com uma crença ou modelo e que essa visão preconcebida determina em grande parte o que é observado.[6]

Este arranjo revelou-se muito conveniente tanto para a Igreja quanto para uma biociência, que então ensaiava seus primeiros passos. Isso deu sinal verde para que os cientistas começassem a investigar os corpos a sério, em busca dos mecanismos de causa das doenças; e a Igreja poderia tranqüilizar-se com a idéia de que, com isso, nenhuma violência seria cometida contra a alma.

Esse modelo dos seres humanos está sendo questionado.[10] Conquanto ele possa ter sido útil para a ciência em outras épocas, ele só pode ser mantido hoje pela mais rígida e dogmática inflexibilidade.

Nos capítulos seguintes, estaremos analisando as razões em favor de novas maneiras de ver o homem. Radicais reformulações relativas a saúde, doença, nascimento e morte estão prestes a acontecer. Boa parte das novas evidências não pode ser compreendida em termos dos velhos modelos; elas só fazem sentido por meio da formação de novos modelos não apenas do próprio homem mas do universo em que ele habita.

Reformulações da realidade, da maneira de ser das coisas, são traumáticas. Todavia, nunca houve época que não se visse a um passo da mudança ou lutando contra os sofrimentos impostos pela mudança. Heráclito estava correto: a única coisa permanente é a própria mudança.

Evidências desconcertantes sempre foram preferencialmente interpretadas em favor do que é familiar, em favor do *status quo*. No entanto, resistência à mudança não condiz com os verdadeiros cientistas, pois a história da ciência é a história da mudança.

Foi Leonardo quem disse: "A ciência decorre da observação e não da autoridade", antevendo os problemas desconcertantes apresentados a nós pela mudança; e, nesse dilema, não ajuda muito recorrer à autoridade de uma ciência obsoleta — pois Leonardo também advertiu: "Quem quer que, numa discussão, lance mão da autoridade, não está usando o intelecto e sim a memória."

Os novos modelos aos quais seguiremos decorrem da observação. Eles são uma tentativa de compreender os problemas que todo médico encontra ao cuidar de seus pacientes. O autor pede que o leitor os aceite não em virtude de sua autoridade — pois não pretende que tenha nenhuma — mas de suas próprias observações.

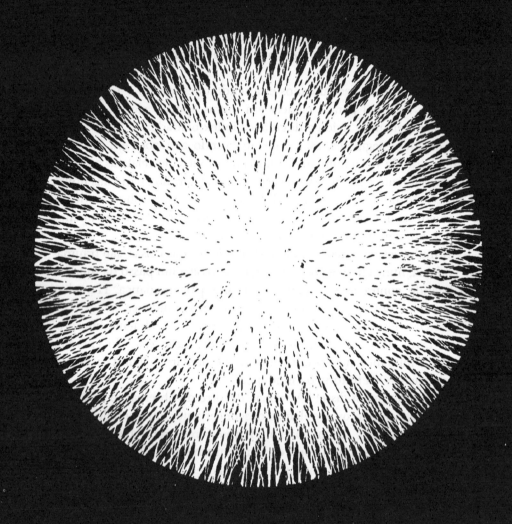

LINEAR TORNANDO-SE ESFÉRICO

II
Tempo

Não acho que setenta anos seja o tempo de um homem ou mulher, nem que setenta milhões de anos seja o tempo de um homem ou mulher, ou que os anos farão com que cesse a minha existência ou a de qualquer outra pessoa.

— WALT WHITMAN
Folhas de Relva

II

l'arpa

CAPÍTULO UM

O LAGO DO TEMPO

Um médico de 35 anos procurou-me como paciente para fazer uma terapia por *biofeedback*. Desde os treze anos, ele vinha sofrendo de uma forte enxaqueca. Durante os anos de faculdade e de curso médico, o problema piorara, chegando às vezes a tornar-se incapacitante. Ele percebeu a existência de uma clara relação entre as dores de cabeça e períodos estressantes em sua vida. Em parte por causa disso, ele começara a praticar meditação regularmente durante o seu internato, quando tinha 28 anos de idade. Ele praticara meditação durante sete anos, e, nessa época, suas dores de cabeça começaram a diminuir. Ele viera em busca da terapia por *biofeedback* movido pela curiosidade, porque ouvira falar da eficácia do *biofeedback* para tratar enxaquecas e porque achava que poderia desenvolver-se em um outro tipo de exercício de meditação.

Esse médico revelou-se perito em *biofeedback*. Desde o início, demonstrou uma extraordinária capacidade de reduzir a atividade elétrica de seus músculos a níveis extremamente baixos, chegando em determinada ocasião a diminuir sua tensão muscular a níveis tão baixos quanto os registrados durante o sonho. Embora sua capacidade inicial de aumentar o fluxo de sangue para os extremos do corpo não fosse tão acentuada, ele aprendeu a desenvolvê-la.

Sempre fico curioso acerca da estratégia que as pessoas usam para modificar voluntariamente sua fisiologia, sobretudo quando são particularmente boas nisso, como era esse médico. Quando perguntei-lhe como fazia essas mudanças ocorrerem, ele relatou o seguinte:

"Fico profundamente relaxado, tal como faço quando estou meditando. Pouco depois, começo a pensar no tempo, que visualizo como um rio.

Vejo o rio de uma grande altitude, como se eu estivesse em um avião. O rio corre por seus meandros, e posso vê-lo fluindo. Flutuando na superfície do rio, carregado lentamente pela correnteza, há um gigantesco T cor de laranja. O T é o Tempo — fluindo em uma direção, da forma como geralmente sinto o fluxo do tempo, feito de passado, presente e futuro. Vejo o Rio do Tempo fluir suavemente por um momento, sem pensar em nada especificamente mas apenas vendo o T ser carregado. Então, alguma coisa começa a acontecer. O rio lentamente começa a fluir de volta para si mesmo, formando gradualmente um círculo completo. Ele transformou-se em um rio que corre em círculo, diferente de qualquer outro rio que eu já tenha visto e continuando a carregar o T.

"O Rio do Tempo circular, uma vez mais, começa a modificar-se. Ele começa a inundar suas margens internas, transbordando para o meio. O fluxo de água parece infinito; à medida que ele prossegue, um gigantesco lago é formado. A cor da água muda para azul-escuro quando, finalmente, cessa o fluxo em direção ao lago. A superfície torna-se calma e tranqüila, refletindo as imagens como se fosse um espelho. No meio do lago azul-escuro, vejo novamente o T alaranjado, flutuando imóvel. O T, o próprio tempo, deixou de fluir. Agora não há passado, presente ou futuro. O tempo agora é infinito. Ele está imóvel.

"Esse eterno Lago do Tempo é indescritivelmente sereno, como um lago alpino de altitude que você encontra inesperadamente e do qual não quer mais afastar-se. Ele me enche com uma profunda sensação de paz, e eu fico lá, sentindo a tranqüilidade do Lago do Tempo, enquanto tiver vontade de fazê-lo."

Com o treinamento em *biofeedback*, as dores de cabeça dele diminuíram dramaticamente. Esse paciente aprendeu a manipular o seu sentido de tempo e tirou proveito clínico disso. Ele aprendera experimentalmente a diminuir o fluxo do tempo e a pará-lo, bem como a expressar isso como uma imagem das mais belas. Suas dores de cabeça continuaram a diminuir. Sendo eu o seu médico, eu estava entusiasmado porque parecia-me que a experiência dele representava o maior feito da assistência médica: uma metodologia que era altamente eficaz e, ao mesmo tempo, inofensiva para o paciente, e que era executada pelo próprio paciente de uma maneira espiritualmente elevada e esteticamente inspiradora.

Fiquei impressionado com a grande diferença entre o modo como esse paciente concebia o tempo, quando estava envolvido com as imagens do *biofeedback*, e a maneira como nós comumente encaramos o tempo em nosso cotidiano. Esse médico-paciente havia "parado" o tempo. Ele via os acontecimentos ocorrerem a partir de um ponto de observação situado em um espaço desprovido de tempo. Os acontecimentos na verdade entravam em sua consciência seqüencialmente, mas esse processo era inteiramente destituído de qualquer sensação de um fluxo linear de tempo. Ele tinha de fato suspendido experimentalmente o passado, o presente e o futuro.

Quando comecei a observar pacientes adotarem esse tipo de "estratégia do tempo", considerei-a uma curiosidade. Depois, quando essa observação tornou-se comum, fiquei cada vez mais intrigado. Comecei a perceber que eu estava sendo testemunha de um processo através do qual os pacientes tornavam-se mais saudáveis por meio da aquisição de um novo significado experimental relativo ao tempo.

Meus pacientes estavam aprendendo uma estratégia que tinha sérias conseqüências para a melhoria da saúde deles. A minha própria curiosidade a respeito desse fenômeno transformou-se em uma séria preocupação. Se, pensei eu, os pacientes podiam *erradicar* certas doenças adotando uma visão não-linear do tempo, onde passado, presente e futuro fundiam-se em uma imobilidade desprovida de tempo, a pergunta óbvia era: será que tornamo-nos doentes ao nos conformar com a idéia de um fluxo de tempo estritamente linear, composto por uma rígida sucessão de presente, passado e futuro?

Tenho poucas dúvidas de que esse é realmente o caso. Muitas doenças — talvez a maioria — podem ser causadas no todo ou em parte por nossa percepção equivocada do tempo. Assim como o paciente do exemplo acima criou a saúde corporal através de sua vívida percepção de um tempo que não fluía, estou convencido de que podemos destruir a nós mesmos por meio da criação de doenças causadas pela percepção do tempo de forma linear e unidirecional.

Uma das metas deste livro é examinar as evidências em favor dessa asserção. Veremos que a saúde e a doença humanas estão relacionadas à nossa percepção do tempo.

Se não dispusermos de uma clara idéia do conceito de tempo, não poderemos compreender o seu impacto sobre a nossa saúde, nem avaliar a maneira pela qual o sentido de tempo pode ser usado de modo a nos tornarmos mais saudáveis. Nesta Parte, estabeleceremos os alicerces do que virá a seguir, e examinaremos um dos assuntos mais "espinhosos" com que os filósofos e cientistas já lidaram: o tempo.

Durante anos, tenho ficado fascinado com as diferenças entre o modo como as pessoas consideram o tempo. O ponto de vista comum, obviamente, é que o tempo flui, tal como fazem alguns fluidos. Mas as pessoas que acreditam nessa idéia, e que são maioria, discordam quanto à *velocida-*

de com que o tempo flui. Para alguns, o tempo é um fluido lento e denso; para outros, está em movimento rápido, como uma torrente de água. Até no mesmo indivíduo essa percepção é variável. O fluxo do tempo não é o mesmo; trata-se de uma sensação mutável, sendo que algumas vezes a velocidade do fluxo é reduzida e, outras vezes, aumentada.

    Todos nós, em algum momento, mergulhamos fundo na maneira linear de encarar o tempo. Como um antídoto para a minha própria inquietação diante desse problema, tenho em meu consultório dois antiquados relógios de pêndulo que nunca estão sincronizados. Eles destacam-se por fazer um mau registro do tempo. Um está sempre adiantado; o outro, atrasado. Como parte de minha diversão particular com o tempo linear, pergunto a mim mesmo qual é o mais exato. Com certeza, um deve ser mais exato do que o outro. Ou será que existem dois tempos separados em meu consultório? Posso escolher o tempo mais conveniente para mim em determinado momento? Ocasionalmente, no meio de um dia difícil, sento-me em minha escrivaninha e fico fantasiando enquanto ouço esses tique-taques assincrônicos, relacionados a diferentes camadas do tempo ou a dois rios de tempo fluindo paralelamente mas com velocidades diferentes. O exercício todo parece diminuir qualquer possibilidade de crise e diminuir a importância do inexorável avanço do tempo, o qual, no decorrer dos dias agitados, cedo ou tarde começa a parecer opressivo ou desanimador. Quando sinto que estou mantendo-me ocupado, de forma mecânica e obsessiva, como se o tempo estivesse esgotando-se, sento-me e ouço os sons em descompasso que chegam até mim a partir dos dois velhos relógios. Penso comigo mesmo que o domínio que permitimos que o tempo tenha sobre a nossa vida é não apenas arbitrário mas francamente absurdo. De alguma maneira, este exercício mental serve para confortar-me.

CAPÍTULO DOIS

O QUE É O TEMPO?

O tempo é a maneira de a natureza evitar que tudo aconteça de uma só vez.

— assinado J.C.
[*graffitti* no banheiro masculino do *Strictly Tabu Club*, Dallas, Texas]

O que exatamente significa o tempo para nós? "Há muitos anos um famoso Padre da Igreja viu-se às voltas com a mesma pergunta e confessou que, se ninguém lhe perguntasse, ele acreditaria saber mas, se tentasse explicar isso a alguém, então ele teria de admitir que não sabia."[1]

O tempo não é um conceito único. O tempo do físico não é o mesmo do poeta. O tempo do calendário não nos ajuda a saber quando pôr as batatas para cozinhar, embora possa nos dizer quando plantá-las. O "tempo da minha vida" não é a mesma coisa que o tempo de chegar a uma festa. O intervalo oficial entre os dois tempos de uma partida de futebol não é o mesmo de uma valsa. O tempo do místico não é o mesmo que o do pesquisador científico.

Passamos por diversos tipos de tempo a cada dia, dando pouca atenção ao assunto. Descartamos um conceito de tempo em favor de outro sempre que é conveniente fazê-lo. Não obstante, comumente conservamos a ilusão de que o tempo é um conceito único, uma entidade que não precisa de explicação.

Aqui estamos interessados no tempo da *experiência*, nos tipos de tempo que efetivamente *sentimos*. De onde vem a nossa experiência do tempo? Esta tem sido uma questão difícil de resolver, conforme sugeriu Nichols,[2] em 1891:

> Ele [o tempo] foi considerado algo *a priori*, inato, intuitivo, empírico, mecânico. Ele tem sido deduzido a partir de dentro e de fora, do céu e da Terra e de diversas coisas difíceis de imaginar.

Conforme Ornstein deixa claro, temos a experiência de quatro tipos de tempo, pelo menos; a origem do nosso sentido de tempo tem sido confusa porque as teorias que pretendem explicá-lo nem sempre são claras quanto à maneira de viver a experiência do tempo a que elas estão se referindo.[3] As dimensões da experiência do tempo são:

1. O presente, tempo de curto prazo
   (a) A "percepção" de intervalos curtos
   (b) Ritmo ou *timing*
2. Duração, o passado; memória de longo prazo
3. Perspectiva temporal — estruturas filosóficas, sociais e culturais do mundo e seus efeitos sobre a interpretação da experiência do tempo. "Tornar-se" o futuro.
4. Simultaneidade e sucessão.[4]

Todas as diversas maneiras pelas quais utilizamos o nosso sentido de tempo podem ser descritas através de pelo menos uma das categorias de experiência de tempo definidas por Ornstein.

Isso é óbvio, não apenas pela multiplicidade de maneiras através das quais vivemos o tempo, mas também pelas várias maneiras que têm sido usadas para medi-lo. Os antigos egípcios criaram aquilo que Otto Neugebauer descreveu como o "único calendário inteligente que já existiu na história humana".[5] Eles criaram uma maneira de registrar o tempo em que um ano era constituído por doze meses, cada um dos quais com trinta dias, e cinco dias acrescentados ao final do ano. Presume-se que essa forma de contagem do tempo tenha surgido a partir de contínuas observações e do cálculo do tempo médio decorrido entre as sucessivas cheias do Nilo, na região do Cairo.

A observação dessas sucessões na natureza deu origem à antiga idéia do tempo como um fenômeno cíclico. Os planetas sempre retornam em certos períodos fixos. O Sol e a Lua apresentam infalível periodicidade, assim como as estações. O homem primitivo estava rodeado de fenômenos naturais cíclicos, e seu conceito de tempo refletia esse aspecto do seu mundo.

Mesmo as culturas primitivas do mundo de hoje geralmente têm um conceito cíclico do tempo. Elas têm idéias extremamente vagas sobre relógios, tal como a maioria das culturas civilizadas até dois ou três séculos atrás.

A língua dos índios Hopi não apresenta nenhuma palavra para referir-se ao tempo de forma linear. Seus verbos não têm tempos. Eles vivem numa espécie de presente contínuo que contém tudo o que algum dia aconteceu.[6]

Muito embora não façam referência explícita ao passado, presente ou futuro, eles conseguem atuar de forma eficaz em sua própria estrutura de tempo, um fato que causa certa perplexidade em nossa cultura sempre atenta ao relógio.

Para medir o tempo cíclico são usados dispositivos engenhosos, tais como os relógios de sol. Essas invenções tinham uma coisa em comum: funcionavam de acordo com os eventos naturais e, assim, refletiam a idéia de um tempo cíclico intrínseco à natureza. Também o tempo do calendário — construído através dos séculos segundo as datas médias das cheias ou monções — fazia o mesmo.

Posteriormente, porém, o homem primitivo usou para marcar o tempo outros dispositivos que mediam uma periodicidade artificial — tais como o tempo necessário para uma vela queimar ou mesmo um pedaço de corda, ou para uma panela de arroz ferver. Essas maneiras artificiais de marcar o tempo eram rudimentares "e só após a invenção de um relógio de pêndulo bem-sucedido, pelo cientista holandês Christiaan Huygens, em meados do século XVII, foi que o homem finalmente conseguiu um meio preciso de marcar o tempo por anos a fio. Isso influenciou enormemente o moderno conceito de homogeneidade e continuidade do tempo".[7]

Com o desenvolvimento de aparelhos precisos para medir o tempo, o homem passou a utilizar cada vez menos os processos cíclicos naturais como forma de marcar o tempo. Num mundo onde havia relógios, ele necessitava menos da natureza. Embora Newton considerasse que uma visão cíclica do tempo era intrínseca à natureza, a visão linear do tempo foi popularizada com intensidade cada vez maior por figuras com Leibnitz, Barrow e Locke. Essa visão do tempo ganhou impulso nos três séculos subseqüentes à invenção do relógio pendular de Huygens, de modo que, nos dias de hoje, julgamos intuitivamente óbvio que o tempo flua; que ele pode ser dividido em passado, presente e futuro, e que, uma vez que um fato tenha acontecido, ele nunca mais ocorrerá outra vez. Nossa vida se acha tão dominada pela contagem do tempo, que não só deixamos de atentar para os ciclos da natureza como também passamos a ignorar os nossos ciclos internos. Não comemos mais quando temos fome nem dormimos quando estamos com sono, mas seguimos os ditames do relógio.

Esse tipo de predominância do relógio é considerado um disparate e é visto com espanto por algumas pessoas, as quais acham que isso é desnecessário e contrário à natureza. Conta-se a história de um dançarino americano nativo que, trajado a caráter, executava danças nativas para os turistas que tinham chegado ao seu *pueblo*. Ele tinha um despertador preso à sua perna, acertado para tocar em intervalos periódicos. A cada sinal de despertar, o dançarino interrompia a dança com um "Agora dormir!" ou "Agora comer!" Essa foi a sua paródia particular à multidão, controlada pelo relógio, que havia se reunido para assistir à dança tradicional e que, sem dúvida, pouco percebeu acerca de seu significado.

Deveríamos dizer que o homem primitivo tinha um senso cíclico do tempo porque carecia de meios sofisticados para medi-lo? Ele teria adotado uma visão linear em vez de uma visão cíclica do tempo se tivesse uma maneira confiável de dividir o tempo em partes — por exemplo, se tivesse possuído um relógio pendular que pudesse proporcionar-lhe o conceito de segundos, minutos e horas? Nesse caso, teria sido ele tomado pela sensação de existir um irreversível fluxo de tempo? Seria algo um tanto ingênuo supor tal possibilidade. O homem primitivo *teve*, de fato, maneiras de medir o tempo surpreendentemente exatas. Alguns calendários primitivos têm a exatidão comparável à do nosso. Embora eles fossem precisos, nunca se fizeram acompanhar do moderno axioma segundo o qual tempo *medido* é tempo *linear*.

O dispositivo para medir o tempo é, em si, relativamente pouco importante. Não existe nada intrínseco ao moderno relógio de césio que o torne um defensor mais importante do tempo linear do que a combustão de uma vela, um relógio de sol ou a repetida chegada das cheias do Nilo no Cairo.

Quando pensamos nisso, parece um tanto estranho que vejamos os relógios como indicadores de um tempo estritamente linear, pois os ponteiros de um relógio sempre repetem os seus movimentos, sempre formando um padrão recorrente, sempre fazendo círculos, sempre retornando a determinado ponto do mostrador. O mesmo acontece com os relógios sem ponteiros. Mesmo os números de um relógio digital se repetem, formando ciclos e ciclos em monótona repetição, formando círculos com números.

De que modo esse atributo de repetição, esse ciclo mecânico, veio sugerir um tempo linear em vez de um tempo cíclico? Não é o instrumento propriamente dito que define se o tempo será visto de forma cíclica ou linear. Mesmo que o homem primitivo dispusesse de um relógio sofisticado, ele não teria sido dissuadido de sua visão cíclica do tempo. Sabemos que, mesmo quando dispõem de relógios, sociedades pré-modernas — como os Hopi — continuam a pensar o tempo de forma cíclica.

Tive uma introvisão inesperada a respeito de como meios sofisticados de medir o tempo dominavam o meu comportamento como médico.

Quando o meu relógio parou de funcionar há vários anos, automaticamente providenciei para que fosse consertado, apenas para que parasse de funcionar novamente. Eu presumira que não poderia trabalhar sem um. De todos os instrumentos que eu considerava essenciais para a prática da medicina — tais como estetoscópios, manguitos para medir pressão arterial e telefones —, eu achava que o relógio talvez fosse o mais indispensável. Sem ele, eu tinha certeza de que ficaria perdido — incapaz, até mesmo, de medir a freqüência de um pulso; mas providenciar um segundo conserto para o relógio era irritante, de modo que achei fácil adiar o momento de mandá-lo consertar novamente. Para minha surpresa, quase não senti falta dele. A diferença mais notável foi a agradável sensação de menos peso no meu pulso. E descobri que não poderia escapar dos indicadores do tempo. Percebi que eles estavam em todo lugar, coisa que eu não notara antes. Em todo andar do hospital, havia vários relógios de parede — no posto central de enfermagem, nas áreas de espera de familiares, nos corredores. Havia relógios em meu carro, na minha sala e ao lado da cama de quase todos os pacientes. Descobri que os meus pacientes hospitalizados não só usavam relógios de pulso o tempo todo como também traziam de casa os seus próprios relógios de mesa! Descobri que era mais fácil tomar o pulso de um paciente usando o relógio dele do que o meu.

Até hoje o meu relógio está abandonado no fundo de uma gaveta, esperando pelo conserto. Desde então não usei mais relógio, e, ocasionalmente, as pessoas me lembram do quanto é estranho não usar relógio quando observo o olhar de surpresa de alguém que me perguntou as horas, forçando-me a admitir que não tenho maneira de saber. Toda essa experiência foi esclarecedora. Percebi em que medida, ao longo dos anos, eu aprendera a considerar que a minha atuação enquanto médico dependia totalmente de um sentido exato do tempo linear. Cheguei quase a esperar que a minha competência como médico desaparecesse junto com a interrupção do funcionamento do relógio. Tenho certeza de que todos estamos, em diferentes graus, inconscientemente viciados em acompanhar o registro do tempo.

CAPÍTULO TRÊS

TEMPO PRIMITIVO

Em seu extraordinário livro *The Myth of the Eternal Return*, Mircea Eliade afirma que o homem primitivo acreditava que um objeto ou ato tornava-se real apenas na medida em que ele imitava ou repetia o arquétipo.[1] A repetição ou participação constituíam a única base da realidade. O homem primitivo tornava-se real, portanto, apenas na medida em que se tornava uma outra coisa. Ele só podia alcançar a realidade deixando de tornar-se ele mesmo. Inerente à imitação de arquétipos e à repetição de gestos paradigmáticos é que, dessa maneira, *o tempo era abolido.*

> Um sacrifício, por exemplo, não só reproduz exatamente o sacrifício revelado por um deus *ab origine*, no início dos tempos, mas também ocorre no mesmo momento mítico primordial; em outras palavras, todo sacrifício repete o sacrifício original e coincide com ele. Todos os sacrifícios são realizados no mesmo instante mítico do início; por meio do paradoxo do rito, são suspensos o tempo profano e a duração.
>
> ... quando um ato (ou um objeto) adquire determinada realidade por meio da repetição de certos gestos paradigmáticos, e faz isso apenas dessa forma, há implícita uma abolição do tempo profano, da duração, da "história"...[2]

O homem primitivo, obviamente, não participava de contínuas ofertas de sacrifícios ou da contínua repetição do comportamento arquetípico. Estes eram especiais, sendo reservados para períodos essenciais "quando o indivíduo era de fato ele mesmo: por ocasião de rituais ou de atos importantes (alimentação, procriação, cerimônias, caça, guerra e trabalho). O restante de seu tempo de vida é passado no tempo profano, o qual é desprovido de significado..."[3]

Ao estudar os ritos e rituais arcaicos, descobrimos certa predisposição a atribuir pouco valor ao tempo. Não é o homem que está à mercê de um tempo exterior "real" — o próprio tempo é que é moldado pelo homem. Eliade descreve essa atitude:

> Levados a seu extremo, todos os ritos e padrões de comportamento... seriam abrangidos pela seguinte afirmação: "Se não prestarmos atenção ao tempo, ele não existe; além do mais, quando ele se torna perceptível — por causa dos 'pecados' humanos, isto é, quando o homem afasta-se do arquétipo e cai na duração — o tempo pode ser anulado."[4]

Diferentemente do homem moderno, o homem primitivo não se sentia oprimido pela irreversibilidade do tempo. Ao contrário, este irreversível tempo profano ou linear era para ele destituído de sentido. Não apenas o homem primitivo tornava-se ele mesmo de forma mais completa ao tomar parte no comportamento arquetípico, como isso ocorria *apenas* no tempo mítico — isto é, em um estado em que o tempo é abolido, anulado.

O estado de consciência que reconhece um tempo de não-duração é característico não apenas do homem primitivo. Seria um grande erro atribuir essa característica apenas a seres humanos pouco esclarecidos ou incivilizados. Essa é uma característica dos místicos e religiosos em geral, e não está confinada a uma época em particular. E Eliade acredita que o religioso e o místico também podem ser considerados "primitivos" no sentido de que eles vivem em um presente contínuo.

"... ele repete os gestos de uma outra pessoa e, através dessa repetição, vive sempre em um presente atemporal."[5] O homem moderno representa um contraste patético! Espremido entre o nascimento e a morte, a maioria de nós sente o desespero produzido por um tempo que está se esgotando. Fracassamos em nossas tristes tentativas de abolir o tempo através do consumo de vitaminas, da prática de exercícios físicos e da realização de *lifting* facial, procurando freneticamente uma garantia de que não iremos morrer — pelo menos não neste ano.

Se Gottlieb[6] estava correto ao afirmar que o relógio é o símbolo da morte, então todos nós carregamos no pulso pequenos e constantes "lembretes da morte": nossos relógios. Usamos um relógio de bolso ou de pulso sem atentar conscientemente para o nome que damos a ele.* Ao usá-lo, nós *vigiamos*. Prestamos atenção ao tempo, temos fixação por ele. Podemos

---

* Na língua inglesa, a palavra para designar relógio de bolso ou de pulso é *watch*, termo que também significa "vigiar, prestar atenção, observar atentamente". (N. do T.)

até dizer que a maioria de nós é dominada pelo tempo. Existem poucas coisas que fazemos tão bem como prestar atenção ao tempo. Quando começamos a pensar nele, parece que alguma coisa sinistra está acontecendo. Observando constantemente, sempre vigiando, nós é que estamos a serviço do tempo — nós, que somos também relógios biológicos, com nossos ritmos e ciclos internos, estamos constantemente testemunhando a nossa própria morte, continuamente atentos à passagem do tempo.

Vemo-nos presos numa dupla armadilha: quanto mais atenção tentamos dar à nossa saúde, mais aguda torna-se a nossa consciência de que a vida — *toda* a vida — é uniformemente fatal. Não podemos enganar a nós mesmos e os lembretes diários vêm na forma de rugas, de flacidez, de dores e de dinheiro gasto com médicos — nenhum dos quais presente na nossa juventude. Assim, voltamos os olhos para o passado, tentando recriar a juventude e, às vezes, atribuindo a ela um esplendor e magia que nunca chegamos de fato a perceber, mesmo quando jovens.

Ansiamos por esses dias do passado pelo motivo errado. Não são os rostos bonitos e os corpos esbeltos que nos atraem para a nossa juventude, mas uma capacidade da qual, na época, nunca chegamos a saber, e de cujo modo de usar nos esquecemos: a capacidade de abolir o tempo.

É em parte por essa razão que os povos primitivos têm sido comparados às crianças. Com base em nosso conhecimento sobre as raças primitivas que hoje sobrevivem, não temos motivos para crer que seja necessário um grande esforço para o homem superar sua tendência e viver em um tempo não-duracional.[7] Por exemplo: embora os filhos dos aborígines australianos tenham inteligência comparável à das crianças brancas, só aprendem com grande dificuldade. "Certamente, é significativo que Rousseau, que exaltava o nobre selvagem, detestasse o tempo e tenha jogado fora o seu relógio."[8] Não podemos deixar de nos surpreender com as telas de Gauguin, que pintou seus nativos com um inequívoco atributo de sinceridade e inocência infantis.

A criança, que suprime o tempo, tem sido louvada pela maioria das tradições místicas e religiosas que deixaram registros escritos. São típicas as palavras de Jesus:

> Deixai vir a mim essas criancinhas, e não as impeçais. Porque o reino dos céus é para aqueles que se lhes assemelham (Mateus 19:14).

> E Jesus, chamando uma criança, colocou-a no meio deles, e disse "Em verdade vos digo que, se não vos converterdes e não vos tornardes como crianças, de modo nenhum entrareis no reino dos céus" (Mateus 18:2-3).

Visualizamos o céu como um eterno estado desprovido de tempo, e nossas tradições religiosas afirmam que as crianças são os seus habitantes naturais. É a criança que se sente à vontade com um tempo não-linear e que está presente nas visões beatíficas da Antigüidade. De uma maneira que nos passa despercebida, juntamos o sentido espiritual e a experiência do tempo. Talvez não seja de surpreender que a maioria das grandes religiões sempre prescreveram métodos como a oração e a meditação, através dos quais o indivíduo pode tornar-se semelhante a uma criança; ao praticá-los, a pessoa rapidamente descobre que a sua maneira de perceber o tempo se altera. Ele deixa de fluir e a pessoa sente-se envolvida pela tranqüilidade de que falaram todos os grandes místicos.

CAPÍTULO QUATRO

TEMPO MODERNO

Obviamente, o fluxo do tempo é um conceito inadequado para descrever o mundo físico, que não tem passado, presente e futuro. Ele simplesmente existe.
— THOMAS GOLD[1]

Nenhuma abordagem da percepção do tempo seria completa sem um reconhecimento do impacto da moderna física teórica sobre os nossos conceitos relativos ao tempo. No âmago da teoria especial da relatividade, está a idéia de que não são os acontecimentos externos mas a impressão sensorial deles que nos proporciona os nossos pensamentos conscientes acerca de como esses acontecimentos são organizados no tempo. A luz demora para viajar de um fenômeno exterior até os nossos olhos, de modo que para nós é impossível perceber o momento exato em que alguma coisa acontece no universo. A relatividade nos lembra de que não conhecemos as coisas tais como elas são; temos de recorrer às nossas impressões sensoriais para construir a nossa "realidade".

Todavia, ignoramos alegremente esse aspecto da realidade. Esquecemo-nos de que "os acontecimentos em todo o universo são grosseiramente arranjados na nossa seqüência temporal particular. Por causa dessa confusão, surgiu a idéia de que os instantes de que temos consciência são universais e se estendem para incluir os acontecimentos externos, e que o universo permanente é supostamente constituído por uma sucessão de estados instantâneos".[2]

De uma visão distorcida do tempo decorre uma visão deturpada do universo. Deixamos de compreender que a realidade exterior não existe tal como a percebemos, e que ela não "está lá", esperando convenientemente para que a possamos sentir. O quadro moderno da realidade assemelha-se mais a uma tapeçaria em que as impressões sensoriais, a consciência, o tempo, o espaço e a luz são os fios que se combinam em uma delicada trama para formar aquilo que percebemos como um "acontecimento".

Com os nossos meios modernos de acompanhar o tempo — relógios digitais, relógios de césio etc. — desenvolvemos a idéia de que o nosso moderno sentido de tempo é não apenas muito preciso mas também singular. Tecnologia, modernidade e exatidão temporal parecem sinônimos. De certo ponto de vista, porém, esse dificilmente é o caso. Se compararmos os conceitos antigos de tempo com a visão do tempo que veio à luz a partir da física moderna, encontramos semelhanças surpreendentes.

Os conceitos de tempo dos primitivos são descritos por Eliade:

> Esse eterno retorno revela uma ontologia não contaminada pelo tempo nem pelo processo de vir a ser alguma coisa.
>
> Num certo sentido, é até possível dizer que nada de novo acontece no mundo... Essa repetição mantém constantemente o mundo no mesmo instante primordial do início. O tempo torna possível o surgimento e a existência das coisas. Ele não tem nenhuma influência decisiva sobre a sua existência, de vez que ele próprio está constantemente se regenerando.[3]

A descrição do tempo encontrada na física moderna é surpreendentemente semelhante. Conforme disse de Broglie,

> Espaço e tempo deixam de ter uma natureza absoluta...
>
> No espaço-tempo, tudo o que para nós constitui o passado, o presente e o futuro é dado em um bloco, e todos os acontecimentos que nos parecem sucessivos e que formam a existência de uma partícula material são representados por uma linha, a linha universal da partícula.
>
> Cada observador, à medida que o tempo passa, descobre, por assim dizer, novas fatias do espaço-tempo que lhe parecem ser sucessivos aspectos do mundo material, embora, numa realidade, o conjunto de acontecimentos que constitui o espaço-tempo já existisse antes de a pessoa tomar conhecimento deles.[4]

Assim, a idéia de um tempo linear em que os acontecimentos ocorrem numa sucessão infinita é rejeitada tanto por uma ontologia primitiva quanto pela física moderna. Poderíamos nos perguntar, então, o que é primitivo e o que é moderno. A distinção entre a visão de tempo dos povos primitivos e a visão da física moderna é, na melhor das hipóteses, confusa.

O conceito de atos de recriação ocorrendo no tempo não se limita ao pensamento primitivo. T. S. Eliot afirmou que isso ocorre em todas as modalidades de arte. Ele diz:

... o significado de um poeta, de um artista, não importa a modalidade de arte a que ele se dedica, nunca depende dele isoladamente...; o que acontece quando uma nova obra de arte é criada acontece simultaneamente a todas as obras de arte que a precederam.[5]

Todavia, o ato de re-criação no tempo vai de encontro ao senso comum. Sabemos que Eliot *tem* de estar errado; as coisas simplesmente não acontecem vezes e vezes seguidas. Não podemos voltar no tempo! Não podemos repetir acontecimentos do passado, e isso é um fato! No entanto, nossa vida está repleta de acontecimentos que sugerem que, de fato, podemos recriar o mundo.

Há uma sensação de eterno retorno em toda experiência de *déjà vu*. Esse fenômeno provavelmente é universal. Ele envolve uma recapitulação de acontecimentos passados e, experimentalmente, é uma revogação do tempo.

Olhamos para fotografias e facilmente nos deixamos levar por devaneios e fantasias. Deixamo-nos transportar para épocas e lugares registrados no filme. Essas experiências podem ser muito vívidas, provocando lágrimas ou risos, e são, em certo sentido, uma nova representação dos acontecimentos do passado.

O mesmo espanto que Eliot atribui ao esforço do artista também existe para o cientista. Lembro-me da minha admiração na primeira vez em que eu, desajeitadamente, olhei ao microscópio no laboratório de biologia e achei que, em certa medida, eu estava participando da experiência original de Leeuwenhoek. Eu estava recriando um acontecimento? Para mim, experimentalmente, o princípio do eterno retorno tinha invadido o laboratório de biologia.

Lembro-me também, quando estava no laboratório de histologia, na faculdade de medicina, de meu assombro com a beleza indescritível dos tecidos humanos vistos ao microscópio. A complexa arquitetura dos tecidos tornava-se visível pela aplicação de substâncias químicas, criando magníficos padrões de coloração. Eu estava atuando ao lado do grande histologista Ramon y Cajal e de Virchow, o maior patologista de todos os tempos.

Posteriormente, li o livro *Classic Descriptions of Disease*,[6] de Major, perdendo-me na descrição original que Richard Bright fez da doença renal que iria receber o seu nome. Quando fiz meu primeiro diagnóstico de glomerulonefrite aguda, ou doença de Bright, em uma menina de 10 anos, lembrei-me da descrição feita por Bright, quando ele trabalhava no *Guy Hospital*, em Londres. Se Eliot avivou a lembrança de todos os artistas do passado em cada nova criação artística, então o meu diagnóstico talvez tenha feito o mesmo com Richard Bright.

Tenho há muito um fascínio — respeito seria uma palavra melhor — pela doença humana quando se apresenta clinicamente nas formas clássicas. Apenas recentemente vim a compreender a razão desse respeito: talvez seja a lembrança de arquétipos, uma repetição de gestos, que envolve uma revogação do tempo.

Esse respeito, para mim, não se limita aos estados patológicos. Lembro-me vividamente de quando estava fazendo um exame físico num paciente bastante sadio em determinada manhã. Ao fazer a auscultação rotineira dos pulmões, algo extraordinário aconteceu. Fiquei cativado pelo som do fluxo de ar — um som que eu já ouvira milhares de vezes antes; mas, por alguma razão, esse ato adquiriu qualidades mágicas durante o exame físico. Eu podia visualizar as vias aéreas — a traquéia, os brônquios e bronquíolos, e até mesmo a menor das unidades da árvore respiratória, os próprios alvéolos. Tão aguda foi essa sensação, que só posso dizer que eu *era* o pulmão, o ar, o próprio tecido. Sinto agora que, com o meu estetoscópio, recriei a mesma experiência encantadora que deve ter ocorrido com os antigos diagnosticadores na ocasião em que, pressionando toscos blocos de madeira aos seus ouvidos, auscultaram pela primeira vez o peito humano.

Tenho certeza de que esse acontecimento não é incomum entre médicos e cientistas em geral. Quando alguém está totalmente absorvido numa tarefa, seja auscultando pulmões ou arrancando ervas daninhas de uma horta, o tempo é abolido. Ele fica parado. A visualização e as imagens mentais são de crucial importância nesse processo, sendo talvez uma característica peculiar a esses acontecimentos atemporais.

A abolição do tempo pode ocorrer sem que tenhamos consciência disso. Ela pode se dar nas ocasiões em que somos mais criativos. As formas, imagens e idéias que surgem nesse estado atemporal servem para nos lembrar de que nenhuma idéia pode ser realmente "nova", pois novidade implica um tempo linear. Quando nos "perdemos" no tempo, escapamos da linearidade de acontecimentos sucessivos, de passado, presente e futuro. O tempo simplesmente existe; ele não acontece.

Embora estivesse falando do modo como a física moderna vê o tempo, Russell descreve sucintamente essa situação:

> Uma imagem mais verdadeira do mundo... é obtida fazendo-se a representação das coisas que entram no fluxo do tempo a partir de um mundo exterior, e não a partir de uma perspectiva que considera o tempo como o tirano que devora tudo o que existe.[7]

Esse conceito de criatividade como uma característica de um mundo eterno e atemporal é difícil de aceitar, especialmente se a pessoa quer considerar o seu ato de criação como sendo literalmente a produção de alguma coisa nova. Mas no moderno contexto de um tempo não-linear, conforme afirma de Broglie, os acontecimentos nos antecedem no tempo. Não criamos nada, pois todas as coisas já existem; nós apenas descobrimos aquilo que até o momento não havia sido descoberto. Esse processo lembra o modo de ver de Hegel, segundo o qual nada existe que seja realmente novo.

Há um juízo magnífico em que esta idéia é confirmada pela ciência. A meta do esforço científico pode ser resumida numa única palavra: *descoberta*. Considere o modo como o dicionário descreve esse acontecimento:

> Descoberta: obter pela primeira vez compreensão ou conhecimento de alguma coisa que *já existia* mas que não era percebida ou conhecida.[8]

Os cientistas, portanto, são descobridores de padrões e processos naturais que existem antes deles. A descoberta é um processo através do qual certas manifestações dos caminhos da natureza "entram no fluxo de tempo [do cientista] a partir de um mundo eterno exterior..."[9]

É verdade que fixamos as descobertas no tempo, tal como acontece quando dizemos que Roger Sperry recebeu o Prêmio Nobel em 1981 por suas pesquisas acerca da função diferencial dos hemisférios do cérebro. Mas, ao atribuirmos datas e épocas às descobertas científicas, e ao associarmos descobertas específicas a cientistas específicos, criamos a história. Acrescentamos a elucidação feita por Sperry à longa lista de Prêmios Nobel, cada um dos quais foi dado a determinadas pessoas em épocas específicas. Estes são os blocos de construção da história e eles são montados de forma a conferir um forte sentido de tempo linear ao processo de descoberta científica. É óbvio que uma história da ciência *pode* ser elaborada a partir desses fragmentos, mas a ciência é mais do que um processo histórico. Os próprios cientistas enfatizam os aspectos históricos de sua obra ao afirmarem, em seus momentos de maior humildade, que sua obra apóia-se nas contribuições de inúmeros pesquisadores que os precederam. Esta, porém, é uma visão arbitrária; ao destacar os atributos históricos do processo científico, ela invoca um tempo linear e ignora a moderna visão física do "eterno mundo exterior" — um grande reservatório de padrões e processos naturais a partir dos quais as coisas se infiltraram no fluxo de tempo do cientista individual.

A descoberta e a criatividade não podem ser dissociadas do tempo — quer o indivíduo prefira atribuir a esses processos um caráter linear e histórico ou atemporal e a-histórico. E por mais razoável que pareça falar das descobertas científicas como um processo histórico, essa maneira de enfatizar a importância de um tempo linear na ciência começa inevitavelmente a parecer simples filigrana — pois ela nega não apenas o "eterno mundo exterior" (cuja descrição é, ela própria, uma descoberta da ciência!) como também ignora o atributo atemporal que está implícito em todas as experiências criativas às quais Eliot se referiu.

Existem, portanto, muitas maneiras — algumas delas inconscientes — através das quais abolimos o tempo em nossas atividades diárias. É natural pensarmos mal de muitas dessas maneiras de anular o tempo — sonhar acordado, devanear, fantasiar — considerando esses momentos como "tempo perdido". Valorizado é o tempo linear — o tempo da história, o tempo de realizar as coisas, o tempo das metas, conquistas e recompensas. É no tempo linear que *nós produzimos*, de vez que estamos presos a uma cultura em que o único pecado maior que o de deixar o capital ocioso é o de não utilizar o tempo.

Todavia, podemos começar a reavaliar nossa capacidade de abolir o tempo. Temos essa capacidade e a usamos todos os dias sem que tenhamos consciência disso. Trata-se de uma capacidade que os primitivos consideravam natural e que sobrevive em nós. Trata-se também de uma capacidade que nos proporciona conhecimento experimental da moderna descrição do tempo, "eterno mundo exterior" da física moderna.

CAPÍTULO CINCO

COMO SENTIMOS O TEMPO?

Como sentimos o tempo? Freqüentemente, falamos em "sensação de tempo", mas isso implica a existência de um órgão especial com o qual sentimos efetivamente o tempo, da forma como os olhos sentem a luz. Tal órgão nunca foi identificado. A despeito disso, numerosas teorias biológicas ou psicológicas têm sido sugeridas para explicar nosso senso de tempo. Em geral, essas teorias recorrem à idéia de que existem determinados ciclos rítmicos no corpo — chamados ritmos circadianos — que seguem uma periodicidade previsível, tais como a contagem sangüínea de eosinófilos, a freqüência cardíaca, os níveis sangüíneos de hidrocortisona, a temperatura do corpo, a produção de urina e numerosos outros fenômenos fisiológicos.[1]* Os teóricos têm tentado mostrar que esses ciclos, que acompanham o tempo marcado no relógio, são responsáveis pelo modo como sentimos o tempo. Não foi possível mostrar, todavia, que *algum* processo fisiológico seja responsável pelo nosso senso de tempo. É possível que exista uma infinidade de processos orgânicos com características cíclicas; todavia, conforme diz Ornstein, "Se todo processo fisiológico for considerado um 'cronômetro', então qual é a utilidade do termo?"[3] E, conforme observou Fisher, esses relógios biológicos não trabalham com a mesma velocidade. Qual deles deveríamos escolher como relógio biológico?[4] O senso temporal é uma combinação de todas essas taxas individuais ou o resultado de uma taxa específica? Se for este o caso, como seria feita essa escolha?

---

* Para um relato mais completo dos ciclos rítmicos do corpo, veja *Biological Rhythms in Human and Animal Physiology*, de Gay Luce.[2]

Se tivéssemos mesmo um órgão com o qual percebêssemos o tempo, isso implicaria a existência de um tempo externo ou "real" que estaria sendo percebido. De forma quase intuitiva, adotamos algum tipo de tempo de relógio como sendo esse tempo "real" — sejam horas, minutos ou segundos. Astin[5] afirma que a nossa unidade básica é o segundo, o qual definimos como 9.192.631.770 ciclos da freqüência associada à transição entre dois níveis de energia do isótopo césio 133; mas nem todas as culturas são tão técnicas como a nossa, conforme observa Nakamura[6], e, assim, poderiam ter idéias diferentes a respeito de qual poderia ser a unidade fundamental do tempo "real" — tal como a cultura indígena, cuja unidade básica é o tempo necessário para o arroz ferver.

O nosso tempo marcado no relógio não é mais "real" do que o tempo necessário para uma vela queimar. Conforme diz Ornstein, "Trata-se de uma convenção usada como um padrão arbitrário, útil para encontros e para marcar compromissos; mas ele não é um tempo mais real do que o são o 'tempo' da fervura do arroz ou o tempo do relógio de césio. Uma pessoa pode medir sua vida com colheres de café ou com um calendário, com uma ampulheta ou com panelas de arroz fervendo. Uma 'base temporal' de duração da experiência, fundamentada no intervalo em que o tempo da experiência e o tempo do relógio às vezes coincidem, não tem nenhum significado especial".[7]

Ao abordarmos o relacionamento da experiência do tempo com a saúde e a doença, e o modo como o senso temporal pode ser usado como uma estratégia positiva de saúde, é fundamental ter em mente duas coisas:

1. Não existe nenhuma base racional para um tempo "real"; uma unidade básica para o tempo é inteiramente arbitrária.
2. Visto não ter sido identificado nenhum sensor ou relógio biológico para o tempo, é absurdo dizer que a passagem do tempo físico é o estímulo para a percepção do tempo, pois nada conhecemos que esteja sendo estimulado.

A nossa noção de tempo muda com a idade. Antes de um ano de idade, as crianças não têm nenhuma idéia de tempo, vivendo em um eterno presente.[8] Aos dois anos de idade aparece o termo "hoje", e, aos dois anos e meio, a criança média começa a usar "amanhã". "Ontem" surge aos três anos. "Manhã" e "tarde" são usados quando a criança tem quatro anos de idade, e, aos cinco anos, aparece o uso do termo "dias". Com o aumento da idade, há uma gradual sofisticação do sentido do tempo, além de um grande avanço entre a quinta e a sexta série. Aos 16 anos, a compreensão do tempo já é madura.[9]

A idade não é o único fator que afeta o nosso sentido do tempo. As características da personalidade produzem fortes efeitos. De acordo com Jaensch,[10] pessoas muito integradas são mais suscetíveis a distorções no modo como o tempo é sentido. Dependendo do conteúdo do intervalo de tempo, a consciência do tempo sofre modificações nas pessoas extrovertidas mas não nas introvertidas.[11]

A dominância por parte dos pais está associada a uma consideração exagerada do tempo.[12] As crianças de classe média apresentam um sentido de tempo mais amplo do que as crianças de outras classes sociais.[13]

A percepção da duração do tempo é fortemente afetada pela opinião da pessoa acerca da tarefa na qual ela está envolvida. O firme propósito predispõe a uma consideração exagerada da duração do tempo.[14]

Até a temperatura do nosso corpo exerce influência sobre a percepção que temos do tempo. Hoagland, em 1935,[15] estudou o efeito da temperatura sobre sua esposa, que estava com febre. Ele observou uma relação entre a temperatura do corpo da mulher e seu "minuto subjetivo", concluindo que o reconhecimento do tempo dependia da temperatura. François[16] também estudou esse efeito e descobriu que, para cada dez graus de aumento na temperatura do ambiente, o tempo que se julgava fosse um intervalo de um segundo tornava-se 2,8 vezes menor.

Até mesmo o grau de iluminação altera o modo como sentimos o tempo.[17] Quanto mais fraca a iluminação, mais curta é a estimativa de determinado intervalo de tempo.

Existem grandes diferenças no modo como as pessoas se relacionam com o tempo. "... Alguns neuróticos apresentam claustrofobia no tempo. O paciente sente-se assoberbado pelos seus deveres e oprimido pela escassez de tempo, da mesma forma como a pessoa que sofre de claustrofobia sente-se oprimida pelas paredes do espaço."[18] Fenichel[19] acrescenta que outros têm medo da "amplitude do tempo"; essas pessoas passam rapidamente de uma atividade para outra porque o tempo vazio tem para elas o mesmo significado que para alguns agoráfobos.

Os efeitos das drogas em nossa experiência do tempo é variável. Algumas das drogas que diminuem a estimativa subjetiva do tempo são a cocaína, a tiroxina e a cafeína. Outras drogas aumentam a estimativa do tempo, tais como as anfetaminas, o ópio, a mescalina, o haxixe, a *Cannabis indica*, a maconha e a psilocibina.[20]

Não examinamos muitos outros fatores que alteram a percepção do tempo, e sem dúvida existem influências que ainda não foram descobertas. Como podemos saber quais fatores estão atuando em determinado momento? Não podemos medir, por exemplo, o quanto estamos absorvidos por uma dada tarefa de momento para momento e, assim, saber que adaptação deveríamos fazer em nossa idéia de tempo. E em que medida a nossa percepção do tempo está sendo distorcida pela cafeína do café que tomamos pela manhã, ou pelo chá da tarde, ou pelo álcool no vinho do jantar? Mesmo se um tempo real existisse, como poderíamos saber quem o estaria percebendo da forma mais exata? Deveríamos confiar numa avaliação de intervalo de tempo real feita por alguém cuja temperatura corporal esteja ligeiramente maior ou menor do que a nossa?

A busca de algum estímulo externo para a nossa idéia de tempo, o qual chamamos de tempo real, tem fracassado não apenas porque parece não haver no corpo nenhum órgão de sentido para percebê-lo, mas também porque as múltiplas influências sobre a percepção do tempo parecem torná-la incognoscível. Não podemos saber o que está influenciando o conhecimento.

O que é, pois, o Tempo? A abordagem mais proveitosa, conforme sugere Ornstein, consiste em descartar a idéia de um "relógio interior" ou de "tempo real" e adotar uma definição de tempo puramente cognitiva e experimental. Ao se fazer uma abordagem cognitiva, "descobrimos que determinado relacionamento é encontrado: quando se tenta aumentar a quantidade de informações processadas em dado intervalo, a experiência desse intervalo se dilata."[21] Ao considerarmos os efeitos de algumas dessas influências sobre o tempo — a maconha, por exemplo — podemos dizer que ela aumenta a avaliação subjetiva do relógio do tempo porque aumenta a quantidade de informações que está sendo processada num determinado intervalo. Assim, os usuários da maconha podem estimar que uma hora no relógio *parece* durar três horas, ou que um minuto no relógio *dá a impressão* de ser cinco minutos.

Formulamos a hipótese de que podemos inverter esse raciocínio e dizer que, quando a sensação de tempo se dilata, mais informação *foi* processada. O meditador Zen, para quem uma hora de meditação profunda parece durar cinco minutos, processou menos informações do que um indivíduo que avalia corretamente o tempo decorrido. Na verdade, esta é a meta da meditação — concentração, ou "fazer bem alguma coisa".[22]

Surge uma enorme confusão semântica quando falamos sobre o modo de sentir o tempo. Quando estamos totalmente absorvidos em uma tarefa, podemos ficar surpresos com a rapidez com que o tempo passou no relógio. Talvez exclamemos: "O tempo voou!" Três horas de tempo marcado no relógio podem parecer apenas uma hora. Sentimos que o nosso sentido de tempo expandiu-se, que nos "perdemos" no tempo, esquecendo-nos no relógio. Todavia, embora nossa sensação subjetiva da passagem do tempo tenha-se tornado menos aguda, dando-nos certa sensação de que nos esquecemos do tempo, a nossa estimativa da *duração* do tempo *diminuiu.*

É importante compreender claramente essas distinções. Se estou fazendo uma tarefa que detesto, meu senso de tempo torna-se agudo. Consulto freqüentemente o relógio. O tempo se arrasta lentamente. Minha sensação de tempo me oprime; sinto-me preso pelo tempo; posso *sentir* a sua densidade; posso sentir-me esmagado por ele. Cinco minutos parecem uma hora. Eu *superestimo* a *duração* do tempo — assim, embora o meu senso de tempo se contraia, o meu senso de duração do tempo aumenta e dilata-se, pois minha tendência foi superestimar o tempo marcado no relógio. Quando examinamos a experiência subjetiva do tempo, portanto, é fundamental esclarecer se estamos falando sobre como *sentimos* a passagem do tempo ou sobre a maneira como efetivamos a *duração* do tempo. A tabela seguinte ilustra esta comparação semântica:

SENSAÇÃO DA PASSAGEM DO TEMPO	ESTIMATIVA DA PASSAGEM DO TEMPO
1. De contração, de estreitamento	1. Aumentada, expandida
2. De expansão, de dilatação	2. Diminuída, encurtada, contraída
3. Aguda ou desconfortavelmente consciente da passagem do tempo	3. Aumentada, expandida
4. Inconsciente da passagem do tempo	4. Contraída, encurtada, diminuída

O relacionamento da estimativa da duração do tempo com a quantidade de informação processada num dado intervalo de tempo é exemplificada como segue:

QUANTIDADE DE INFORMAÇÃO PROCESSADA	ESTIMATIVA DA DURAÇÃO DO TEMPO
1. Mais	1. Aumenta
2. Menos	2. Diminui

CAPÍTULO SEIS

TEMPO: O QUE DE FATO ESTÁ ACONTECENDO?

Em um dia de vento, dois monges estavam discutindo sobre uma bandeira esvoaçando no ar. O primeiro afirmou: "Digo que a bandeira está se movendo, não o vento." O segundo disse: "Digo que o vento está se movendo e não a bandeira." Um terceiro monge passava por ali e disse: "O vento não está se movendo. A bandeira não está se movendo. A mente de vocês é que está se movendo."

— PARÁBOLA ZEN[1]

O modo como a física moderna encara o tempo nos diz que nossas idéias comuns acerca do tempo estão erradas. Mas a possibilidade de que os nossos conceitos de tempo sejam incorretos é uma daquelas muralhas emocionais com as quais nos chocamos durante a noite e que nos deixam paralisados, mortos de medo e mergulhados num estado de confusão momentânea, que se situa entre o terror e o medo. Como seria possível estarmos tão errados a respeito de algo tão fundamental?

A descrição do tempo que examinamos anteriormente, feita por um físico moderno, é geralmente rejeitada como um subproduto de experiências complexas de laboratório que simplesmente não têm relevância para a vida diária. E a visão de tempo dos primitivos — semelhante, conforme já vimos, ao ponto de vista do físico — recebe de nossa parte ainda menos atenção; nós presumimos, embora incorretamente, que os homens pré-modernos eram em geral pouco inteligentes e que o primitivismo era uma característica tanto de seu pensamento quanto de sua cultura. Como eles poderiam estar corretos a respeito do tempo?

Para algumas pessoas, no entanto, essas descrições do tempo são suficientemente perturbadoras para instigá-las a aprofundar a análise, a descobrir *qual* tempo, o tempo *de quem* é "real". O que está *realmente* ocorrendo? Certamente, há uma maneira correta de ver o tempo, se pudermos compreender o que ele realmente é. E alguém *necessariamente* está errado: o leigo, o primitivo e o físico não podem estar *todos* corretos.

E assim são as maquinações lógicas de quase todos os que tropeçam com as bizarras descrições da realidade que chegam até nós a partir de fontes tão diversas como a antropologia e a física moderna. Exigimos a verdade sobre o modo como o tempo *realmente* se comporta, apenas para nos deparar com advertências como aquela dada por Eddington, o grande físico e astrônomo inglês.

> Receio que a palavra "realidade", embora não constitua uma característica comumente definível das coisas às quais é aplicada, ainda assim é usada como se fosse algum tipo de halo celestial. Tenho sérias dúvidas de que alguém dentre nós tenha a mais ligeira idéia do significado da realidade ou da existência de qualquer outra coisa exceto os nossos egos.[2]

É um erro comum e quase uniforme presumir que a ciência pode resolver para nós o problema do sentido de "real". É inquietante descobrir que os físicos modernos não fazem mais nenhuma afirmação acerca da realidade, procurando, em vez disso, oferecer apenas a melhor descrição do mundo que puderem produzir, a qual fundamenta-se inteiramente nas impressões sensoriais. A busca da realidade é uma coisa antiquada na ciência moderna, pertencendo a uma época que se encerrou com o advento deste século.

Confusos com as nossas tentativas de resolver questões básicas a respeito de como o mundo se comporta e, em especial, sobre o tempo, talvez nos traga algum consolo lembrar que essa confusão não é nova. Ela era conhecida dos cientistas que constituíram as novas concepções da física, entre as quais incluía-se uma nova visão do tempo. O físico Pascual Jordan descreveu a agonia dos físicos nos primeiros anos deste século, quando o mundo da física passava por abalos. Ele afirmou que era como se a própria Terra tivesse começado a tremer e as pessoas não soubessem quando ela poderia desaparecer completamente sob os seus pés.

Que tipo de visão da realidade veio à luz? No período que se seguiu à publicação da teoria especial da relatividade, feita por Einstein, em 1905, e que se estendeu até o final da década de 20 (quando uma teoria quântica abrangente já havia sido formulada), os físicos remodelaram o conceito da realidade. O conceito de um mundo exterior e estático, existindo separado de nós, foi trocado por uma realidade sobre a qual só se poderia falar considerando-se intimamente os sentidos humanos. Na física, os sentidos passaram a ocupar uma posição proeminente. A física Ilse Rosenthal-Schneider disse:

> Einstein afirma que o conceito de um "mundo exterior real", de nosso pensamento cotidiano, apóia-se exclusivamente em nossas impressões sensoriais...[3]

Planck, que descobriu o *quantum*, o pacote fundamental de energia, enfatizou que

> ... não existem coisas observáveis na imagem mental do mundo. As coisas observáveis pertencem ao mundo das experiências sensoriais...[4]

E Einstein acreditava que

> ... todo conhecimento sobre a realidade começa com a experiência e nela termina.[5]

Não obstante essas visões da realidade, apegamo-nos à idéia de um tempo real — um tempo que flui e que pode ser dividido em passado, presente e futuro. A nossa crença em um tempo real linear está por trás de nossas suposições básicas sobre saúde e doença, vida e morte; mas esse tipo de pensamento está ligado a uma ciência mais antiga, que dependia de uma realidade exterior, uma realidade independente de nossos sentidos. Essa visão do mundo foi descartada pela física moderna. Se revisarmos as nossas idéias a respeito do tempo, tornando-as coerentes com as maneiras de ver da física moderna, teremos de dizer a respeito dele o mesmo que temos sido obrigados a dizer sobre o mundo exterior: *o tempo está ligado aos nossos sentidos* — ele faz parte de nós, não está "lá fora". E os nossos conceitos de saúde e doença, conseqüentemente, têm de ser revistos, dependentes que são do modo como encaramos o tempo.

Mortalidade, nascimento, morte, longevidade, doença e saúde — construímos inconscientemente essas idéias, incorporando-as a um tempo *absoluto* que presumimos ser parte da realidade *exterior*; mas, se Einstein estava certo ao dizer que todo conhecimento sobre a realidade começa e termina na experiência, então o significado desses acontecimentos não pode ser deduzido de uma realidade exterior. O nosso conhecimento de saúde e doença começa e termina na experiência — isto é, as questões relativas à saúde são essencialmente dependentes da experiência; além dos nossos sentidos, simplesmente não existe outro lugar onde possamos buscar o significado de saúde, doença, vida e morte. Esses acontecimentos, portanto, não são absolutos.

As velhas idéias a respeito de saúde, doença, nascimento e morte dão lugar à instabilidade e incerteza no instante em que sentimos que talvez estejamos basicamente errados em relação ao modo como o mundo funciona, de maneira geral, e sobre o significado do tempo, em particular. Chegamos, justamente com o físico Jordan, ao lugar onde o chão começa a tremer.

Quando pensamos em saúde, a mente precisa voltar-se para si mesma. Começamos a ver que estivemos o tempo todo pensando sobre *nós mesmos*. Não nos defrontamos com o mundo exterior em nossas ruminações sobre a saúde, pois não existe nenhum mundo exterior e absoluto com existência separada da nossa. Temos olhado apenas para um espelho cuja imagem são as nossas próprias impressões sensoriais.

De que modo, exatamente, uma moderna visão do tempo altera os nossos conceitos de saúde, doença e morte? As mudanças têm amplas implicações. Nos capítulos posteriores, desenvolveremos novas idéias de saúde, coerentes com a nova visão de mundo. Devemos compreender que as opiniões reavaliadas são uma força libertadora, capaz de nos livrar do "tirano devorador", o tempo linear. A opressão da doença e da morte diminui com as novas visões, da mesma forma como as rígidas e opressivas leis naturais de Newton deram lugar a uma visão moderna, em que a mente e a natureza coexistem de uma forma mais humana na determinação daquilo que é "real" para cada um de nós.

CAPÍTULO SETE
O TEMPO E A DOR

Antes de examinarmos as maneiras pelas quais nossas idéias a respeito do tempo vêm fazer parte do curso de doenças específicas, consideremos de que modo a nossa sensação de tempo desempenha certo papel no que talvez seja o mais ubíquo de todos os sintomas: a dor. Antes de passarmos para as doenças mais graves, será bom notar que até mesmo algo tão corriqueiro quanto a dor traz em si aspectos ocultos tanto de tempo como de espaço.

Uma fórmula simples pode servir para orientar *grosso modo* nossas idéias em relação aos principais determinantes da dor:

Fórmula I

$$D = C\frac{E}{T}$$

Podemos ler a fórmula da seguinte maneira: A quantidade de dor (D) que sentimos é igual a uma constante (C) multiplicada pelo grau efetivo do estímulo (E) que causa a dor e que está atuando durante algum período percebido de tempo (T). Embora nunca concebamos a dor dessa maneira, é isso o que queremos dizer quando, por exemplo, perguntamos: "Está doendo muito?" ou "Essa febre e essa dor em função do herpes estão ocorrendo faz muito tempo". Se a nossa dor fosse causada por uma queimadura, a quantidade de dor que sentiríamos obviamente dependeria do calor do estímulo (E, o fogo, por exemplo) e do tempo (T) em que o sentimos. (Observe que estamos falando de dor, que é uma percepção humana, e não da verdadeira queimadura, uma conseqüência do fogo, que pode ser medida de forma objetiva.) Se *determinada quantidade* de calor (E) fosse aplicada por um longo período de tempo (T), talvez mal o notássemos (ou seja, D seria pequeno). Por outro lado, se a mesma quantidade de energia fosse aplicada por um período de tempo muito curto, ela seria mais intensa — e, portanto, mais dolorida (D seria maior). O verdadeiro grau da queimadura (Q) seria expresso como

Fórmula II

$$Q = C (ET)$$

em que vemos que, quanto mais prolongada (T) for a aplicação do estímulo calorífico (E), maior será a queimadura (Q) dela resultante.

Deve também ficar claro que as percepções de dor dependem tanto de nosso senso de espaço como do nosso senso de tempo. A *área* sobre a qual o estímulo é aplicado é importante. Voltando ao nosso exemplo da queimadura, se o calor de uma chamazinha se espalhou rapidamente por uma grande área do nosso corpo, nós talvez mal a percebêssemos; mas se ela se concentrasse numa pequena área, poderia muito bem causar uma queimadura de terceiro grau.

A Fórmula I mostra-nos de que modo as nossas percepções dos acontecimentos relacionados à saúde — como a dor — estão ligadas à nossa percepção do tempo, e como esta influencia o grau em que nos acreditamos saudáveis. Se a nossa percepção do tempo (T) estiver expandida (isto é, se ela for "grande"), a quantidade de dor (D) que sentimos é pequena (pois D e T variam inversamente). Por outro lado, se a nossa percepção do tempo estiver contraída (isto é, se for pequena), sentiremos muita dor (D).

O que é uma sensação expandida de tempo? É algo com que todos estamos familiarizados. Trata-se de um estado em que "perdemos a noção" do tempo. A passagem do tempo foge à nossa consciência. O tempo "pára", aumenta, expande-se. Para muitos de nós, esses momentos chegam de forma inesperada, como quando ficamos preocupados com determinada tarefa, ou quando participamos de alguma diversão agradável. Na meditação, por exemplo, podemos ter rotineira e deliberadamente essa sensação de tempo.

Em contraste, temos a sensação do tempo reduzido quando a nossa consciência da passagem do tempo é aumentada. Quando fazemos alguma coisa desagradável, os momentos parecem horas. O tempo "se arrasta". O medo de extrair um dente ou a ansiedade relativa a um acontecimento incerto, como ser ou não aprovado num exame, reduzirá nossa sensação de tempo.

A relatividade da sensação de tempo foi expressa por Einstein, quando ele observou: "Quando você se senta com uma garota bonita, duas horas parecem dois minutos. Se você se senta em um fogão quente, dois minutos parecem duas horas. Isso é relatividade."

As pessoas que sentem dor geralmente vivem com a sensação do tempo reduzido ou contraído. Os minutos parecem horas quando alguém está sentindo dor. Como a sensação de tempo é reduzida, a dor se amplia — às vezes, muito além do que parece apropriado. Será que sempre houve maneiras de intervir em situações de dor, maneiras de moldar a sensação de tempo, expandindo-a? Seria possível diminuir a dor "esticando" a sensação de tempo?

Sem que o percebamos, nós, médicos, fazemos isso o tempo todo. Quase todas as substâncias que usamos para tratar a dor forte modificam o senso de tempo do paciente. Os pacientes que recebem essas medicações não dizem, obviamente, que o seu senso de tempo foi alterado, mas reagem com frases como "Este remédio me fez levitar" ou "Fiquei realmente com sono" ou "Esqueci-me de onde eu estava".

Simplesmente não existe um bom vocabulário para descrever esses acontecimentos em todo grande hospital de hora em hora. O que um paciente quer dizer quando, depois de receber uma medicação, declara: "Perdi realmente a consciência das coisas por algum tempo" ou "Esse remédio me deixou mesmo zonzo" ou "Essa coisa é 'dinamite'"? Não resta dúvida de que a percepção alterada do tempo é um dos significados ocultos dessas afirmações.

Não só as drogas mas também outras técnicas fazem muito no sentido de alterar a percepção do tempo, tornando-se valiosos complementos no controle da dor. A hipnose é um desses exemplos, e tem incalculável utilidade para o controle da dor em alguns pacientes. O *biofeedback*, que recorre muito à imaginação e à visualização para alcançar o autocontrole fisiológico, tem um pronunciado efeito sobre a percepção do tempo; a meditação, a teoria autogênica e o relaxamento progressivo exercem efeitos semelhantes. De fato, qualquer aparelho ou técnica que expanda o nosso sentido de tempo pode ser usado como um analgésico.

É importante percebermos que, quando experimentamos uma técnica que reduz a dor por meio da expansão do senso de tempo, não estamos apenas nos iludindo. Não estamos enganando a nós mesmos ao pensarmos que a dor não está lá. Existem acentuadas evidências de que os estados mentais podem de fato evocar alterações na fisiologia do cérebro, mudanças que alteram a percepção da dor. Sabemos agora que, se as pessoas receberem placebos — pílulas contendo substâncias inócuas — e lhes dissermos que, dessa forma, as dores serão aliviadas, pelo menos um terço delas irão conhecer um significativo alívio da dor. Essa resposta, todavia, pode ser bloqueada pela administração anterior de naloxona, uma substância química que bloqueia a ação das endorfinas. As endorfinas são substâncias bastante conhecidas, secretadas pelo cérebro, e têm sido sintetizadas e usadas clinicamente. Elas apresentam acentuadas propriedades analgésicas, muito semelhantes às da morfina, mas diferem dos opiáceos por serem exponencialmente mais fortes.

O que estamos fazendo quando, num esforço para aliviar a dor, usamos técnicas para expandir a sensação de tempo? Estaríamos ativando complexos fenômenos bioquímicos em nosso corpo, cuja impressão subjetiva é a de analgesia e expansão do tempo? Este é quase certamente o caso. Existem indubitavelmente correlatos bioquímicos para as imagens mentais, a visualização, a hipnose, o *biofeedback* e a meditação. Apenas através da investigação sistemática dos mecanismos destas técnicas é que poderemos adquirir o conhecimento necessário para maximizar sua eficácia. Mas em nossas investigações desses processos temos de evitar a armadilha reducionista de atribuir a nossa capacidade inerente de analgesia e expansão do tempo a *meros* eventos químicos.

Todavia, mais importante do que o conhecimento dos verdadeiros acontecimentos fisiológicos envolvidos talvez seja uma apreciação da *relatividade* da própria experiência sentida. A dor, um indicador interno da saúde, está ligada a uma sensação de tempo em nossa consciência. E o tempo, conforme aprendemos neste século, é uma quimera. Por meio da relatividade, sabemos que o passado de um homem é o presente de outro homem — e o futuro de um terceiro. Nesse mesmo sentido, saúde e doença, assim como espaço e tempo, são conceitos relativos que fazem parte da trama de capacidades perceptivas de nossa consciência. Saúde e doença, como espaço e tempo, não fazem parte de uma realidade exterior fixa. Assim, elas são mais para serem sentidas do que adquiridas.

CAPÍTULO OITO

O TEMPO E A DOENÇA

A Personal Electronics Inc., de Nova York, lançou um relógio de 100 dólares com um botão de "falar". Se o alarma é programado, o relógio toca um minueto no momento indicado. Se o usuário não fizer nada, cinco minutos depois ele tocará um trecho curto e uma voz sintetizada anunciará a hora e dirá: "Por favor, apresse-se."

— *WALL STREET JOURNAL,* 15 DE MAIO DE 1981

Pavlov, o fisiologista russo, condicionou cães a salivar ao toque de uma campainha simultaneamente à apresentação de alimento. Depois de algum tempo ele podia fazê-los salivar simplesmente tocando a campainha, com ou sem apresentação de comida. Assim como os cães de Pavlov aprenderam a salivar impropriamente, nós aprendemos a nos *apressar* impropriamente. A nossa sensação de urgência é ativa não por uma real necessidade de agir com rapidez, mas por meio de sugestões aprendidas. As nossas "campainhas" passaram a ser o relógio de pulso, o despertador, o café da manhã e centenas de expectativas impostas por nós mesmos e que acrescentamos ao nosso cotidiano. A mensagem subliminar do relógio de pulso e do despertador é: o tempo está correndo; a vida está passando; por favor, apresse-se.

Curiosamente, as percepções da passagem do tempo que observamos a partir dos relógios externos fazem os nossos relógios *internos* correrem mais rápido. (Qualquer coisa que demonstre periodicidade pode ser vista como um relógio, tal como muitas de nossas funções fisiológicas.) A nossa sensação de urgência resulta de uma aceleração de algumas das funções rítmicas do nosso corpo, tais como a freqüência cardíaca e respiratória. Podem ocorrer elevações exageradas na pressão arterial, juntamente com elevações nos níveis sangüíneos de hormônios específicos que estão envolvidos na resposta do corpo ao *stress*. Assim, as nossas percepções de relógios a funcionar e do tempo a correr fazem com que os nossos relógios biológicos se acelerem. Conforme vimos anteriormente, o resultado final é freqüentemente alguma forma de "doença da pressa" — que se manifesta na forma de doença cardíaca, hipertensão arterial ou depressão da nossa função imunológica, levando a um aumento da suscetibilidade à infecção e ao câncer.

Em capítulos posteriores, examinaremos a revolucionária idéia da física moderna segundo a qual as percepções da consciência humana estão ligadas de alguma maneira ao desdobramento daquilo que chamamos de realidade. Existe razão para acreditarmos que vivemos naquilo que o físico John A. Wheeler chamou de "universo participatório". Os físicos modernos mostraram-nos que a realidade não pode mais ser concebida como algo que existe separado da mente perceptiva.

A tradução, para os nossos processos fisiológicos, da percepção que temos de um tempo fugaz exemplifica o princípio participatório em ação. Determinamos a nossa realidade ao fazer refletir sobre nossas funções corporais a percepção de que o tempo se escoa. Tendo convencido a nós mesmos — com a ajuda de relógios, bipes, tique-taques e uma miríade de outros adjuvantes culturais — de que o tempo linear nos está fugindo, causamos em nosso corpo doenças que nos asseguram a mesma coisa — pois o surgimento de doenças cardíacas, úlceras e de hipertensão arterial reforça a mensagem do relógio: *nós* estamos nos acabando e mais cedo ou mais tarde seremos levados pela corrente linear do rio do tempo. Para nós, as nossas percepções tornaram-se a nossa realidade.

A DOENÇA CARDIOVASCULAR

Nossa idéia de tempo não é apenas um dos principais determinantes de nossa percepção da dor, pois também nos afeta a saúde ao influenciar o desenvolvimento e o curso de doenças específicas. Em parte alguma isso se torna mais óbvio do que em pessoas que Friedman e Rosenman chamaram de indivíduos Tipo A.[1] Essas pessoas têm a "doença da pressa". A vida delas é orientada em torno de metas, de prazos finais e de objetivos, aos quais elas parecem reagir de forma excessivamente vigorosa. Elas são incapazes de executar uma tarefa de uma maneira saudável e equilibrada e, em casos extremos, parecem estar sendo quase consumidas por uma necessidade de conquistar metas e atingir o nível desejado de desempenho.

Elas não só têm um senso *interno* de urgência; seu comportamento exterior sugere a mesma qualidade. Quando sentadas elas podem estar em constante movimento, não apenas com o pensamento mas com partes do corpo — mãos, pernas e pés. Elas são geralmente loquazes, expressando verbalmente os produtos de uma mente que não consegue se acalmar. Esse comportamento freqüentemente gera mal-estar e tensão nos que as cercam.

É como se as pessoas Tipo A tivessem a "doença do tempo". Elas se assemelham a pacientes que estão sofrendo dor crônica e que têm um agudo senso do tempo. Só que nesse caso, ao contrário da pessoa que está sentindo dor, nunca há tempo suficiente.

As pessoas Tipo A são em geral ambiciosas e, freqüentemente, bem-sucedidas, tendo obtido sucesso em utilizar suas elevadas motivações e acentuado senso de propósito. A despeito de todas as qualidades pelas quais elas são admiradas – sua visão, energia e dedicação – elas apresentam, como grupo, uma característica que ninguém inveja: têm uma alta taxa de mortalidade por doenças cardíacas.

A doença do tempo não é apenas uma denominação pitoresca, mas uma verdadeira doença apresentada pelo grupo como um todo. Não se trata apenas do fato de que as pessoas Tipo A podem ter ansiedade excessiva, que possam ser mais nervosas e vulneráveis à frustração do que as pessoas Tipo B, nas quais a doença da pressa poderia ser considerada apenas um aborrecimento ou inconveniente. O problema é maior do que um simples aborrecimento: os indivíduos Tipo A, como um grupo, *morrem mais cedo*. O comportamento dessas pessoas leva-as a fazer parte de um grupo de risco para a mais freqüente causa de morte em nossa sociedade: as doenças das artérias coronárias.

A importância da resposta exagerada ao tempo, da sensação de urgência demonstrada por indivíduos Tipo A, é que ela se traduz em efeitos fisiológicos. Esses efeitos são difusos, sendo percebidos muito antes do aparecimento da doença cardíaca. Esses fatos fisiológicos são tão característicos das pessoas com a doença do tempo que poderiam muito bem ser chamados de síndrome do tempo. Entre eles estão o aumento da freqüência cardíaca e da pressão arterial em repouso; a elevação dos níveis de certos hormônios no sangue, como adrenalina, norepinefrina, insulina, hormônio do crescimento e hidrocortisona, todos os quais são em geral secretados de forma exagerada em momentos de urgência ou de *stress*; aumento da secreção de ácidos gástricos; aumento dos níveis de colesterol no sangue; aumento da freqüência respiratória; aumento da atividade de secreção das glândulas sudoríparas; e aumento da tensão muscular em todo o corpo. A síndrome do tempo é um processo corpo-mente com efeitos sobre todos os sistemas principais. Não se trata simplesmente da experiência consciente de sensações desagradáveis.

A percepção de que o senso de tempo está perturbado em certos distúrbios clínicos é extremamente importante, pois sua compreensão pode dar-nos indicações para o tratamento desses problemas. Notamos, por exemplo, que o nível de colesterol freqüentemente está elevado em pessoas Tipo A. Perguntamo-nos, portanto, se a manipulação desse senso de tempo em seres humanos tem algum efeito sobre o nível sangüíneo de colesterol. Curiosamente, a resposta é sim. Cooper e Aygen mostraram que, se pessoas são ensinadas a meditar – que é um método facilmente disponível de "ajuste" do senso de tempo no sentido de deslocá-lo para a extremidade do espectro experimental oposta àquela onde se encontram as pessoas Tipo A –, os níveis sangüíneos de colesterol caem em média vinte por cento.[2] Além do mais, outros aspectos da síndrome do tempo também respondem: pressão arterial, freqüências cardíaca e respiratória e níveis sangüíneos de insulina, hidrocortisona, adrenalina e norepinefrina são modificados para patamares mais desejáveis.

O significado dessas observações é inestimável: ao fazermos o pensamento tomar caminhos que "aumentam" a sensação de tempo, os indivíduos doentes podem alterar muitos dos devastadores efeitos da síndrome do tempo. O método utilizado não é fundamental, pois temos visto vários métodos serem eficazes, tais como as disciplinas meditativas, o *biofeedback*, o relaxamento progressivo e a terapia autogênica.

De que vale destacar a importância do aspecto temporal da doença? Por que não nos concentrarmos em alguma outra qualidade que seja encontrada na maioria das doenças – como a tensão muscular ou a ansiedade, por exemplo – e centrar fogo nos meios de alterá-la? Com certeza, existem outras características que aparecem de forma generalizada no espectro das doenças humanas. Por que escolher o tempo? Por que não insistirmos que estamos doentes em virtude da tensão muscular ou da ansiedade, em vez do tempo?

Há uma razão principal para isso: à medida que a gravidade de uma doença aumenta, os aspectos temporais da condição de doente começam a influenciar profundamente as nossas decisões. Quanto mais grave uma doença, maior a probabilidade de que ela nos faça lembrar de nossa mortalidade, que nos faça lembrar da morte. Pela mesma razão, como a morte, as doenças sérias acham-se estreitamente relacionadas com o tempo. Elas nos forçam a nos defrontar com o fim, com o estado final, com a eternidade.

Quais palavras associamos à morte? As que mais "mexem" conosco estão relacionadas ao tempo: final, sempre, para sempre. Na verdade, essas palavras carregadas de tempo são quase um equivalente da morte – pois se supusermos que a morte é temporária, então absolutamente não deveremos chamá-la de "morte".

Seria possível utilizar de forma positiva o atributo temporal das doenças graves – da maneira, por exemplo, que é possível nas pessoas com níveis elevados de colesterol e que prestam atenção ao modo como encaram o tempo? A questão é proveitosa não porque queiramos fazer a morte desaparecer – da mesma forma como não pretendemos eliminar todo o colesterol do sangue – mas porque o nosso senso de tempo é *tão* maleável e manipulável. O que poderia acontecer com a nossa preocupação com a morte quando usamos métodos para expandir o nosso senso de tempo, tal como fizemos no estado hipercolesterolêmico?

À medida que aprendemos a meditar ou que nos familiarizamos com os estados de consciência peculiares ao *biofeedback*, à terapia autogênica ou a outras técnicas que empregam o relaxamento profundo, desenvolvemos uma familiaridade com um novo senso de tempo. Começamos a conhecer novas maneiras de pensar o tempo. Começamos a nos sentir à vontade com o tempo à medida que ele se expande. Frases como "o sempre presente agora" ou o "eterno movimento" tornam-se cheias de significado. Acima de tudo, desenvolvemos um sentimento de amizade para com o tempo.

À proporção que essa nova consideração para com o tempo evolui para níveis mais profundos, uma nova compreensão se desenvolve. Torna-se claro que uma das forças motivadoras por trás das nossas velhas maneiras de reagir à passagem do tempo era o medo – um inegável sentimento que nos levava a ocupar-nos de coisas desnecessárias, apenas para sentirmos que estávamos fazendo algo. Esse comportamento frenético começa a parecer uma defesa *contra* o tempo, uma resistência que assume sua forma final em nosso protesto silencioso e individual contra a própria morte.

Todos os acontecimentos que se apresentam como divisores de água no tempo, como doenças e morte, começam a parecer menos ameaçadores. Acontecimentos trágicos em nossa vida, que costumavam levar-nos a uma atitude reflexiva, favorável ao remorso, agora evocam reações menos penosas. Vemos o mundo de forma diferente através de um novo tempo. E conforme aprendemos a enxergar uma face mais amistosa do tempo, a própria máscara da morte se transforma – se não em um sorriso, pelo menos sem uma carranca.

Existem algumas situações em que uma percepção acentuada do tempo pode ser fatal. Em 1968, Cassem e Hackett[3] publicaram suas observações a respeito de uma série de pacientes que foram internados em uma unidade de cuidados coronarianos de um grande hospital, após um infarto agudo do miocárdio. Observou-se que um grupo de pacientes mantinha-se geralmente mais calmo do que o outro grupo. Os pacientes que pareciam muito ansiosos e preocupados – ainda que com razão – sobreviveram em menor número. A percepção do tempo – expressa na forma de medo da morte, medo de que o tempo possa esgotar-se – pareceu representar um risco aumentado de morte na fase aguda após um ataque cardíaco.

Por quê? O que há de peculiar a um exagerado senso do tempo que predispõe à morte após um infarto do miocárdio? Conhecemos algumas das razões. Nessa situação, uma atitude realista em relação ao tempo requer que a pessoa contemple a possibilidade de que o tempo de que ela dispõe seja limitado. Para a maioria de nós, o confronto com a morte envolve um medo momentâneo ou prolongado que evoca respostas corporais típicas e previsíveis. Nos estados de medo ou de extrema ansiedade, a freqüência cardíaca e a pressão arterial aumentam. Esses acontecimentos são acompanhados por um aumento na secreção de adrenalina, que promove elevação da freqüência cardíaca e da pressão arterial. Além do mais, existem conexões nervosas diretas entre a região do hipotálamo, no cérebro, e o coração; e o hipotálamo, quando estimulado, pode criar um tipo de instabilidade elétrica no próprio coração. O "limiar de fibrilação" do músculo cardíaco pode ser reduzido, significando que é mais fácil o coração fibrilar — bater em um ritmo rápido, caótico e ineficaz —, resultando em morte súbita. O aumento da freqüência cardíaca e da pressão arterial faz com que o coração tenha de executar um trabalho maior. Para dar conta disso, ele requer oxigênio; mas este não pode ser fornecido, pois foi a própria falta de oxigênio que, antes de mais nada, causou o ataque cardíaco, tendo sido produzida por uma obstrução nas artérias coronárias, os vasos que fornecem sangue ao coração.

A ansiedade relacionada ao tempo pode matar. O aumento de mortalidade nos pacientes com infarto agudo do miocárdio e que se preocupam com o tempo é uma sombria advertência; a doença do tempo pode ser fatal.

CÂNCER

Certo colega meu — um competente especialista em tratamento de câncer — surpreendeu-me uma vez com esta observação: "Acabei de descobrir por que muitos dos meus pacientes saem para pescar depois de receberem o diagnóstico de câncer." A explicação ocorreu-lhe quando ele próprio estava pescando, no fim de semana anterior — e uma desconfortável queimadura de sol era testemunha disso. Ele prosseguiu: "Se você está sentado num barco, sem fazer nada, exceto esperar que um peixe morda a isca, o tempo se arrasta. Não consigo imaginar nenhuma outra maneira de tornar os dias mais longos. Trata-se de uma recreação perfeita para quem acredita que vai morrer ou que tem pouco tempo de vida." Eu sorri. Como é grande o número de maneiras, pensei eu, de expandir o senso de tempo: meditação, *biofeedback*, técnicas de relaxamento e, agora, pesca!

O meu colega oncologista tinha levantado uma importante questão. *Dada* a presença de câncer, existe alguma relação entre a percepção de tempo e a extensão da sobrevida? A questão está longe de ser resolvida, mas existem algumas indicações que permitem uma resposta.

Dentre todas as respostas previstas de pacientes que descobrem ter uma doença terminal, o pânico é uma das mais características. Pânico – um medo súbito, extremo, penetrante. "Quanto *tempo* eu tenho?" "Quanto tempo me resta?" No estado de pânico, a consideração pelo tempo é de fundamental importância. O tempo está se esgotando, está chegando ao fim. Acentua-se o senso de tempo. Momentos que até então passavam despercebidos são usufruídos – mas em geral com certo temor: logo eles terão passado, e com eles, eu.

"Por quanto tempo?" O exagerado senso do presente está misturado com a antecipação do futuro, com a expectativa da morte. Nesse estado, o paciente pode voltar-se para dentro de si mesmo e tornar-se pouco disposto ou incapaz de externalizar hostilidade ou raiva. A fixação em um tempo contraído e reduzido pode, portanto, ser traduzida no modo como o paciente que está morrendo de câncer lida com este problema. Quase é possível ver que os pacientes vivendo segundo sua crença de que "como o meu tempo está se esgotando, tenho de desligar o meu corpo". Esta não é uma calma resignação mas a freqüentemente penosa aquiescência observada por West.[4]

O senso de tempo adquirido pelos doentes terminais[5] é aparentemente parte de uma dinâmica psicológica que resulta em morte precoce. Ela está associada ao desespero, ao pânico e à rendição. Essa maneira de lidar com o problema é um caminho desfavorável para os doentes terminais. Da mesma forma como empregamos medicamentos, cirurgia e radiação para tratar um câncer subjacente, este problema certamente também deve ser atacado.

Todavia, continuamos a nos concentrar quase que exclusivamente nos problemas do corpo. O paciente está seguindo a sua dieta? A contagem de leucócito está demasiado baixa para permitir mais uma repetição do tratamento? O mecanismo de coagulação está preservado ou por enquanto devemos adiar a quimioterapia? Os problemas orgânicos são reais e devem receber atenção; mas eles são apenas parte do quadro geral, que inclui a "estratégia de tempo" que estiver sendo usada pelo doente grave ou terminal.

De que forma podemos intervir na estratégia de tempo que estiver sendo utilizada pelos doentes graves? Para esse propósito existe um grande arsenal de técnicas terapêuticas, a maioria das quais fazem uso da visualização, das imagens mentais e do relaxamento. Disciplinas inteiramente novas – como o *biofeedback* – surgiram nas últimas duas décadas, as quais sabe-se serem altamente eficazes para modificar o senso temporal em pacientes com doenças graves.

A relevância dessas técnicas não deveria ser subestimada, pois as evidências sugerem que elas são importantes fatores no prolongamento da vida de doentes graves.[6,7]

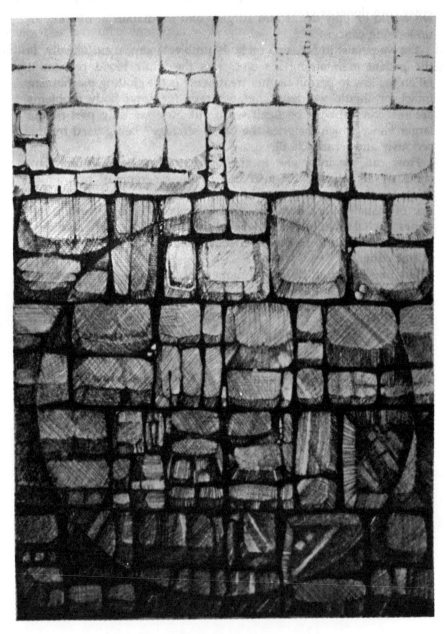

FLORESTA E ÁRVORES

III

Unidade

Uma grande semelhança liga todas as coisas,
Todas as esferas, desenvolvidas ou não, pequenas ou grandes, sóis, luas e planetas,
Todas as distâncias no espaço, por maiores que sejam,
Todas as distâncias no tempo, todas as formas inanimadas,
Todas as almas, todos os corpos vivos, por mais diferentes que sejam ou mesmo se provierem de diferentes mundos,
Todos os processos gasosos, aquosos, vegetais, minerais, os peixes, os seres brutos,
Todas as nações, cores, barbáries, civilizações, linguagens,
Todas as identidades que já existiram ou possam vir a existir, neste planeta ou em algum outro,
Todos os vivos e mortos, todo o passado, presente e futuro,
Esta grande semelhança estende-se até eles, e sempre o fez,
E sempre se estenderá até eles e, firmemente, vai enlaçá-los e incluí-los.

— WALT WHITMAN
Folhas de Relva

CAPÍTULO UM

O FATOR HUMANO

"Toda existência verdadeira é um encontro. Este não se dá no tempo e no espaço, mas sim em sua confluência."

— MARTIN BUBER[1]

Fatores psicológicos e comportamentos com forte carga emocional, como amar, tocar, acariciar, partilhar e associar-se, exercem efeitos extraordinários sobre a saúde. Esses padrões sugerem a existência de uma unidade mente-corpo intrínseca que simplesmente não pode ser explicada pela estrutura biomédica atual, onde se considera que todas as questões relativas a saúde e doença refletem uma ordem ou desordem que se origina no nível das moléculas no corpo.

Neste capítulo examinaremos mais a fundo o mundo biológico em busca de evidências de que a unidade em muitas formas é uma característica fundamental da vida. Veremos o princípio da unidade expressar-se de formas surpreendentes, tais como a obliteração dos limites presumidos que separam o organismo do mundo exterior. Veremos exemplos que vão desde o nível do gene até o do indivíduo. Veremos o princípio da unidade ser exemplificado não apenas pela unidade intrínseca entre mente e corpo mas de uma forma muito mais poderosa e geral: a unidade entre a consciência e o próprio universo.

Durante meio século aceitamos quase sem questionamento a pressuposição de que as principais ameaças à nossa saúde estavam "lá fora". O sucesso dos antibióticos em erradicar bactérias patogênicas específicas e a eficácia da imunização para prevenir doenças são talvez os principais fatores que, historicamente, levaram-nos a ter o conceito de que as doenças originam-se fora de nosso corpo. Agindo de forma coerente com essa idéia, durante gerações formulamos estratégias de saúde que visavam proteger-nos dos agentes malévolos do mundo exterior.

Ademais, aprendemos a insistir em causas únicas para doenças específicas. Temos uma tendência para apontar relacionamentos causais diretos como explicação para o surgimento de doenças; mas a busca de mecanismos causais simples para as doenças transformou-se em uma esperança ilusória. Conforme observou Vaisrub,

> À medida que os vários conceitos de causalidade foram passando pelo exame dos filósofos da medicina, eles sofreram mudanças para acomodar a necessidade de compreender e tratar as doenças. Essas adaptações resultaram no acréscimo, entre outras coisas, do macrocosmo-microcosmo e das causas intrínsecas, contribuintes, predisponentes e necessárias. Novos mecanismos cibernéticos acrescentaram maior complexidade à compreensão da causalidade na fisiologia humana. Causa e efeito não têm mais entre si um relacionamento direto e linear. Mecanismos circulares de retroalimentação positiva e negativa assumiram o controle nas profundezas operacionais da homeostase. A cadeia de causação está rapidamente se dissolvendo diante de nossos olhos para ser substituída por alguma forma de associação invariável que não se presta prontamente a representações gráficas, matemáticas ou de algum outro tipo.[2]

Hoje é impossível pensar em *alguma* doença cuja causa seja tão simples quanto chegamos a supor no passado. Mesmo no caso das doenças infecciosas, as quais antes acreditávamos serem o resultado de um equilíbrio direto entre a agressividade do microorganismo e os mecanismos de defesa do hospedeiro, nós entramos nas "profundezas operacionais da homeostase", de Vaisrub. Não sabemos com certeza, por exemplo, o motivo pelo qual algumas pessoas com infecção estreptocócica contraem febre reumática enquanto outras poderão desenvolver uma amigdalite, ou por que alguns podem tornar-se portadores assintomáticos da bactéria enquanto outros eliminam completamente o agente invasor.

As razões, supúnhamos nós, estavam pelo menos ocultas nos mecanismos de funcionamento das células de nosso corpo. Presumíamos que, mais cedo ou mais tarde, poderíamos decifrar todos os fatores envolvidos — e mesmo que ainda não soubéssemos *como* procurar por eles, sabíamos pelo menos para *onde* olhar: para o próprio corpo ou para a bactéria. Eis que, no entanto, mesmo esta pressuposição revelou-se ilusória, pois descobrimos que não sabemos precisamente o que queremos dizer quando falamos em "corpo". Ao investigarmos a nossa resistência à infecção, sabemos agora que o mapa do corpo precisa incluir a mente.

Na maioria dos casos, procuramos pela causa das doenças nos lugares onde sabíamos *como* procurá-las: no fisiológico, o domínio da carne. As nossas técnicas de investigação da função fisiológica excederam em muito a nossa capacidade de descrever fenômenos psicológicos, os quais, na medicina, tendemos a ignorar. A nossa estratégia é ilustrada em uma famosa história Sufi do Mulla Nasrudin, um esclarecido contador de fábulas. Apoiado sobre suas mãos e joelhos, procurando na rua por uma chave perdida, ele foi abordado por um amigo. "Você perdeu a chave aqui, Mulla?", perguntou o amigo. "Não", respondeu Nasrudin, "Perdi-a em minha casa." "Então, por que a está procurando aqui?", perguntou-lhe o amigo. "Porque", respondeu Nasrudin, "aqui a luz é melhor."[3]

Em nossos esforços para investigar a doença humana, temos procurado onde a luz é boa. Em alguns casos, tivemos a sorte de encontrar valiosas chaves perdidas. Quem poderia negar, por exemplo, nossa capacidade de curar certas formas da doença de Hodgkin ou a anemia perniciosa? Mas o problema, na maioria das doenças, é que a chave parece ter sido perdida em muitos lugares ao mesmo tempo, e a busca leva-nos cada vez mais para dentro da escuridão, onde as cadeias da causalidade enfraquecem-se e acabam por se romper.

Dentre todas as frustrações na busca das causas das doenças, nenhuma tem sido mais aguda do que aquilo que podemos chamar de "fator humano". Por que os estudantes de medicina que tinham um relacionamento frio com os pais e se mostravam incapazes de externar suas emoções tiveram uma maior incidência de morte por câncer?[4] Por que as pacientes positivas, irascíveis e truculentas, sofrendo de câncer com metástase no seio, vivem mais tempo do que suas companheiras mais passivas?[5] Por que o grau de satisfação com o emprego é um dos principais fatores no desenvolvimento de doenças cardíacas coronarianas?[6] Por que os diferentes estilos psicológicos de encarar um ataque cardíaco influenciam a sobrevivência na unidade de tratamento coronariano?[7]

Esse tipo de informação tem sido uma genuína causa de irritação na pesquisa biomédica, em que nunca se estimulou a busca de respostas para esse tipo de pergunta. A luz sempre tem sido melhor em outra parte: no mundo da biologia molecular, onde esperávamos que surgissem terapêuticas cuja eficácia seria tão grande que a intrigante questão do fator humano simplesmente não precisaria de resposta.

Não foi isso o que aconteceu. Embora conservemos a esperança do surgimento de uma cura farmacológica para o câncer, para as doenças cardíacas, para a hipertensão e para as doenças infecciosas, está claro que os fatores humanos não podem mais ser considerados como de importância secundária quando pensamos em causação. E, em qualquer consideração a respeito de *prevenção* dessas doenças, o fator humano tem a maior importância.

O que exatamente queremos dizer quando falamos no envolvimento de fatores humanos na causação das doenças? Em geral estamos nos referindo simplesmente a emoções e sentimentos, sejam positivos ou negativos. Alegria e tristeza, medo, ansiedade, frustração, felicidade, desamparo, esperança e satisfação.

De que modo essas características psicológicas influenciam os processos patológicos? Devemos analisar vários exemplos, começando com um resultado impressionante, obtido em um experimento feito na Ohio State University.[8]

Um grupo de pesquisadores estava estudando os efeitos, em coelhos, de uma dieta rica em gordura e colesterol. Ao término de certo período, os coelhos foram sacrificados e determinadas artérias de seu corpo foram examinadas com objetivo de encontrar sinais de aterosclerose. Esse processo de deposição de colesterol forma obstruções e ulcerações nas artérias e, em seres humanos, têm como conseqüência vários tipos de doenças vasculares, tais como ataques cardíacos e derrames.

Os resultados do estudo deveriam ter sido bastante previsíveis, pois na época sabia-se que, com base em estudos realizados previamente, uma dieta rica em gordura e colesterol seria causa consistente de flagrantes modificações ateroscleróticas no sistema arterial dos coelhos. Mas, quando um grupo de coelhos submetidos à experiência apresentou modificações ateroscleróticas que foram 60% menores do que o grupo como um todo, os pesquisadores ficaram perplexos!

Não havia nenhuma explicação óbvia para esse resultado imprevisto. Finalmente, foi descoberta uma variável inesperada e que não fora planejada: os coelhos menos afetados foram os que tinham sido alimentados e cuidados por um dos pesquisadores que, no decorrer do experimento, tirava-os regularmente de suas gaiolas, acariciava-os, afagava-os e falava com eles.

Teria sido isso mera coincidência?* Muitos biocientistas teriam considerado ridícula a possibilidade de que essas interações entre humanos e coelhos pudessem desempenhar um papel na doença vascular aterosclerótica e teriam optado por ignorar essa possibilidade. Afinal de contas, a doença vascular aterosclerótica é um fenômeno *objetivo*, baseado em pro-

---

* Não fosse pela perspicácia dos pesquisadores, esse teria sido um perfeito exemplo da sabedoria contida no comentário de Philip Slater: "Uma coincidência é uma tendência que resolvemos não levar a sério."[9]

cessos moleculares, e a batalha contra ela deve ser travada na célula e não na psique! — essa é a perspectiva da medicina molecular.

Com o propósito de testar essa "coincidência", foram planejados estudos sistemáticos controlados em que dois grupos de coelhos eram novamente alimentados com a mesma dieta e tratados de forma idêntica, exceto pelo fato de que um grupo era removido de suas gaiolas várias vezes ao dia para serem acariciados e, nessas ocasiões, a mesma pessoa falava com eles. Os resultados? O grupo que recebeu mimos apresentou novamente uma incidência da aterosclerose 60% menor.

Não satisfeitos com a possibilidade de duas coincidências, os pesquisadores da Universidade de Ohio repetiram o estudo. Os resultados foram os mesmos. Sem que se pudesse explicá-lo, veio à tona o fator humano. Carícias, mimos, manuseio e fala gentil revelaram-se de crucial importância num processo patológico do qual a maior parte de nós irá morrer: aterosclerose.

Às vezes existem notáveis diferenças no modo como as doenças ocorrem em diferentes espécies de mamíferos. Algumas dessas diferenças interespecíficas são conhecidas, enquanto outras são desconhecidas; portanto, generalizar os resultados do estudo acima, estendendo-os aos seres humanos, seria imprudente. A aterosclerose em coelhos talvez não seja tão análoga à forma humana da doença quanto poderíamos pensar. Que motivos temos para afirmar que fatores psicológicos semelhantes operam no nível humano?

Uma maneira de abordar a questão consiste simplesmente em que as explicações *fisiológicas* atuais para a aterosclerose em seres humanos parecem inadequadas. No que tange às doenças cardíacas, reconhece-se a existência de determinados fatores de risco bem conhecidos: nível elevado de colesterol no sangue, diabetes melito, hipertensão arterial e tabagismo. Todos esses fatores tendem a aumentar as chances de se contrair a doença. Todavia, em mais da *metade* dos novos casos de doença cardíaca aterosclerótica, *nenhum* desses fatores de risco está presente.[10] Alguma outra coisa está acontecendo. Será que os "fatores humanos" poderiam estar envolvidos?

Em 1973, uma força-tarefa especial, em Massachusetts, relatou ao Secretário da H. E. W. suas descobertas sobre a probabilidade de sobrevivência a doenças cardíacas ateroscleróticas. Ela descobriu que o fator mais confiável para se determinar a sobrevivência não era o fumo, a hipertensão, a diabetes melito nem os níveis elevados de colesterol no sangue, mas a *satisfação com o trabalho*. E o segundo melhor vaticinador foi o que a força-tarefa denominou "felicidade total".[11]

Em 1980, técnicas de meditação transcendental foram ensinadas a pessoas com níveis elevados de colesterol no sangue. Foram feitas determinações regulares desses níveis. Descobriu-se que, em pessoas que praticavam essas técnicas, o nível de colesterol apresentou uma queda média de 20%. Embora essa redução possa parecer modesta, devemos observar que não existe nenhum medicamento que seja realmente mais eficaz, seguro e barato do que esse método de relaxamento voluntário e de paz mental.[12]

Essas descobertas levantam questões de enorme complexidade. De que modo experiências humanas como satisfação com o trabalho, felicidade e meditação "penetram a célula"? De que modo os efeitos da psique são traduzidos em mudanças fisiológicas reais, que se manifestam na forma de um aumento na taxa de sobrevivência a doenças cardíacas ateroscleróticas ou de uma redução no nível de colesterol no sangue?

Alguns fachos de luz agora existem, e não precisamos mais continuar a busca em completa escuridão, na tentativa de compreender essa relação recíproca entre mente e corpo. Sabemos, por exemplo, que a ansiedade, o *stress* e a tensão promovem um aumento nos níveis sangüíneos de catecolaminas — substâncias como a adrenalina e a noradrenalina, produzidas basicamente pelas glândulas supra-renais. Essas substâncias químicas modificam profundamente o modo como o corpo controla os níveis sangüíneos de gordura e de colesterol. Quando estamos sujeitos ao *stress*, os níveis de colesterol, como era de se prever, sobem — em parte, acredita-se, devido a um aumento nos níveis de catecolaminas no sangue.[13]

No entanto, sabemos que um dos modos de se reduzir o nível de catecolaminas no sangue é ensinar as pessoas a meditar.[14] Não só os níveis de adrenalina são afetados como também ocorrem profundas mudanças nas concentrações sangüíneas de outros hormônios, como é o caso do cortisol (hidrocortisona).[15] À medida que as concentrações dessas substâncias são alteradas, os processos fisiológicos que elas regulam são secundariamente modificados — inclusive freqüência cardíaca, pressão arterial, circulação sangüínea local e níveis sangüíneos de várias outras substâncias como glicose, insulina e glucagon. (Os mecanismos relativos ao modo como os eventos psicológicos transformam-se em mudanças físicas são analisados mais detidamente na Parte II, Capítulo 8.)

O fator humano vem à tona não só quando buscamos técnicas especiais, como a meditação transcendental; ele exerce profundas influências em situações bastante comuns. *Angina pectoris* é o termo aplicado à dor sentida pelos pacientes com doença cardíaca aterosclerótica. Ela pode ser moderada ou grave, podendo chegar até mesmo a incapacitar uma pessoa.

Medalie e Goldbourt acompanharam 10.000 homens israelenses com mais de 40 anos de idade para determinar o impacto dos fatores de risco sobre a freqüência da angina. A maior parte dos fatores de risco comumente conhecidos estavam relacionados com a angina, mas o mesmo era válido para a ansiedade e para graves problemas psicossociais.

> O mais surpreendente talvez tenha sido a descoberta de que, entre os homens com muita ansiedade, os que consideravam a esposa amorosa e diziam estar recebendo apoio da parte dela tiveram uma incidência de angina duas vezes menor em relação aos que não se sentiam amados nem apoiados.[16]

Coelhos mimados e maridos amados e que contam com o apoio da esposa talvez não sejam analogias distantes, apesar de tudo.

Brown e seus colegas realizaram uma série de estudos no Reino Unido a fim de investigar a incidência e prevalência de doenças psiquiátricas. Em uma variedade de ambientes (urbano e rural) e entre diferentes classes sociais (operários e classe média)

> ... o mais poderoso fator de proteção contra doenças psiquiátricas foi a presença ou ausência de um relacionamento íntimo e seguro com um marido ou namorado; isto é, uma pessoa com quem os sentimentos pudessem ser partilhados, quer houvesse relações sexuais ou não.[17]

Conforme veremos mais adiante, Schleifer recentemente descobriu que a reação de luto após a morte de um cônjuge leva ao mau funcionamento do sistema imunológico do corpo.[18] Há vinte anos, porém, Kraus e Lilienfeld[19] já haviam descoberto que as taxas de mortalidade para faixas etárias específicas, no caso de homens e mulheres viúvos, eram de duas a quatro vezes mais elevadas do que para pessoas casadas. Em 1963, Young[20] relatou que, em um grupo de cinco mil viúvos britânicos, houve um excesso de 40% na mortalidade em comparação com a taxa prevista para os seis meses posteriores à morte da esposa.

Existem fortes evidências em favor da importância do papel dos sistemas de apoio social — ou fatores humanos — para a saúde, com base em evidências colhidas num estudo feito em Alameda County, Califórnia.[21] Quatro mil e setecentos homens e mulheres foram acompanhados ao longo de um período de mais de nove anos, e as taxas de mortalidade por todas as causas foram examinadas. As taxas de mortalidade dos homens foram significativamente mais elevadas entre os solteiros. Entre os homens que tinham pouco contato íntimo com amigos e parentes ou que não eram membros de uma igreja a taxa de mortalidade foi mais elevada. Para as mulheres, o estado civil não fazia diferença, mas o padrão de relacionamentos íntimos e o fato de pertencerem ou não a igrejas, ou de participarem de grupos de um modo geral, estavam ligados a um nível de mortalidade mais baixo.

De que modo o apoio social nos protege contra a morte? Quais são especificamente os mecanismos mente-corpo que estão envolvidos nisso? Pesquisas como as de Schleifer, com relação ao efeito do luto no sistema imunológico e os efeitos neuroendócrinos aos quais já aludimos, irão indubitavelmente revelar importantes mecanismos.

Conforme declara Eisenberg,

> Resta deixar às pesquisas futuras a identificação dos mecanismos psicofisiológicos que servem de mediador ao impacto de fatores sociais sobre a resistência do hospedeiro. Entre as vias fisiológicas mais provavelmente envolvidas, incluem-se os sistemas de controle neural, hormonal e imunológico...[22]

Como todo colegial sabe, há uma fisiologia do amor e do interesse pela pessoa amada, a qual vai desde embaraçosos rubores faciais até palpitações, sudorese e gagueira. Sentimentos amorosos geram fenômenos físicos. Embora talvez haja uma longa transição entre a pessoa estar apaixonada na adolescência e ser um cônjuge confiante e solidário numa fase posterior da vida, o fato é que existem alterações fisiológicas em *ambas* as extremidades do espectro. Essas mudanças não são triviais. Elas podem significar a diferença entre a vida e a morte.

Mas se a saúde de um indivíduo afeta a saúde de um outro, como é que isso acontece? Um dos mecanismos foi esclarecido por Steven J. Schleifer e seus colaboradores na *Mt. Sinai School of Medicine*. Há muito se sabe que certos acontecimentos estressantes — como a perda de uma pessoa querida — poderiam contribuir para o surgimento e o avanço de uma variedade de doenças. Um dos acontecimentos mais estressantes da vida é a morte de um esposo ou esposa e, em 1967, Holmes e Rahe,[23] ao avaliar o *stress* relativo causado por vários acontecimentos, consideraram a morte de um cônjuge como o acontecimento individual mais estressante que poderia ocorrer na vida de alguém. Schleifer estudou o funcionamento do sistema imunológico de homens antes e depois da morte de suas respectivas mulheres, todas tendo câncer no seio em estágio avançado.

As células do corpo que trabalham para manter a nossa imunidade são chamadas de linfócitos. Eles são de dois tipos, linfócitos B e T, denominações que se referem à sua origem no corpo. Os linfócitos B estão relacionados com a produção de anticorpos que ocorre, por exemplo, quando bactérias ou vírus invadem o corpo. As células T, por outro lado, atuam basicamente proporcionando-nos imunidade celular, um tipo de imunidade que, acredita-se, seja particularmente importante para retardar o desenvolvimento e a proliferação de células cancerígenas no corpo.

Schleifer descobriu que o número total de células T e B não muda após a perda de uma pessoa querida. Mas as células comportam-se de forma diferente. Elas não poderiam ser estimuladas para realizar suas funções usuais. Tanto os linfócitos B como os T deixaram de reagir de forma apropriada quando postos em contato com certos agentes químicos que, comumente, nas pessoas sadias, fazem com que eles pareçam estar "voltados" para sua tarefa de proporcionar imunidade. Era como se as próprias células estivessem doentes.

O que aconteceu? De que forma a perda de uma pessoa querida, um acontecimento profundamente estressante, produz uma mudança no sistema imunológico do organismo, comprometendo a defesa contra infecções e câncer? A resposta não é conhecida, mas Schleifer sugere que as causas são múltiplas, envolvendo pelo menos a complexa química da função cerebral.

O trabalho de Schleifer mostra-nos que a doença é um fenômeno partilhado, gerando mudanças nas pessoas que estão à nossa volta. Mesmo a nossa morte, que os poetas há muito vêm deplorando como um acontecimento solitário, não é algo privado. Ela repercute nas pessoas que nos amam, naqueles que se vestem de luto por causa do nosso falecimento.

Esses pontos de vista não estão em concordância com a nossa idéia de saúde e doença como questões pessoais. E, por ironia, é a ciência que está instigando essa incompatibilidade e confirmando a perspicácia de John Donne, que sabia da existência de numerosas ligações que nos unem aos outros: "Nenhum homem é uma ilha."

John C. era meu paciente, tinha 65 anos de idade e estava internado em uma unidade de tratamento coronariano. Ele tinha várias lesões nos vasos do corpo, com obstruções detectadas nas artérias que bombeiam sangue para as pernas, para a cabeça e para o coração. Dois dias antes ele sentira uma forte dor no peito. Os exames laboratoriais e os eletrocardiogramas revelaram um extenso infarto do miocárdio. Ele estava gravemente doente, fato que era óbvio para sua sadia esposa, que ia visitá-lo nos horários permitidos. No terceiro dia recebi um chamado de emergência pedindo que eu comparecesse à sala de espera da unidade de tratamento coronariano, onde alguém sentira uma súbita falta de ar. Correndo para o local, fiquei perplexo ao ver a *Sra.* John C. deitada em um sofá, extremamente pálida e com falta de ar, nessa altura já apertando o peito por causa da dor. Ela foi levada imediatamente para a mesma unidade coronariana onde estava o marido. O estado dela estabilizou-se, mas constatou-se que ela também tivera um infarto do miocárdio.

O desenvolvimento seqüencial de doenças idênticas em casais não é de nenhum modo um fenômeno raro. A maioria dos médicos provavelmente já viu isso acontecer. O ataque cardíaco do Sr. John C. estendeu-se para além de seu próprio corpo. Esses acontecimentos desafiam os conceitos ortodoxos da medicina molecular, os quais confinariam os efeitos de um ataque cardíaco a um único coração.

O FATOR HUMANO NA BIOLOGIA

Os sistemas de apoio social, portanto, são importantes para a sobrevivência. Amor, atenção e confiança são fundamentais, podendo representar a diferença entre a vida e a morte. Embora esses atributos humanos talvez possam desagradar o biólogo molecular que deseja construir uma descrição da doença completamente isenta de valores, já vimos que qualquer teoria completa da causação de doenças deve incluí-los.

O fato de que cientistas da área médica fiquem melindrados com a possibilidade de que esses fatores humanos possam ter um papel importante na causação das doenças reflete certa cegueira com relação às características básicas não só da vida humana mas da vida primitiva em geral, a vida em seus níveis mais baixos de organização. Contudo, muitos biólogos e geneticistas — cientistas que, via de regra, encontram-se mais familiarizados com o panorama completo da vida biológica do que os cientistas da área médica — acham essas idéias muito naturais. Dobzhansky, por exemplo, disse:

> Uma pessoa solitária e totalmente independente dos outros é em larga medida uma ficção. Na realidade, a maioria ou até mesmo todos os seres vivos existem em comunidades mais ou menos integradas, e a capacidade de manter essas associações pressupõe certa cooperação ou, pelo menos, "protocooperação".[24]

(Precisamos ter cuidado, entretanto, para não atribuir a palavras como "cooperar", "solitário" e "associação" uma importância maior do que seria justificado. Não queremos dizer nada mais do que isto: essas qualidades têm um valor de sobrevivência para os organismos que as possuem. Assim, os organismos que possuem essas qualidades serão favorecidos em termos de sucesso reprodutivo. Não podemos dizer que os organismos primitivos "querem" cooperar ou associar-se, mas apenas que, ao fazer isso, eles tornaram-se geralmente mais bem-sucedidos na reprodução e na sobrevivência de seus genes.)

Há razões para acreditarmos que a nossa ânsia com relação a nos associar com aqueles de nossa própria espécie tenha origem em nosso passado mais remoto. Montague acredita que "dependência e interdependência são as condições indispensáveis da vida".[25] Ele constrói o seu argumento com numerosos exemplos da biologia, assim como uma observação antiga feita por Roux, em 1894. Roux separou as células de um ovo de rã no início de seu desenvolvimento e colocou as células na água, separadas e a uma certa distância umas das outras. As células lentamente começaram a se aproximar, terminando por se encontrarem.[26] Exemplos semelhantes são abundantes. Separadas de suas companheiras, amebas isoladas começam imediatamente a encontrar o caminho de volta para o grupo,[27] e os mixomicetos apresentam um tipo de suporte social em uma notável divisão de trabalho que ocorre em seu ciclo reprodutivo. As células individuais produzem limo viscoso, o qual as mantém unidas para formar uma haste não-reprodutiva. No topo da haste numerosas outras células combinam-se em formas cistóides para se propagarem.[28]

No mundo animal e vegetal existem infinitos exemplos de que os sistemas sociais são importantes nos ciclos reprodutivos e na sobrevivência dos organismos vivos. Por que esse padrão é encontrado? Não sabemos. Só podemos conjeturar a respeito dos motivos pelos quais esse arranjo foi favorecido em detrimento dos demais. Todavia, ele é amplamente disseminado e as exceções, como aranhas e certos peixes, são poucas.

Os exemplos anteriores sugerem que, ao associar-se a outros membros da espécie, um indivíduo alcança maior sucesso na reprodução dos seus genes. Essa estratégia tem, portanto, uma "vantagem biológica", e é ubíqua no mundo dos organismos vivos.

Não é de surpreender que uma estratégia de sobrevivência como a associação com membros da própria espécie possa estar associada à qualidade da saúde — já que, quase por definição, a própria saúde é uma estratégia de sobrevivência. É praticamente axiomático que membros doentes de uma espécie teriam relativamente pouco sucesso em perpetuar sua estrutura genética. Estar doente é uma má estratégia de sobrevivência, assim como o isolamento. Se tanto a saúde como a associação com membros da própria espécie conferem vantagem de sobrevivência, poderíamos esperar ver esses atributos juntos nos indivíduos.

A pessoa saudável e sociável — será que a história evolutiva das formas de vida primitivas já prenunciava o seu advento? Deveríamos nos surpreender ao descobrir que a presença de confidências e de relacionamentos íntimos com um cônjuge surgissem como fatores estatisticamente significativos nas modernas tabelas de mortalidade? É assim tão espantoso que o fato de se pertencer a algum grupo esteja relacionado com a sobrevivência à morte por todas as causas? Esses fatos parecem decorrer naturalmente dos padrões que observamos na natureza.

Dizer simplesmente que somos organismos sociais ou sugerir que nos socializamos em conseqüência de meros padrões de personalidade implicaria omitir o ponto principal. Uma vez mais, os nossos ancestrais primitivos não "preferiam" associar-se a dissociar-se. O caso, simplesmente, é que, ao longo da evolução, certas qualidades foram selecionadas para integrar o patrimônio genético do organismo humano individual *apenas* por terem valor de sobrevivência. Podemos atribuir um valor humano a essa qualidade (e podemos nos sentir atraídos a fazer isso, especialmente se temos essa qualidade), mas isso é uma outra questão, e não tem importância para o processo evolutivo.

Podemos começar a ver a saúde a partir de uma perspectiva evolutiva. Com certeza, o mais antigo significado de saúde era simplesmente o sucesso na duplicação e perpetuação dos próprios genes. Saúde era a sobrevivência do material genético do indivíduo. Mesmo hoje não consideramos como saudáveis os membros de nossa espécie que morrem antes da idade reprodutiva. Incorporamos, portanto, essa antiga (embora mínima) definição de saúde aos nossos complexos conceitos acerca do que significa ser saudável.

Mas se a nossa saúde está vinculada à perpetuação dos nossos genes, ela também está ligada à associação com membros de nossa espécie. Conforme disse Simpson:

> Nenhum animal ou planta vive sozinho ou é auto-suficiente. Todos vivem em comunidades que incluem outros membros de sua própria espécie e também certo número — em geral uma grande variedade — de outras espécies de animais e plantas. A tentativa de ficar sozinho é, na verdade, inútil, nunca tendo obtido sucesso na história da vida.[29]

Não precisamos buscar explicações psicológicas elaboradas para os motivos pelos quais as pessoas sadias parecem optar por situações que oferecem apoio social. A explicação é provavelmente muito mais simples do que as que podem ser encontradas nas teorias do desenvolvimento da personalidade. A explicação é a seguinte: tanto os atributos da saúde como a associação com outros membros de nossa espécie encontram-se em nossos genes. Trata-se de associações antigas, tão primitivas quanto a própria vida, e manifestam-se tanto em formas de vida simples quanto em formas de vida complexas.

Dizemos que o princípio da associação acha-se nos genes. Podemos nos aprofundar para além do gene? Talvez. É estranho que o DNA, que constitui os nossos genes, seja uma *dupla* hélice – *duas* cadeias de complexos compostos químicos entrelaçadas de uma forma elaborada? Seria este *design* uma indicação, dentro do próprio gene, de um princípio de combinação, de associação?

Faço essas perguntas em parte como uma brincadeira antropocêntrica e, em parte, a sério. Afinal de contas, não conhecemos nenhum filamento solitário de DNA que tenha sobrevivido, e, na natureza, encontramos apenas fitas duplas.

Os céticos deveriam criar coragem a fim de passar à próxima questão lógica: as propriedades combinatórias dos átomos dentro do DNA constituem um indicador do padrão natural de associação que estivemos examinando?

Meu objetivo não é conferir significado à natureza quando ele de fato não existe. Na verdade, concordo com Dawkins quanto ao fato de que a natureza não "quer" ou "deseja" ter quaisquer atributos específicos.[30] O que eu quero fazer é enfatizar essa posição, mostrando que existem padrões peculiares à vida – assim como a nossa ânsia para nos associarmos a membros de nossa própria espécie – aos quais comumente atribuímos valor, e que, no entanto, têm sua origem no mundo, destituído de valores, da nossa própria química, o mundo do gene. Também quero procurar, de uma forma isenta de valores, mais evidências da existência desses padrões num mundo livre de valores e que está além do gene, o domínio do átomo e da molécula.

A ironia da busca é que, no mundo do gene, *livre de valores*, encontramos um mecanismo para a preservação do organismo individual – o da associação com membros da mesma espécie – que, no nível da consciência humana, parece estar *repleto de valores*. Não é possível considerar a associação entre seres humanos sem invocar algum tipo de valor. A associação humana isenta de emoção, de sentimento e de valor seria uma contradição em termos. Como poderemos resolver o paradoxo de que mecanismos genéticos destituídos de valores geraram formas de vida (das quais os seres humanos são apenas um exemplo) cujo comportamento social parece estar preso ao mundo dos valores?

Creio que essa é uma variação daquilo que tradicionalmente chamamos de problema mente-corpo: como podem os processos eletroquímicos de nosso corpo produzir aquilo que percebemos como consciência? Ao nos perguntarmos de que modo os valores humanos surgem a partir de processos baseados em um domínio intracelular destituído de valores, vemo-nos diante de um problema análogo ao de saber como a consciência emerge a partir da "matéria" de nosso corpo.

O físico Schrödinger analisou esse problema detalhadamente.[31] Ele investigou o mistério de todas as qualidades sensoriais e notou, por exemplo, que não há *nada* inerente à luz amarela — ou seja, a luz que é definida pelos físicos como sendo constituída por ondas eletromagnéticas com um comprimento de onda de 590 milimícrons — que tenha algo que ver com a *sensação* de amarelo. Schrödinger pergunta: "De onde vem o amarelo?"; e de onde vêm as sensações de calor e frio, olfato e paladar?

A nossa pergunta é semelhante: a partir de onde surgem os valores se as origens dos nossos mecanismos de sobrevivência remontam à nossa estrutura genética? A solução do problema provavelmente é aquela descrita por Schrödinger: "Mais cedo ou mais tarde faz-se necessária a intervenção dos sentidos do observador. Por mais cuidadoso que seja um registro, se não for inspecionado ele não nos dirá nada."[32] Quer estejamos inspecionando ondas eletromagnéticas com 590 milimícrons de comprimento ou o comportamento social de organismos vivos, faz-se necessário o concurso dos sentidos do observador. No primeiro caso emerge a percepção do amarelo; no segundo, surge a percepção de valor. Esta pode ser uma propriedade de nossa mente consciente, uma propriedade que não é encontrada no próprio registro. Assim como o comprimento de onda de 590 milimícrons dá origem à sensação de amarelo, ao examinarmos o nosso registro genético podemos gerar o conceito a que chamamos de valor.

CAPÍTULO DOIS

A BIODANÇA

"Todo átomo que pertence a mim pertence também a você."
— WALT WHITMAN
"Song of Myself"

As razões pelas quais os vínculos sociais são fatores positivos para a saúde humana podem, então, ser atribuídas às nossas unidades reprodutivas fundamentais, os próprios genes.

Os genes, acreditamos, são uma espécie de garantia biológica de nossa individualidade. Exceto no caso de genes idênticos, sabemos que as chances de duas pessoas terem o mesmo padrão genético são infinitamente pequenas. Passamos a pensar, portanto, em individualidade genética.

Todavia, ocorrem estranhas alterações quando pensamos em individualidade no nível genético: "individualidade" ou "singularidade" dá lugar à noção de uma "coisa especial" (afinal de contas, os genes fizeram a *mim*!). A idéia de que existe alguma coisa de especial com o nosso *self* genético dá origem à sensação de que estamos separados das outras unidades genéticas, os nossos semelhantes humanos. Em nosso pensamento, tomamos a idéia perfeitamente correta de individualidade genética e transformamo-la na idéia errônea de isolamento genético e separação, um fenômeno que, na natureza, importa consistentemente em ruína e destruição.

Estendemos a nossa necessidade de unicidade pessoal para a idéia de separação pessoal, distorcendo este conceito e convertendo-o em uma equivocada crença de que os nossos genes partilham esse atributo da separação e do isolamento. Eles não se encontram em nós e em ninguém mais? De que modo eles poderiam *deixar* de estar separados visto serem únicos e individuais?

Nada poderia estar mais longe da verdade. Nada do que sabemos sobre os mecanismos genéticos sugere que o isolamento seja importante no nível do gene. Os genes circulam. Eles não ficam imobilizados em um só lugar. Isso evidencia-se, naturalmente, na procriação, em que, a cada geração sucessiva, a nossa contribuição para o patrimônio genético da prole é reduzida à metade. Em nossos filhos, os nossos genes partilham a autoridade genética com igual número de genes provenientes de nosso parceiro sexual. Esse processo de diluição prossegue de geração a geração. Como a nossa contribuição genética é reduzida à metade em cada nova geração, quando os bisnetos de nossos bisnetos nascerem, os nossos genes serão responsáveis por pouco mais de 1% de sua constituição genética.

Considerado ao longo das gerações, o processo da hereditariedade como um todo parece ser cruel para com a idéia que temos de preservação de nossa individualidade genética, pois vemos os nossos genes serem diluídos a cada geração. Em termos genéticos, nós nos dissolvemos gradualmente, geração após geração, de modo que, no fim das contas, a idéia de isolamento genético e de separação é vista do modo como realmente é: uma ilusão que se origina em nosso ego.

Mesmo se os nossos genes estiverem tão diluídos a ponto de não podermos nos reconhecer geneticamente em nossos descendentes, acreditamos que podemos estar certos, de que pelo menos por *uma geração* eles estão fixos. Pelo menos permanecemos por uma existência como indivíduos geneticamente diferentes dos outros seres humanos, durante 60, 70 ou 80 anos. Os meus genes — o meu projeto biológico daquilo que é somente eu e ninguém mais — permanecem inalterados durante a minha existência. Certamente, não há nada que possa privar-nos disso!

Mas a nossa insistência em vermos a nós mesmos como indivíduos geneticamente imutáveis, mesmo que seja apenas durante a nossa própria vida, também revela-se uma ilusão. Pois os nossos genes são feitos de DNA, o componente básico de todos os genes, e a duração da vida das moléculas de DNA no corpo é breve. Uma única molécula de DNA tem vida curta, existindo apenas durante alguns meses. Os nossos inquietos genes estão continuamente se renovando, com pedaços e fragmentos sendo substituídos por partes sobressalentes. Há um contínuo ir e vir, de modo que, durante meses, toda a nossa estrutura genética é renovada. Em outras palavras, *nada* em nossos genes atuais estava presente neles um ano atrás; nesse intervalo eles foram totalmente renovados.

O *padrão* do gene, obviamente, permanece o mesmo (salvo por certos acidentes a que chamamos de mutações), e pode permanecer assim por cem milhões de anos. Mas o material de que são feitos os genes, os milhares de átomos individuais de carbono, hidrogênio, oxigênio e os outros átomos que os constituem acham-se em constante intercâmbio com o mundo externo.

A nossa insistência com relação a algum tipo de individualidade que perdura ao longo do tempo torna-se cada vez mais indefensável. Mesmo os nossos genes não ficarão no mesmo lugar por muito tempo, em sua vertiginosa troca de partes com o mundo externo a nós. Embora o nosso padrão genético individual permaneça o mesmo durante a nossa existência, ainda assim nos sentimos frustrados com a tentativa de nos apegarmos a um "eu" físico estável que tenha pelo menos essa mesma duração.

Esse é um estranho atributo da vida humana. Na constante dissolução de nossos *selves* genéticos, nós de alguma maneira retemos um sentido de eu físico imutável. A nossa dissolução é um fluxo silencioso que ocorre fora de nossa consciência.

Não são apenas os nossos genes que se renovam. O corpo todo participa desse extraordinário dinamismo. As técnicas de isótopos radioativos permitem-nos monitorar as substâncias químicas que entram ou saem do corpo. Aebersold concluiu que 98% dos 10^{28} átomos do corpo são substituídos anualmente.[1] Alguns tecidos, como os ossos, são particularmente dinâmicos. Cada estrutura do corpo tem a sua própria taxa de renovação: o revestimento do estômago renova-se em uma semana; a pele é inteiramente substituída em um mês; o fígado é renovado em seis semanas. Alguns átomos são relativamente resistentes ao constante processo de renovação, como o tecido de sustentação chamado colágeno e o ferro nas moléculas de hemoglobina do sangue. Embora essas taxas de renovação difiram, pode-se presumir que, depois de cinco anos, o corpo todo foi renovado até o último átomo.

Renovamos o nosso corpo físico do mesmo modo como nossas unhas e cabelos voltam a crescer depois de cortados. Estamos em equilíbrio dinâmico. Há cinco anos nós não existíamos; nesse intervalo todos os nossos átomos foram substituídos. Hoje, passados esses cinco anos, renovados até o último átomo, perduramos apenas na forma, nas feições e no padrão determinados por nosso projeto genético.

As nossas peças de reposição chegam em fluxo constante, vindas da própria Terra. Os átomos de carbono do meu corpo já fizeram parte da Terra e a ela voltarão, só para serem trocados por outros átomos idênticos. Depois de deixarem o meu corpo, eles poderão entrar novamente nesse mesmo corpo em uma ocasião posterior, por mais improvável que isso possa ser. Ou, ainda, poderão ficar presos durante algum tempo no corpo de outra pessoa — ou de alguma outra *coisa* — nesse interminável ciclo da "biodança", essa dança da vida.

A *biodança* — a infinita troca de elementos entre os seres vivos e a Terra — prossegue em silêncio, sem nos dar nenhuma indicação de estar acontecendo. Trata-se de uma dança dervixe: animada, intencional e disciplinada. E é uma dança da qual todos os seres vivos participam.

Essas observações simplesmente desafiam qualquer definição de um corpo estático ou permanente. Mesmo os nossos genes, a afirmação de nossa individualidade biológica, estão constantemente se dissolvendo e sendo renovados. Vivemos em um estado de persistente equilíbrio com a Terra.

Todavia, os limites do nosso corpo precisam ser estendidos para além da própria Terra. Sabemos que certos elementos de nosso corpo, como o fósforo de nossos ossos, foram formados em um estágio precoce na evolução de nossa galáxia. Tal como muitos elementos da crosta terrestre, ele foi reciclado ao longo da existência de várias estrelas antes de surgir no cenário terrestre e, posteriormente, chegar até o nosso corpo.

Um corpo humano rigorosamente delimitado é coisa que não existe. O conceito de um eu físico que está fixo no espaço e que perdura no tempo está com conflito com o nosso conhecimento de que existem numerosas relações entre as estruturas vivas e o mundo em torno delas. As nossas raízes vão fundo; elas estão presas às estrelas.

Nossas relações com o mundo exterior são ainda mais complexas. Não apenas átomos são trocados com a Terra; *moléculas* inteiras podem ser trocadas entre organismos distantes. Por exemplo: plasmídios bacterianos — anéis de DNA — podem ser incorporados por plantas e causar o desenvolvimento de certas formas de tumor. Mesmo o DNA — o constituinte fundamental dos genes — pode, portanto, ser partilhado por organismos tão diferentes quanto bactérias e plantas. Assim, as fronteiras entre os organismos e o mundo exterior não são apenas indistintas; elas dissolvem-se entre organismos radicalmente diferentes.

Todavia, quanto os organismos vivos são dessemelhantes? Relações inesperadas continuam a apresentar-se. Bernard Davis, um biólogo de Harvard, sugere que os vírus possam ter evoluído basicamente para transferir blocos de ácido nucleico entre os organismos. Davis afirma:

> Não é inconcebível que todo o DNA do mundo vivo possa fazer parte de uma cadeia ininterrupta de contatos de baixa freqüência.[2]

Deste modo, vemos que os vírus, a mais primitiva forma de vida que conhecemos, talvez sejam os elementos centrais na cadeia viva de relações que nos une a todas as criaturas vivas.

Anteriormente, vimos de que modo as relações humanas influenciam a saúde. As pessoas com vínculos mais estreitos com outros seres humanos não só viviam mais tempo como sofriam uma menor incidência de sintomas específicos, como angina do peito. Vimos também que a associação com membros da própria espécie era um padrão que se espalhava por todo o mundo animal, desde as formas de vida mais simples até as mais complexas. Perguntamos se esse princípio de relação recíproca já se prefigurava em nossa estrutura genética. Podemos agora remontar à origem do padrão de relação mútua e associação e ir além do nível do gene, pois agora podemos perceber que os próprios átomos de nosso corpo ligam-se ao mundo exterior a nós através de um fluxo infinito, a biodança.

Desde o átomo até o organismo e a pessoa, o padrão que encontramos na natureza é o da relação e do contato. No mundo dos seres vivos, não se encontra isolamento em parte alguma.

A conseqüência desse aspecto do mundo vivo para a nossa saúde parece esta: não podemos estar em perfeito estado de saúde se não deixarmos que o princípio da relação floresça nos relacionamentos com os outros seres humanos. Precisamos de contato com membros de nossa própria espécie, da mesma forma como, para que a vida seja mantida, os átomos de nosso corpo precisam de constante contato, comunicação e intercâmbio com o mundo exterior à nossa pele. Restringir os nossos átomos aos limites do nosso corpo físico significa violar uma condição da própria vida, a do contato com o mundo exterior; e restringirmo-nos a uma posição de isolamento em relação aos outros significa cortejar as doenças e a morte. Em todos os níveis, desde os átomos até as pessoas, a relação é uma necessidade da vida.

Estabelecer vínculos com os outros não é meramente uma questão de participar de determinado padrão de personalidade. Trata-se de uma questão de perceber a nossa natureza básica. Se em nossas relações com os outros nós adotarmos uma atitude de isolamento, estaremos contradizendo um processo fundamental da vida: desafiamos a biodança, o padrão de fluxo e refluxo que faz a conexão e sem o qual a vida cessaria.

A biodança, a constante renovação de nosso corpo a partir do mundo exterior, representa um alegre contraste com a idéia que comumente fazemos da morte. Comumente, acreditamos que nos encontramos fisicamente incólumes até morrermos. Apesar dos arranhões, equimoses e ossos fraturados, acreditamos que a integridade física do corpo permanece intacta até o momento da morte, quando se inicia a decomposição irreversível. Mais cedo ou mais tarde, retornamos à Terra, e o fulcro do processo é o momento da morte; mas a coisa não é tão simples e abrupta. Não esperamos pela morte, pois estamos constantemente retornando à Terra em *vida*. A cada momento, uma proporção dos 10^{28} átomos de nosso corpo retorna ao mundo exterior. Esse fluxo constante é tão pronunciado e tão necessário à vida, que a própria noção de "fronteira" começa a parecer mais uma idéia arbitrária do que uma realidade física.

O incessante fluxo de matéria proveniente dos organismos vivos forma infinitas cadeias de conexões. Assim como o DNA pode ser interminavelmente transferido de uma criatura para outra através de vírus, os átomos que deixam o nosso corpo podem entrar em outros corpos. Murchie exemplificou esse fato com o ato de respirar.

> Você sabia que o ar movimentado em um ciclo respiratório contém cerca de 10 sextilhões de átomos, um número que, como você se lembra, pode ser escrito na notação moderna como 10^{22}? E, visto que toda a atmosfera da Terra corresponde a um volume suficiente para conter aproximadamente o mesmo número desse volume respiratório, cada um desses movimentos, assim como o próprio homem, está aproximadamente a meio caminho — em termos matemáticos — entre o tamanho do átomo e o tamanho da Terra. A presença de 10^{22} átomos em cada um dos 10^{22} volumes respiratórios corresponde a um total de 10^{44} átomos de ar em torno do planeta. Isso naturalmente significa que, a cada inspiração, você está trazendo para dentro de si cerca de um átomo para cada um dos volumes respiratórios contidos em toda a atmosfera. Além do mais, ao expirar você sempre está enviando de volta a mesma média de um átomo para cada um desses volumes respiratórios, assim como todas as outras pessoas que vivem neste planeta, e essa troca, repetida vinte mil vezes por dia, por cerca de quatro bilhões de pessoas, tem a surpreendente conseqüência de que cada volume respiratório deve conter um quatrilhão (10^{15}) de átomos que passaram pelos pulmões do restante da humanidade nas últimas semanas e mais de um milhão de átomos respirados pessoalmente, em algum momento, por toda e qualquer pessoa da Terra.[3]

Assim, sem exceção, somos todos parceiros na biodança.

Na Parte I, Capítulo 2, examinamos as raízes históricas da nossa maneira de cindir o homem em um corpo e uma mente que não agem entre si. O corpo era visto como simples "matéria", enquanto a mente era o pensamento, o espiritual, a porção realmente humana do homem. O corpo era caracterizado como uma coleção padronizada de substâncias químicas contidas em um saco de pele. Essa maneira dual de considerar o homem encontrou aceitação não apenas no homem comum como também tornou-se dogma científico.

É impensável que essa visão fixa, estática e não-dinâmica do corpo tivesse surgido caso Descartes, o mais influente arquiteto desta idéia, houvesse tido o palpite de que o espantoso fenômeno da biodança era um atributo dos seres vivos. Apatia, fixidez e estase simplesmente não são atributos do corpo; mas Descartes não podia saber disso naquela época, ou ele provavelmente jamais teria proposto as descrições mecanicistas do homem que, desde então, têm orientado as biociências:

> Quero que vocês considerem, finalmente, que todas as funções que atribuo a essa máquina, como digestão... nutrição... respiração, deambulação e sono; a recepção de luz, sons, cheiros..., a impressão das idéias na memória; os movimentos inferiores dos apetites e paixões; e, por fim, o movimento de todos os membros exteriores... eu desejo e digo que vocês considerem que essas funções ocorrem naturalmente nessa máquina tão-somente pela disposição de seus órgãos, e que isso em nada difere dos movimentos de um relógio.
>
> — René Descartes
> *Traite de l'Homme*[4]

Hoje sabemos demais para formular uma visão mecanicista como essa a respeito do corpo humano. Se o corpo for uma máquina, trata-se de uma máquina maravilhosa, cujas partes estão continuamente voando para todas as direções e que não está limitada no tempo e no espaço. Trata-se de uma máquina que está em constante processo de dissolução e que, no entanto, raramente precisa ir para a oficina. Diferentemente de qualquer relógio, trata-se de uma máquina cujos átomos são todos renovados duas vezes a cada década.

Curiosos aspectos da biodança tornam-se patentes. Vimos que todas as criaturas que respiram partilham as mesmas moléculas de oxigênio, criando uma cadeia de contato químico de baixa freqüência entre todos os seres humanos vivos e com todos os seres humanos do passado e do presente. Esse contato tem algum significado no âmbito da experiência humana? Talvez. Há milênios existem pessoas que afirmam poder sentir de fato esse contato. Essa categoria particular de seres humanos a que chamamos de místicos há muito afirma ter uma sensação de contato direto com as outras pessoas, um conhecimento experimental da unidade com todos os seres humanos de todas as épocas. O que devemos fazer com essas afirmações? Seria concebível que elas sejam válidas?

Embora tenhamos capacidades sensoriais aguçadas, nosso sistema nervoso é engenhosamente apto a ignorar estímulos — a título de exemplo, raramente temos consciência de que as nossas roupas estão tocando a nossa pele. Quando queremos fazê-lo, no entanto, podemos trazer para a consciência certas percepções que normalmente são inconscientes. Em um dado momento, por exemplo, não temos a mais ligeira idéia daquilo que a planta do nosso pé direito está sentindo mas, ao nos concentrarmos, começamos a receber sinais que nos dizem algo acerca dessa área do corpo. *É uma questão de prestar atenção.*

A maioria de nós aprende a deixar de prestar atenção aos acontecimentos externos. A teoria da "válvula redutora", proposta por Aldous Huxley, ainda parece correta: a nossa consciência, tal como uma válvula ajustável, está regulada para permitir a passagem de uma fração muito pequena dos estímulos que chegam à nossa mente. No entanto, nossas verdadeiras capacidades de percepção sensorial são espantosas. Com respeito à acuidade visual, por exemplo, sabemos que um olho adaptado ao escuro pode detectar um único fóton! Não somos sensorialmente tão ineptos como às vezes supomos.

Mas nem todos exibimos as mesmas capacidades sensoriais. Conforme observou Schrödinger,

> Há cerca de vinte ou trinta anos, os químicos... descobriram um curioso composto... um pó branco, que é insípido para algumas pessoas mas intensamente amargo para outras... A capacidade de sentir o gosto dessa substância específica é herdada de acordo com as leis de Mendel, de uma maneira muito semelhante à herança das características dos grupos sangüíneos.[5]

Diferimos enormemente em relação àquilo que podemos detectar. Seriam os místicos um caso especial? Seriam eles capazes de sentir as relações químicas que nos unem a todos? Existe algum derivativo químico da biodança que seja análogo ao curioso pó branco de Schrödinger e que possa ser sentido por determinadas pessoas dotadas de capacidades especiais? Não sabemos ao certo. Todavia, negar que tais capacidades sejam plausíveis equivale a uma pessoa cega negar a possibilidade de visão.

Muitos elementos químicos de nosso corpo originaram-se em partes distantes do universo. O manto terrestre está intensamente juncado de elementos que originalmente formaram-se em partes distantes do espaço e que, mais cedo ou mais tarde, poderão chegar aos nossos corpos. Somos produto das estrelas.

A maquinaria bioquímica a que evoluímos deve sua natureza aos elementos químicos que a constituem – elementos que são dádivas das estrelas. Somos moldados pelas estrelas, por eventos distantes no universo.

A moderna teoria cosmológica afirma que *todos* os eventos na Terra são influenciados por partes distantes do universo. O astrônomo Fred Hoyle disse:

> Os desenvolvimentos atuais na cosmologia sugerem de forma insistente que as condições em que vivemos o nosso dia-a-dia não poderiam ser mantidas não fosse pelas partes distantes do Universo; que as nossas idéias de espaço e geometria perderiam inteiramente a sua validade se as partes distantes do Universo fossem retiradas. As experiências que vivemos em nosso cotidiano, até mesmo em seus menores detalhes, parecem estar estreitamente integradas nas características do Universo (em grande escala) que parece quase impossível imaginá-las separadas.[6]

Parece que fazemos parte de uma unicidade básica do universo, não apenas no que tange à origem dos elementos que nos constituem, das substâncias químicas que fazem parte do nosso corpo, mas também em relação às leis físicas que nos regem.

Esta idéia – de que o comportamento físico dos objetos materiais na Terra está relacionado com o universo como um todo – não é nova. O físico Ernst Mach sustentou esse ponto de vista, o qual influenciou enormemente a construção da teoria geral da relatividade, de Einstein.

Mach afirmava que um corpo material tinha inércia – ou seja, resistia à aceleração – não por causa de alguma propriedade intrínseca mas como resultado de sua ação recíproca com todo o restante da matéria no universo. Assim, a remoção de qualquer matéria do universo iria alterar a inércia da matéria remanescente. Esse conceito viria a ser conhecido como princípio de Mach.

Einstein, na sua teoria geral da relatividade, desenvolveu a idéia de Mach por meio de complexas descrições matemáticas, as quais demonstraram que as entidades físicas distintas e o ambiente delas eram coisas que não poderiam ser separadas. O seu ponto de vista acerca do modo como o universo material opera é de *ação mútua* – isto é, as propriedades de todos os objetos materiais só podem ser compreendidas através de um conhecimento do modo como elas agem reciprocamente com todos os outros objetos materiais no mundo. Assim, todos os objetos tornam-se inextricavelmente ligados a seu ambiente, segundo a visão da física moderna.[7]

Essas idéias são conceitualmente revolucionárias quando confrontadas com as idéias clássicas de Newton. Antes do desenvolvimento da teoria da relatividade, acreditava-se que o universo apresentava duas características fundamentais — matéria e espaço vazio. Einstein mostrou, através da teoria geral da relatividade, que esses conceitos eram inseparáveis. As características físicas — a "geometria" — do espaço vazio são moldadas pelos corpos físicos. Essa ação recíproca entre matéria e espaço circundante é tão profunda, que as duas coisas têm de ser concebidas como partes de um mesmo todo.

A unidade entre matéria e seu ambiente, que aparece no nível macroscópico, também está presente no nível subatômico. Capra descreve essa unicidade:

> ... o clássico contraste entre as partículas sólidas e o espaço em torno delas está completamente superado. O campo quântico é visto como a entidade física fundamental: um meio contínuo que está presente em todas as partes do espaço. Partículas são apenas condensações locais do campo: concentrações que vêm e vão, perdendo portanto o seu caráter individual e dissolvendo-se no campo subjacente.[8]

Desde o nível do elétron até o das estrelas e galáxias, a física moderna aponta para uma unidade formada pela matéria e seu ambiente. Essa ação mútua é tão íntima, que a matéria e o ambiente à sua volta não podem mais ser considerados entidades separadas.

O homem, em seu mundo intermediário, situado em uma faixa de tamanho entre os elétrons e as galáxias, também não pode ser considerado separado de seu ambiente. A nossa unidade com o universo manifesta-se na biodança, o infinito fluxo de elementos químicos entre o corpo humano e seu ambiente. E os pontos de vista de Einstein e de Mach, de que a inércia dos corpos materiais do universo é uma função do restante da matéria no universo, também nos fixam ao nosso ambiente de uma forma inseparável. Além do mais, as descrições que a física quântica nos oferece acerca do menor nível, o nível subatômico, destruíram a idéia de qualquer separação da matéria em partes distintas e individualizadas e nos conduziram à conclusão de que todas as "partículas" estão fundamentalmente ligadas a todas as outras partículas do universo.

Desde os elétrons até o corpo humano e as galáxias — da física quântica à biodança e à teoria geral da relatividade — as partes formam todos com o seu ambiente. O físico David Bohm descreve esse fenômeno:

As partes parecem ter contato imediato, em que suas relações dinâmicas dependem, de forma irredutível, do estado de todo o sistema (e, na verdade, dos sistemas mais amplos nos quais elas estão contidas, estendendo-se em última análise e, em princípio, a todo o universo). Assim, o indivíduo é levado a uma nova idéia de *todo contínuo*, a qual nega a idéia clássica de que é possível analisar o mundo dividindo-o em partes separadas que existem de forma independente...[9]

CAPÍTULO TRÊS

ESTRUTURAS DISSIPATIVAS

"A natureza é parte de nós, assim como nós somos parte dela. Podemos reconhecer a nós mesmos na descrição que fazemos dela."[1] Estas palavras são de Ilya Prigogine, o químico belga que, em 1977, recebeu o Prêmio Nobel por sua teoria das estruturas dissipativas. A obra de Prigogine explodiu como uma bomba no campo científico porque, como disse o Comitê Nobel, ele "criou teorias para preencher a lacuna entre as áreas de investigação das ciências biológicas e das ciências sociais". Sua teoria afirma, na linguagem da química e da matemática, a eterna mensagem do poeta e do místico: a de que nós e o mundo constituímos uma só unidade; e ele, na verdade, foi chamado de "poeta da termodinâmica" pelo Comitê Nobel.

A busca do homem pela unidade com a natureza ultrapassou a poesia e o misticismo — ou, talvez, fundiu-se em certa medida com eles — para formar uma visão singular para a nossa época. Esse entrelaçamento de ciência e misticismo é um novo acontecimento na história humana e impõe novas exigências aos cientistas. Essas relações recíprocas são tão profundas, que se pode dizer com segurança que o cientista que não as percebe não apenas não compreende o misticismo como também não compreende a sua própria ciência.

A teoria de Prigogine representa um argumento contra os pontos de vista científicos ortodoxos, que sustentam que o mundo da física e da biologia deveriam sempre ficar separados dos domínios — repletos de valores — da experiência humana. Ele reconhece que a sua "ciência do tornar-se" é uma "física humana".² Não existe nenhuma lacuna entre o mundo microscópico e o nosso próprio mundo.

A importância da obra de Prigogine é que ela rompe com os pontos de vista geralmente aceitos do determinismo biológico, tais como aqueles abraçados pelo falecido biólogo molecular francês Jacques Monod. O grande livro de Monod, *O Acaso e a Necessidade*³, conquistou a posição de uma verdadeira proclamação oficial dessas idéias. Sua sombria visão do homem é aquela de "um cigano à margem do universo, que é surdo para a sua música e tão indiferente às suas esperanças quanto a seus sofrimentos e crimes". Prigogine representa um contraponto à idéia determinista de Monod, segundo a qual o homem é uma vítima das duras leis do universo e que os seus atos mais sublimes ou mais desprezíveis são igualmente destituídos de valor.

Prigogine diz:

> Sabemos que podemos agir mutuamente com a natureza. Esse é o cerne da minha mensagem... A matéria não é inerte. Ela está viva e ativa. A vida está sempre trilhando novos caminhos em seu processo de adaptação a condições de ausência de equilíbrio. Com o declínio da idéia de um mundo determinista fadado ao fracasso, podemos nos sentir livres para construir o nosso destino para o bem ou para o mal. A ciência clássica fez-nos sentir que éramos testemunhas indefesas no mundo mecanicista de Newton. Agora, a ciência permite que nos sintamos à vontade com a natureza.⁴

A maneira clássica de ver o universo incorporou uma atitude de desesperança porque havia a impressão de que tudo estava inexoravelmente "desmoronando". Uma irreversível degradação estava em curso, pois qualquer tentativa de fazer trabalho útil acarretava a perda de certa quantidade de energia na forma de calor. Esse processo era parte da famosa Segunda Lei da Termodinâmica, que previa a morte térmica de todo o universo. Assim como uma xícara de café quente que esfria para nunca voltar a ficar quente, o próprio universo está destinado a uma desorganização caótica semelhante. Esse estado final é chamado pelos físicos de "equilíbrio".

Obviamente, porém, as coisas não são tão simples. O objeto de estudo das ciências biológicas, por exemplo, são as *exceções* a essa tendência irreversível. Os biólogos estudam a vida; e os processos biológicos apresentam a tendência para *afastar-se* do equilíbrio. Em um universo que aos poucos está se deslocando morro abaixo, os processos vitais estão continuamente subindo a colina e desafiando a Segunda Lei da Termodinâmica.

Prigogine descreveu, através de uma série de complexas equações matemáticas, o modo como a segunda lei pode permanecer válida para o universo como um todo e, no entanto, deixar de atuar em determinados locais. Flutuações ao acaso de fato ocorrem e, a uma distância suficientemente grande do equilíbrio, as flutuações podem dar origem a formas de uma nova complexidade. As configurações produzidas na natureza começam a se comportar como uma "estrutura dissipativa" — termo de Prigogine —, significando que elas agem reciprocamente com o ambiente local, consumindo energia dele proveniente e fazendo retornar a ele os subprodutos dessa utilização de energia.

O consumo e o uso de energia dentro das estruturas dissipativas nem sempre é um processo que opera com suavidade. O fluxo de energia na estrutura pode causar perturbações ou flutuações dentro do sistema. Se as perturbações forem pequenas, elas são amortecidas; se forem grandes, porém, elas poderão dar início a importantes mudanças na estrutura. Quanto mais complexa a estrutura, maior o fluxo de energia necessário para a sua sobrevivência, e, se vier a ocorrer alguma perturbação interna, maior a probabilidade de que se trate de uma grande perturbação. Em outras palavras, o aumento de complexidade gera uma necessidade de se aumentar o consumo de energia a partir do ambiente, coisa que, por sua vez, dá origem a uma maior fragilidade. Ironicamente, porém, *esse aspecto da estrutura dissipativa é fundamental para a sua evolução adicional rumo a uma maior complexidade.* Se a perturbação interna for suficientemente grande, o sistema poderá sofrer uma súbita reorganização, um tipo de rearranjo, e "escapar para uma ordem superior", organizando-se de uma maneira mais complexa.

Paradoxalmente, essa fragilidade, a capacidade de ser "sacudido", é que constitui a chave para o crescimento. As estruturas que são isoladas das perturbações são protegidas da mudança. Elas acham-se estagnadas e nunca evoluem rumo a uma forma mais complexa.

Esse conceito repercutiu imediatamente em outras disciplinas além da física e da química, depois que compreendemos a idéia fundamental de que a suscetibilidade é o catalisador para a mudança. Ferguson explicou claramente essa situação:

> À primeira vista, a idéia de criar uma nova ordem através da perturbação parece absurda, como se quiséssemos chacoalhar uma caixa contendo palavras e, com isso, esperássemos formar uma sentença. Sabemos que o *stress* freqüentemente força o aparecimento súbito de novas soluções; que a crise muitas vezes nos alerta para a existência de novas possibilidades; que o processo criativo precisa ser precedido pelo caos antes que surja uma nova forma;

que os indivíduos freqüentemente são fortalecidos pelo sofrimento e pelo conflito; e que as sociedades necessitam da saudável oxigenação proporcionada pela divergência de opiniões.[5]

Uma tese recorrente neste livro é que existem paralelos entre a realidade dos domínios microscópicos do universo e o nível das experiências humanas comuns. Prigogine afirma que esses paralelos são inerentes à natureza. Os componentes de uma estrutura dissipativa poderão agir de uma maneira cooperativa para produzir uma reestruturação transformadora do todo — seja no nível das moléculas ou no nível das experiências humanas. Nessa transformação, conforme notou Prigogine, mesmo as moléculas fazem mais do que interagir com as moléculas contíguas, "exibindo também um comportamento coerente apropriado para o [ou para as necessidades do] organismo parental". O comportamento dos componentes microscópicos reverbera no nível macroscópico. O significado do todo remonta ao comportamento das partes. Mas, quando surgem as novas formas, ele vai além do comportamento das partes que o compõem, pois o sistema evolui para uma estrutura natural mais complexa e sofisticada.

Na teoria das estruturas dissipativas está a espantosa sugestão de que a ordem surge a partir do caos — e que a ordem não poderia surgir *sem* o caos.

> Conseqüentemente: aquele que deseja ter o certo sem o errado,
> Ordem sem desordem,
> Não compreende os princípios
> Do céu e da terra.
> Ele não sabe de que modo
> As coisas influenciam-se mutuamente.
>
> — Chuang Tzu[6]

As semelhanças entre a visão de Prigogine e as dos filósofos orientais não lhe passaram despercebidas, e ele repetidamente chamou a atenção para isso.

A teoria de Prigogine surgiu a partir da química e da física que regem o mundo microscópico e, não obstante, parece ser imediatamente aplicável ao mundo em grande escala da vida cotidiana. Um exemplo de que alguns dos princípios da teoria da estrutura dissipativa aplicam-se ao mundo da experiência humana podem ser encontrados na obra de Barron. Antes que a obra sobre as estruturas dissipativas estivesse completamente estruturada, Barron fez um estudo a respeito de pessoas criativas. Suas descobertas exemplificam a aplicabilidade dos conceitos de Prigogine na vida dos homens:

> ... as pessoas criativas se sentem mais à vontade do que as outras pessoas quando se vêem às voltas com a complexidade e com uma evidente desordem... O indivíduo criativo, graças à sua generalizada preferência pela desordem patente, volta-se para a mal compreendida vida do inconsciente e provavelmente terá um nível de respeito maior do que a média pelas forças do irracional, tanto em si mesmo como nos outros... o indivíduo criativo não só respeita o irracional em si mesmo como também o corteja como a mais promissora fonte de novidade em seus próprios pensamentos. Ele rejeita a exigência da sociedade no sentido de reprimir em si mesmo o que é primitivo, não aculturado, ingênuo, mágico ou sem sentido e de esforçar-se para ser um membro "civilizado" da comunidade. Quando uma pessoa pensa de maneiras que costumeiramente são consideradas como culturalmente proibidas, os seus semelhantes poderão considerá-lo mentalmente desequilibrado. No meu modo de ver, é provável que esse tipo de desequilíbrio seja mais saudável do que patológico. O indivíduo verdadeiramente criativo mantém-se pronto para deixar de lado as velhas classificações e reconhecer que a vida, particularmente a sua própria e singular vida, está repleta de novas possibilidades. Para ele, a desordem oferece a potencialidade da ordem.[7]

As observações de Barron estão de acordo com as de Prigogine: a ordem pode surgir a partir do caos.

Conforme observou o Comitê Nobel, a teoria de Prigogine estabelece pontes entre os campos de investigação das ciências biológicas e das ciências sociais. Essas pontes, ademais, não são simplesmente as conclusões a que chegaram os seus interpretadores. O próprio Prigogine usa repetidamente exemplos extraídos do cotidiano para exemplificar os seus princípios. Considere, diz ele, uma cidade. Este é um perfeito exemplo de estrutura dissipativa. Ela retira energia de seu ambiente, transforma-a em produtos utilizáveis e elimina os seus resíduos no mundo à sua volta.

As estruturas dissipativas podem ser encontradas em todos os níveis na natureza. Os mesmos princípios diretores que operam nos níveis microscópicos da natureza nos permeiam a vida nos níveis social e cultural. Existe aqui um princípio de relação mútua, o qual implica a existência de uma unicidade entre o homem e a natureza. Esta faz parte de nós, que somos parte dela, como diz Prigogine. Nós *somos* a natureza e, portanto, não é de surpreender que estejamos descobrindo princípios comuns que descrevem não apenas o modo como as *moléculas* se comportam mas também o modo como *nós* nos comportamos.

Algumas pessoas condenaram essas descobertas, temendo que, uma vez mais, os seres humanos estejam sendo desvalorizados pela ciência. Estamos reduzidos a descrições de moléculas; a teoria das estruturas dissipativas é o reducionismo em uma nova roupagem. Essa atitude é decorrente de uma interpretação equivocada das implicações da obra de Prigogine, a qual não desvaloriza a vida mas, ao contrário, faz com que ela se eleve a uma posição de primazia em um universo que acreditávamos estar caminhando para uma morte inexorável, fria e entrópica e levando-nos com ele. Subitamente estamos diante do surgimento de uma perspectiva diferente. Com o reconhecimento de que *pode* haver uma ponte entre os mundos da matéria e da vida, o futuro apresenta-se mais brilhante.

Vem-nos à mente a posição expressa pelo físico e ganhador do Prêmio Nobel Eugene Wigner, o qual afirmou que os objetos físicos e os valores espirituais partilham um tipo semelhante de realidade. Wigner sustentava ser essa a única posição conhecida consistente com a mecânica quântica. Agora podemos acrescentar: a união dos objetos físicos com os valores espirituais é consistente também com a teoria das estruturas dissipativas.

A teoria de Prigogine evoca uma atitude de descrença em muitas das pessoas que entram pela primeira vez em contato com ela. Como uma teoria tão geral pode estar correta? A teoria das estruturas dissipativas talvez tenha aplicações em todos os domínios das atividades científicas e sociais. A grande aplicabilidade da teoria é vista por muitos como o seu calcanhar de Aquiles. Ela parece boa demais para ser verdadeira.

Todavia, devemos lembrar-nos de que a meta das teorias científicas é reunir observações que, até então, não se encaixavam muito bem. Os grandes avanços teóricos *são* unificadores. A teoria de Maxwell explicou ao mesmo tempo a eletricidade e o magnetismo. Einstein nos mostrou o relacionamento entre energia, matéria, gravidade e luz. Se nos acostumamos ao poder explanatório dessas notáveis observações, temos apenas de nos lembrar que, no passado, elas também foram vistas como realizações intelectuais de espantosa abrangência, e que, na época em que foram propostas, essas teorias "eram boas demais para serem verdadeiras".

Boa parte da nossa dificuldade em assimilar a abrangência da teoria das estruturas dissipativas de Prigogine decorre de nossa pressuposição tradicional de que os mundos da vida e da ausência de vida não poderiam ser unidos exceto na experiência do poeta e do místico. Agora, deparamos com evidências que apontam em sentido contrário. Somos solicitados a ver no micromundo da natureza o que vemos em nós mesmos. Somos apresentados a uma "física humana". Somos solicitados a pensar de novas maneiras.

Somos solicitados a tomar parte não em um novo tipo de ciência, mas em uma nova visão acerca do nosso lugar no universo. Essa nova visão do mundo transcende a idéia de que a vida é apenas o resultado cego das propriedades eletroquímicas de arranjos moleculares específicos. O novo ponto de vista transcende essa redução da vida a matéria morta. Ela vê vida *na* matéria. Conforme diz Prigogine, vemos na natureza aquilo que sempre vimos em nós mesmos.

A TEORIA DAS ESTRUTURAS DISSIPATIVAS APLICADA À SAÚDE

Quais são as conseqüências da teoria das estruturas dissipativas para a saúde humana? Se a teoria proporciona uma "física humana", deveríamos esperar encontrar aplicações acerca de saúde e doença.

Na superfície, as idéias de Prigogine parecem desafiar a meta aceita pela medicina: proporcionar a todas as pessoas uma vida livre de doenças, desde o início até o fim. As distâncias que estamos dispostos a percorrer para garantir uma saúde perfeita parecem ilimitadas. O valor da meta não é questionado. Quem contestaria ser desejável prevenir as doenças e o sofrimento?

Recordemos, no entanto, um conceito central das estruturas dissipativas: só por meio da perturbação é que o sistema consegue escapar para uma ordem mais elevada de complexidade. A chave para o crescimento é a fragilidade. Enquanto perturbações de média intensidade são amortecidas pelo sistema, as maiores não o são; elas têm a possibilidade de estimular a ocorrência de uma súbita mudança rumo a um sistema mais completo.

De que modo esse conceito aplica-se à saúde humana? A doença é sem dúvida uma perturbação, com repercussões em todo o nosso ser psicofísico. Embora possamos controlar problemas moderados — uma infecção viral nas vias aéreas superiores (o resfriado comum) ou um artelho machucado em um tropeção, por exemplo —, não temos a mesma facilidade para lidar com as doenças mais graves. As doenças graves nos "atrapalham a vida". Elas nos perturbam. Se, por exemplo, cometo a imprudência de usar ao mesmo tempo álcool e aspirina, terei uma grande probabilidade de desenvolver uma úlcera ou inflamação no revestimento do estômago, com os sintomas de indigestão, dor e, talvez, sangramento. Todavia, posso usar essa perturbação de uma maneira positiva. Posso "escapar" para um nível superior de consciência em que, sabiamente, abstenho-me do uso concomitante de álcool e aspirina. Sofri perturbações provenientes do ambiente exterior (aspirina e álcool); sofri uma perturbação interna (tive dor, indigestão e sangramento); e, conseqüentemente, organizei uma abordagem mais complexa no que tange aos cuidados com a minha saúde. Assim, cresceu a riqueza interior da minha filosofia de cuidados com a saúde.

Eu poderia apresentar infinitos exemplos. Em questões de saúde, freqüentemente vemos o *stress* dando origem à força. Isso obviamente é verdadeiro no terreno psicológico, em que a adversidade pode desempenhar um papel importante no aumento da introvisão e da percepção.

Todavia, assim como no mundo físico nem todas as perturbações terminam em um rearranjo bem-sucedido do sistema rumo a um nível superior de organização, nos seres humanos a regra é a mesma: o corpo nem sempre consegue lidar de forma bem-sucedida com as ameaças à saúde. Às vezes, o sistema não é apenas abalado mas é feito em pedaços. A doença pode resultar numa enfermidade crônica e em morte.

Mas a evolução, diz a teoria das estruturas dissipativas, é impossível sem a fragilidade. A perturbação e a suscetibilidade à dissolução e à morte são o preço a ser pago pelo potencial de crescimento e complexidade.

Na década de 1800, as ilhas havaianas foram visitadas por um fluxo cada vez maior de americanos que trouxeram uma nova perturbação para os ilhéus nativos: o sarampo. O vírus do sarampo já era, nessa época, endêmico nos Estados Unidos, onde era considerado, tal como em nossa era, uma fonte de aborrecimentos. Apenas raramente ele fazia mais do que apresentar os incômodos sintomas de erupção na pele, olhos vermelhos, febre passageira e mal-estar. Para os ilhéus, porém, ele era mortal. A população nativa foi dizimada pelo vírus, pois eles careciam completamente de imunidade natural contra ele. Depois desse acontecimento, desenvolveu-se certo grau de imunidade natural contra a doença, de modo que o sarampo revelou não ser mais mortal no Havaí do que na América. O sistema imunológico do ilhéu nativo mudara em conseqüência de uma perturbação vinda do ambiente. Apesar de ter sido "sacudida", a população como um todo "escapou" para um novo nível de competência imunológica. Uma ordem interna de saúde mais elevada havia se desenvolvido.

Invocamos os princípios da teoria das estruturas dissipativas em muitas de nossas metodologias de assistência à saúde. Considere a prática da imunização. Ao introduzirmos no corpo microorganismos artificialmente alterados, causamos uma perturbação vinda de fora. De fato, estamos criando uma "minidoença" — apenas o suficiente para estimular o organismo a produzir anticorpos para nos proteger da mesma doença, caso entremos em contato com ela numa ocasião posterior. Se o nosso corpo amortecesse completamente os efeitos da inoculação, ele não produziria nenhum anticorpo e não haveria imunização. Queremos abalar o sistema imunológico apenas o suficiente para estimular a resistência à doença mas não o bastante para causar de fato a enfermidade. Através da prática da imunização, estamos acarretando uma evolução no sentido da complexidade biológica por meio da perturbação intencional do sistema imunológico.

Se nunca fôssemos perturbados pela doença, poderíamos, *em alguma ocasião*, ser saudáveis? Se nunca tivéssemos conhecido a doença, provavelmente careceríamos da idéia correspondente a esse fenômeno. Todavia, precisamos analisar este problema em outros sentidos além do epistemológico. Existe motivo para acreditarmos que o nosso corpo *utiliza* a doença para criar a saúde, da mesma forma como as estruturas vivas "absorvem entropia negativa", conforme afirmou Schrödinger, nessa evolução rumo a uma maior complexidade.

O nosso próprio corpo traz em si a sabedoria derivada de desafios incontáveis à sua integridade. Desde a pele que nos reveste até os leucócitos que devoram microorganismos invasores, o nosso corpo sabe o que fazer. De que modo essa informação acumulou-se em nós? Pela constante e repetitiva perturbação em nossa ascendência evolutiva rumo a uma maior complexidade.

Basta testemunhar uma falha desse aspecto das estruturas dissipativas para lhe reconhecermos a importância. Ocasionalmente, há crianças que nascem com uma série de doenças chamadas de estados de deficiência imunológica. Essas crianças infelizes não podem produzir anticorpos contra bactérias, vírus e fungos. Elas não têm defesas contra infecções, e geralmente morrem no início da vida em decorrência de problemas relacionados com o alastramento de infecções. São elas os "bebês-bolha" que vivem em trajes hermeticamente fechados, como os dos astronautas, ou dentro de compartimentos impermeáveis, em uma atmosfera artificial esterilizada.

Exprimindo isso na linguagem da teoria da estrutura dissipativa, elas não podem reagir às perturbações do meio exterior. Não podem amortecer efetivamente um desafio originário do ambiente externo. Em virtude de sua incapacidade para reagir, elas não podem escapar para um grau mais elevado de complexidade imunológica. Sua esperança básica é o isolamento artificial. Tentamos isolá-las das perturbações exteriores para que os "abalos" produzidos pelos microorganismos não sejam fatais. Elas não podem reagir aos desafios imunológicos, e, por isso, a morte precoce é a regra.

Vemos aqui um aspecto sutil da saúde: a perturbação está ligada a mudanças rumo à complexidade fisiológica. A saúde é impossível sem as perturbações, embora nos tenhamos acostumado a pensar que ela é impossível *com* as perturbações. Esses processos complementares geram saúde, um dos significados da qual é a capacidade de resistir a insultos à nossa integridade psicofísica. Por meio da teoria da estrutura dissipativa e da observação do modo como funciona o nosso sistema imunológico, vemos que esses processos estão entrelaçados. Os processos de saúde e perturbação formam um todo complementar.

Podemos formular da seguinte maneira uma meta extremamente geral para a saúde: fazer aquilo que pode ser feito para facilitar a adaptação bem-sucedida do corpo à perturbação. Como nos comportamos de forma diferente em nossas abordagens comuns em relação à saúde! Esforçamo-nos para resistir vigorosamente aos ataques contra a nossa saúde, destruindo, com uma série constantemente mutável de injeções, pílulas e cirurgias, todas as ameaças à nossa saúde por nós detectadas. Não nos movemos *com* as perturbações mas sim *contra* elas. Tentamos evitar encontros com desafios externos à nossa saúde; quando não conseguimos isso, lutamos para resistir a eles usando todos os meios disponíveis.

Precisamos começar a questionar essa estratégia geral de saúde. Se as perturbações à integridade do corpo *nunca* tivessem ocorrido, estaríamos realmente indefesos contra as doenças, pois nunca teríamos desenvolvido os elaborados mecanismos de defesa que, de um modo geral, operam com silenciosa eficiência. Seríamos como as crianças com deficiência imunológica, indefesas em um mundo repleto de patógenos.

Talvez devêssemos adotar uma estratégia pela qual tentaríamos nos comportar não como um inamovível rochedo de Gibraltar mas sim como o bambu, que na sabedoria oriental curva-se diante do vento, em vez de se lhe opor e, assim, é preservado. Tal como uma ponte que não tem flexibilidade e pode, portanto, ser despedaçada pelo vento, a nossa postura de resistência heróica e inflexível à doença pode significar a nossa ruína.

A nossa estratégia de saúde precisa incorporar a flexibilidade como meta fundamental — a adaptabilidade e capacidade de reagir aos desafios periódicos à nossa integridade mente-corpo. O que fazemos no intervalo *entre* as doenças torna-se também crucial. Posso, através do esforço consciente, sabotar a sabedoria de meu corpo para resistir às perturbações. Se me submeto a hábitos negativos de saúde — fumar, excesso de peso, excesso de exposição a condições estressantes, falta de exercício, ansiedade ou depressão ininterruptas — limito a capacidade homeostática de meu corpo reagir às perturbações externas. Peço a ele para fazer aquilo que o bambu, em sua sabedoria, nunca tenta: permanecer rígido diante de acontecimentos estressantes ou perturbadores.

Consideradas as coisas dessa perspectiva, a *verdadeira* medicina é aquilo que fazemos *entre* as fases de doença. Todas as técnicas de cuidados com a saúde que relegamos ao *status* secundário de medicina preventiva são de importância fundamental, pois elas ajudam a determinar a capacidade de o corpo reorganizar-se com sucesso, para um grau mais elevado de complexidade, quando for efetivamente desafiado por processos patológicos. Inversamente, a abordagem tradicional da medicina e da cirurgia deve ser vista como uma segunda linha de defesa. Esses métodos devem ser usados como um último recurso, como uma suplementação à sabedoria do corpo. Muito freqüentemente, eles são usados em um esforço para proteger o corpo de ataques físicos – como na condenável prática de prescrever antibióticos para um resfriado comum ou de usar tranqüilizantes para a ansiedade do dia-a-dia. O corpo não necessita de proteção contra a maioria dos ataques à sua integridade. Como quer que seja, os nossos esforços nesse sentido resultam menos freqüentemente na *proteção* do corpo do que na *intromissão* em seus assuntos e na frustração de sua sabedoria.

Às vezes, uma segunda linha de defesa *é* necessária. (A perturbação não representa *garantia* de reordenamento em um nível superior.) Mesmo viroses de menor importância podem acabar trazendo problemas catastróficos, como acontece quando um caso comum de catapora é complicado por pneumonia ou encefalite. Mesmo machucar o dedo em um tropeção pode causar uma infecção, levando a uma septicemia ("sangue envenenado") acompanhada de risco de vida. Nesses casos, a sabedoria do corpo pode ser suplantada, tornando-se necessária ajuda exterior – medicamentos ou cirurgia.

Mas esses são acontecimentos incomuns. Conforme observou Lewis Thomas,[8] o corpo é eficiente de maneira quase inacreditável quanto à saúde, resolvendo os problemas antes que cheguemos a tomar consciência deles. Por exemplo: bactérias invadem a nossa corrente sangüínea cada vez que escovamos com força os nossos dentes, e, no entanto, a expectativa de vida de uma bactéria invasora é de menos de quatro minutos. Ao longo da nossa história evolutiva, o nosso corpo cultivou esse elevado grau de eficiência complexa no decorrer de incontáveis episódios de invasão bacteriana. A sabedoria permanece, é espantosamente eficaz e, via de regra, não necessita de nenhuma ajuda da nossa parte.

Anos atrás, quando as minhas atitudes com relação à saúde e à doença eram mais típicas da maioria dos graduados em faculdades de medicina, vi-me em um congresso médico, envolvido em uma acalorada discussão, com um psicólogo mais velho, a respeito de como tratar úlceras pépticas. O psicólogo estava interessado no problema porque muitos pacientes com úlceras pépticas apresentam fortes padrões de *stress* em sua vida. Ouvi o cavalheiro expressar o seu ponto de vista sobre a importância do tratamento do *stress* nesses pacientes mas logo fiquei estarrecido diante do que considerei uma abordagem simplista do problema. O desenvolvimento da úlcera péptica é um fenômeno muito complexo em termos de patofisiologia, um fato que, do meu ponto de vista, não havia sido plenamente apreciado pelo psicólogo. Quando ele começou a censurar a escolha do tratamento medicamentoso como uma abordagem inicial para o problema, fiquei indignado, afirmando que, se *contivéssemos* o uso de medicamentos para controlar a secreção de ácido pelo estômago, estaríamos dessa forma condenando milhares de pacientes a sangrar até a morte todos os anos em virtude de perfurações de vasos sangüíneos importantes no revestimento do estômago e no duodeno. O psicólogo pensou por um momento e, então, respondeu: "Sim, é verdade. Mas os medicamentos não fazem nada pela *pessoa*!"

Nessa ocasião não percebi a importância das suas palavras. Posteriormente, porém, ficamos amigos e compreendi o seu ponto de vista. Ele era da opinião que, embora os medicamentos usados pudessem prevenir as dores e a morte decorrente de complicações das hemorragias, o paciente aprende pouca coisa com essa abordagem.

Nessa ocasião, nem ele nem eu tínhamos ouvido falar sobre a teoria da estrutura dissipativa; mas, agora, acho interessante expressar a resposta dele nos termos das idéias de Prigogine. Quando o medicamento é ministrado (a droga em discussão era a cimetidina, um agente então recém-lançado no mercado e em relação ao qual havia um grande entusiasmo por parte de toda a classe médica), seu efeito consiste em impedir que as células do estômago sejam estimuladas a produzir ácido. Na medida em que esse processo é controlado, a úlcera tem maiores chances de sarar. Mas a droga tem os seus efeitos colaterais, como todas as drogas. Ademais, era cara e, quando o paciente parava de tomá-la, a úlcera freqüentemente tornava a apresentar-se.

Embora a úlcera pudesse sarar, é difícil perceber de que modo a sabedoria do corpo aumentava depois do uso da droga. Diante de uma perturbação na forma de uma úlcera, não havia maneira de escapar rumo a um nível mais elevado de complexidade, através do qual, daí em diante, o organismo pudesse resistir a uma futura ulceração. A estratégia toda dependia da droga e não do corpo.

Por outro lado, se o paciente tivesse aprendido certas coisas sobre a sua doença — o modo como a dieta lhe afetava a evolução ou o papel desempenhado pela tensão na secreção de ácido —, ele estaria em posição de contribuir com uma nova e positiva estratégia em relação à saúde. Isso poderia ou não ter dado resultado; todavia, se esses métodos "naturais" tivessem de fato funcionado, poderíamos dizer que a mente e o corpo do paciente tinham evoluído para um nível mais elevado de sofisticação depois de serem perturbados pela úlcera péptica. Teria havido um novo arranjo e o corpo estaria mais apto a resistir à recorrência da mesma agressão física.

A lição é: as melhores estratégias de saúde nos tornam mais sábios. Na medida em que uma intervenção terapêutica não aumenta a nossa sofisticação psicofísica e a nossa sabedoria interior para lidar com as perturbações à nossa saúde, ela é uma terapêutica inferior.

Tive um claro exemplo desse princípio na minha própria clínica particular de medicina interna. Uma paciente, a quem chamarei de Nancy, veio até mim com um problema de dor recorrente no peito. Com 29 anos de idade, Nancy era inteligente, bonita e muito bem-sucedida em sua carreira. Periodicamente, porém, ao longo dos cinco anos anteriores, ela tinha ficado incapacitada por causa de inchaço, vermelhidão e dor forte nas áreas esternocondrais — as regiões na parte anterior do peito onde as costelas se unem ao osso esterno através de cartilagens. Esse é um problema comum denominado costocondrite. Ele pode ser causado por infecção de vírus e, embora possa ser doloroso, geralmente é passageiro, respondendo bem a pequenas doses de analgésicos, repouso e aplicações de calor.

A experiência de Nancy com a costocondrite era diferente. Sua doença se manifestava subitamente, várias vezes por ano e era incapacitante. Ela não conseguia continuar levando sua vida normal porque qualquer movimento dos braços fazia com que a dor aumentasse, até tornar-se insuportável. Na primeira vez que a vi com essa doença impressionante, as áreas afetadas ao longo do esterno estavam muito inchadas e vermelhas. Internei-a imediatamente para fazer o diagnóstico que, para minha surpresa, revelou-se uniforme e normal. Achando que pudesse ter avaliado de modo incorreto o problema, pedi que um especialista em reumatologia a examinasse — sem nenhum benefício. Ele não tinha sugestões a fazer.

Esse quadro aos poucos foi apresentando certa melhoria, mas por quatro vezes os problemas voltaram durante o primeiro ano em que cuidei dela. Frustrada pela enfermidade, ela procurou um cirurgião de tórax, o qual temia que ela tivesse um processo cancerígeno nas áreas cartilaginosas dilatadas e inchadas. Nancy recusou sua sugestão de realizar biópsias cirúrgicas nas regiões afetadas, seguidas possivelmente de cirurgia. Ela também procurou um especialista em controle da dor, ligado a uma excelente faculdade de medicina local. Tentaram diversas técnicas para controlar a dor, sem nenhum resultado.

Passados dois anos, depois de múltiplas crises, ela parecia não ter melhorado nada desde a primeira vez que eu a vira. Ela foi ao meu consultório certo dia e me revelou algo que, para mim, era um acontecimento espantoso. Ela havia apresentado os sintomas iniciais de um quadro típico: uma dorzinha incômoda no peito, perto do esterno. O pensamento que lhe ocorreu foi: "O problema ainda existe. A ciência médica nada pode fazer por mim. Eu mesma tenho de lidar com isso." Nancy passou a descrever o modo como ela se sentara numa posição relaxada e confortável, concentrando-se inteiramente na dor que sentia no peito. Ela foi incapaz de explicar as razões que a levaram a optar por essa estratégia, mas a dor diminuiu aos poucos e acabou desaparecendo. Durante as horas seguintes, enquanto prosseguia com suas atividades normais, ela adotou a mesma técnica, concentrando-se na dor ao máximo, num estado de profundo relaxamento, sempre que ela voltava a aparecer. Pela primeira vez em muitos anos, os sintomas iniciais de dor no peito não aumentaram até se tornarem um quadro de incapacidade por costocondrite.

Fiquei extremamente impressionado. A minha própria terapêutica fora para ela um fracasso embaraçoso. Com os seus próprios meios, ela conseguira aquilo que eu tinha tentado fazer com minhas pílulas e cremes antiinflamatórios. Nancy tornou-se bastante hábil no uso de sua técnica e desenvolveu uma extrema sensibilidade para detectar os primeiros sinais de que o problema estava prestes a voltar. Todas as vezes, ela eliminava os sinais através dessas estratégias simples. Cinco anos depois, ela não havia tido nenhuma recorrência mais grave.

Intrigado com o seu sucesso, pedi-lhe que participasse de um projeto de *biofeedback* que eu estava iniciando, uma sugestão que despertou-lhe grande interesse. O *biofeedback* possibilita um meio de trazer à percepção consciente coisas que ocorrem no corpo e que, em geral, não são percebidas. Trabalhando com sofisticados instrumentos que dirigem as funções orgânicas, a pessoa pode desenvolver rapidamente uma delicada sensibilidade para coisas como tensão muscular, temperatura da pele e resistência galvânica da pele. Eu estava convencido de que Nancy aprendera por conta própria a sentir e a abortar certos fenômenos corporais que eram críticos nos primeiros estágios do desenvolvimento de sua costocondrite.

Não foi nenhuma surpresa quando ela se revelou incomumente habilidosa em lidar com o *biofeedback*. Ela dedicou-se à experiência com entusiasmo, aprendendo rapidamente a aprimorar as suas já invejáveis habilidades. Periodicamente, nos cinco anos seguintes, ela retornou ao laboratório de *biofeedback*. Suas capacidades não se tinham deteriorado mas, ao contrário, tinham melhorado, e seus sintomas permaneceram controlados.

Qual é o significado de um único caso desse tipo? Os casos clínicos de caráter anedótico via de regra são objeto de escárnio na medicina ("Cuidado com as séries de um!"); mas, para qualquer médico que depare com a necessidade imediata de cuidar de um problema intratável como o de Nancy, é impossível não impressionar-se com a eficácia de sua estratégia de saúde.

Se tentarmos analisar os acontecimentos neste caso em termos da teoria das estruturas dissipativas, que tipo de padrão vem à luz? Primeiramente, Nancy foi repetidamente perturbada pela costocondrite. A despeito de uma série de tratamentos médicos, a sabedoria de seu corpo para lidar com episódios futuros parecia inalterada. Não houve passagem para nenhuma ordem mais elevada e não se aumentou o grau de complexidade. Suas crises se repetiam periodicamente, sendo cada episódio semelhante aos precedentes em duração e intensidade.

Com sua nova descoberta, isso mudou. Em sua estratégia psicológica, subitamente ela reorganizou os seus mecanismos de saúde, uma nova dificuldade completamente diferente de quaisquer das medidas que tinham sido usadas antes. Por meio de problemas que repetidas vezes prejudicaram-lhe a integridade física e psicológica, ela passou a uma sabedoria superior que, daí em diante, permitiu-lhe fazer face aos desafios quanto a sua saúde.

O caso de Nancy seria uma simples coincidência? (Quando as doenças melhoram misteriosamente, os médicos costumam atribuir essa melhoria ao "curso natural da doença". Mas essa explicação não significa nada e diz menos sobre o curso natural da doença do que sobre o estado natural da nossa ignorância.) Estou convencido de que não é esse o caso. Em minha própria experiência como médico, tenho percebido que simplesmente existe um número muito grande de Nancys e um número excessivo de doenças que respondem à sua abordagem geral.

Minha experiência com o uso do *biofeedback* como técnica para controlar determinados problemas médicos tem sido uma fascinante jornada pessoal. Muitas vezes, os pacientes que têm mais sucesso no uso dessas técnicas são como Nancy — no que diz respeito à medicina, eles não têm esperanças. Eles passaram por todos os tipos de terapia, sem obter nenhum resultado positivo. Portanto, eles estão meio desesperados. Seu contato com técnicas médicas sempre malsucedidas deixou-os decepcionados, céticos e com medo de um novo fracasso.

Como em muitos casos eles reagem a técnicas de *biofeedback* — como ocorre quando um paciente, que sofreu a vida inteira devido a uma enxaqueca incurável, vê suas dores de cabeça desaparecerem —, não temos nenhuma explicação fisiológica para melhoria de seu estado. Todavia, só o cético mais ardoroso seria capaz de negar a eficácia desses métodos. Em muitos laboratórios bons de *biofeedback*, cerca de 75% dos pacientes com a clássica enxaqueca ou com dores de cabeça relacionadas com a tensão podem aprender a se livrar de seus sintomas.

Um dos resultados mais surpreendentes, no entanto, não é o fato de a dor de cabeça, de a costocondrite acabar etc. — trata-se, isso sim, da evidência de uma reorganização que envolve não só a fisiologia do paciente, mas que também se estende ao domínio de seus pensamentos e sentimentos. Isso é mais do que um medicamento convencional ou uma cirurgia. Conforme disse o psicólogo com quem eu petulantemente discordei, essas técnicas fazem algo "pela pessoa". Os pacientes se comportam de forma diferente; eles *se sentem* diferentes. Por quê?

De um modo geral, podemos dizer que as terapias que despertam num paciente a consciência de sua unicidade psicofísica ajudam a facilitar o súbito reordenamento descrito pela teoria das estruturas dissipativas. Esse reordenamento é óbvio não só clinicamente, com o desaparecimento dos sintomas físicos, mas nas mudanças no modo de o paciente sentir a experiência, em seus próprios pensamentos e comportamento. Esse tipo de estratégia médica faz o que as pílulas comuns e as cirurgias nunca fazem: ela facilita a passagem para um nível mais elevado de complexidade, a uma percepção superior da unicidade psicofísica, a uma saúde mais elevada. E, para algumas pessoas, para doenças específicas, ela proporciona uma terapia de eficácia quase inacreditável.

Estamos aprendendo mais a respeito do funcionamento dessas "terapias de reordenamento". Elas não irão suplantar os prodigiosos feitos da medicina e cirurgia modernas, mas sem dúvida alguma sua utilização vai-se disseminar à medida que formos aprendendo mais sobre como usá-las. Estamos num estágio de desconforto na medicina, tendo esbarrado em terapias eficazes sem dispormos de nenhuma explicação segura a respeito do modo como elas funcionam. Essas explicações irão surgir. Entrementes, a teoria das estruturas dissipativas nos proporciona uma estrutura teórica para orientar-nos em sua utilização.

Um modelo de assistência à saúde baseado na teoria das estruturas dissipativas age com base no princípio da unicidade entre corpo e mente. As terapias de reorganização funcionam não só porque o corpo torna-se mais sábio, mas porque as mudanças que têm lugar envolvem todo o nosso ser psicofísico. O conceito atual de medicina molecular, em que as intervenções terapêuticas procuram buscar a eficácia no nível das moléculas, é uma estratégia de cura incompleta. Embora os seus métodos possam ser excepcionalmente eficazes em certos estados patológicos, eles em geral são usados *depois* de os problemas terem surgido (uma apendicectomia, por exemplo, para a apendicite aguda). Em geral, eles não foram criados para fazer mais do que isso. Na maior parte dos casos, as abordagens modernas de intervenção terapêutica funcionam melhor depois da ocorrência de problemas concretos. Elas são, afinal de contas, terapias do corpo. Como tais, seu escopo é limitado.

Como médico e (como qualquer pessoa) paciente em potencial, fico grato pelo fato de a medicina e a cirurgia modernas existirem, por poder recorrer a elas caso eu fique doente. Não as estou depreciando; ao contrário, elas aumentam a minha confiança de que deverei recuperar-me no caso de ficar doente. Todavia, estamos nos perguntando de que modo as metodologias contemporâneas devem mudar para facilitar a nossa reorganização psicofísica para níveis mais complexos, de forma a aumentar nossa capacidade de lidar com perturbações externas à nossa saúde.

A teoria das estruturas dissipativas faz o que a ciência ortodoxa há muito vem insistindo que não deveria ser feito: ela identifica, na natureza, características de comportamento que se aplicam a níveis organizacionais distantes. Ela afirma, audaciosamente, que moléculas e seres humanos comportam-se de forma semelhante. Certos princípios de comportamento ressoam com igual intensidade nos domínios do átomo e da pessoa. Como esses princípios percorrem distâncias tão grandes, Prigogine afirmou que, agora, podemos falar sobre "física humana".

A teoria das estruturas dissipativas coloca-nos em íntimo contato com o microcosmo. Ela diz que a nossa natureza tem sua origem nos processos fundamentais situados no âmago do universo. Não estamos mais limitados a criar argumentos filosóficos frágeis e especulativos acerca do modo como nós, seres humanos, encarnamos os princípios organizadores da natureza. A teoria das estruturas dissipativas nos oferece as provas — apresentadas em uma bandeja de prata, guarnecida com elegantes provas matemáticas — de que a essência dos seres humanos e do microcosmo partilha certas características idênticas.

Uma reação típica com respeito a essa observação é que ela deve estar errada. Talvez seja apropriado à filosofia tentar realizar a difícil tarefa de unir o mundo microscópico dos átomos e moléculas ao mundo do comportamento humano, mas esse não é o objetivo adequado para a ciência. Na verdade, essa crença assumiu a condição de dogma na ciência.

Mas agora somos confrontados com a teoria das estruturas dissipativas, a qual executa esse feito até então impossível. Suas provas matemáticas foram verificadas em simulações feitas nos maiores computadores do mundo e, no processo, a teoria foi consagrada com um Prêmio Nobel.

Agora, temos de enfrentar um fato que, antes disso, fora incorporado aos pressentimentos dos filósofos, embora a ciência não a considerasse uma área digna de interesse: *nós e a natureza formamos uma só unidade.* O domínio da verdadeira investigação científica está sendo ampliado. Parte do terreno do filósofo está sendo tomada pelo cientista. Isso não é motivo de consternação porque todos nós — tanto filósofos como cientistas — acabaremos sendo beneficiados com essas súbitas mudanças de fronteira.

CAPÍTULO QUATRO

TEOREMA DE BELL

"O físico não descobre; ele cria o seu universo."
— HENRY MARGENAU[1]

A visão mística de um mundo em que o homem faz parte de uma existência inconsútil, estando indivisivelmente ligado ao universo à sua volta, lembra uma descoberta chamada de teorema de Bell.[2] Essa descoberta, proposta primeiramente em 1964 pelo físico John S. Bell, foi confirmada experimentalmente pela primeira vez em 1972 pelo professor John Clauser, em Berkeley. Foi um resultado quase inacreditável — inacreditável porque a mente lógica tem grande dificuldade em compreender de que modo ela pode ser verdadeira. Seu impacto sobre a comunidade da física foi enorme. O professor Henry Stapp, físico de Berkeley e autoridade nas implicações do teorema de Bell, considerou-o a mais importante descoberta da história da ciência.

Embora muitas descrições verbais da demonstração tenham aparecido desde aquela feita originalmente por Bell, a mais clara talvez tenha sido a dada por Stapp: *"Se as previsões estatísticas da teoria quântica forem verdadeiras, um universo objetivo é incompatível com a lei das causas locais."*[3]

Embora difícil à primeira vista, o teorema de Bell parece mais simples depois que os termos fundamentais são compreendidos. Primeiramente, um "universo objetivo" é simplesmente aquele que existe à parte da consciência. Ele tem uma existência legítima e real por si próprio, e está lá, mesmo quando não estamos olhando. Em segundo lugar, a "lei das causas locais" refere-se ao fato de que os acontecimentos no universo se dão numa velocidade que não ultrapassa a da luz. Em outras palavras, as coisas acontecem sempre com uma velocidade igual ou menor à da luz. Essa limitação é imposta especialmente pela teoria da relatividade, de Einstein, e é um dos esteios da teoria da física moderna.

Na prática, o físico não realiza efetivamente experiências para provar ou refutar o teorema em si. Eles realizam experiências para verificar se as previsões estatísticas da mecânica quântica são ou não verdadeiras. Para ser exato, portanto, nas verdadeiras situações experimentais não é testado o teorema de Bell, mas, sim, as previsões da teoria quântica.

Para compreendermos a importância do teorema de Bell, precisamos remontar a 1935, época em que uma teoria quântica coerente já fora desenvolvida. Vivia-se num mundo em que os princípios da probabilidade e da estatística desempenhavam um importante papel. Os acontecimentos só poderiam ser previstos quando um grande número de ocorrências subatômicas individuais fosse considerado. Mas a física quântica nada podia dizer a respeito de acontecimentos subatômicos *individuais*. Mesmo em princípio, os acontecimentos individuais eram considerados aleatórios. Nesse nível da natureza, causa e efeito não podiam ser identificados.

Einstein, tendo contribuído de forma importante para a criação desse quadro, tornou-se cada vez mais insatisfeito com seus aspectos probabilísticos e estatísticos. Em 1935, juntamente com Nathan Rosen e Boris Podolsky, imaginaram um argumento que, acreditavam eles, seria para a mecânica quântica um tipo de redução ao absurdo.[4] Através de um raciocínio matemático impecável, eles propuseram que, se a teoria quântica estivesse correta, "então uma mudança no *spin* de uma partícula, em um sistema de duas partículas, afetaria a dupla simultaneamente, mesmo que as duas estivessem muito distantes uma da outra".[5]

Essa sugestão parecia despropositada. Em primeiro lugar, como poderia uma partícula, separada de sua partícula gêmea, "saber" quando o seu *spin* foi alterado? Certamente, algum tipo de sinal energético teria de percorrer o caminho entre elas, fenômeno cuja ocorrência demandaria algum tempo, excluindo a possibilidade de mudança simultânea. E "simultânea" é uma palavra obscena para a teoria especial da relatividade, que proíbe a transmissão de qualquer sinal com rapidez maior do que a da velocidade da luz. Obviamente, um sinal dizendo à partícula "o que fazer" teria de viajar mais rápido do que a velocidade da luz para que mudanças instantâneas pudessem ocorrer nessas duas partículas.

Einstein, Rosen e Podolsky criaram um profundo dilema para a teoria quântica, chegando a ser conhecido como efeito EPR, em homenagem aos homens que o propuseram. Em 1935 a teoria especial da relatividade, proposta por Einstein, foi corretamente considerada uma das pedras angulares da física moderna. Ela havia-se mostrado válida todas as vezes em que fora testada experimentalmente. Ninguém estava disposto, portanto, a sacrificar um de seus princípios — o de que nada pode exceder a velocidade da luz — para salvar a teoria quântica.

Einstein ficou encantado com esse dilema, acreditando que o seu argumento indicava que a teoria da mecânica quântica estava incompleta.

Em 1964, porém, o teorema de Bell revelou-se uma prova de que a proposição impossível de Einstein era, com efeito, verdadeira: ocorriam efetivamente mudanças instantâneas em sistemas separados por grandes distâncias. Na ocasião em que Bell apresentou suas provas, era tecnicamente impossível confirmá-las experimentalmente com todo o rigor. Em 1972, contudo, Clauser confirmou as previsões estatísticas da mecânica quântica, numa pesquisa em que trabalhou com um elaborado sistema envolvendo fótons, cristais de calcita e tubos fotomultiplicadores.[6] Desde então a experiência foi feita diversas vezes e, coerentemente, apresentou os mesmos resultados: o teorema de Bell resistiu solidamente às provas a que foi submetido.[7]

Mesmo para os físicos envolvidos com isso, as implicações do teorema de Bell eram praticamente impensáveis. Uma vez mais, como tem acontecido com tanta freqüência neste século, a matemática e a experimentação levaram-nos a lugares aonde a nossa mente lógica não consegue chegar. Imaginem! Duas partículas, que certa vez estiveram em contato, afastadas uma da outra até os confins do universo, mudam *instantaneamente* quando ocorre uma mudança numa delas!

Novas idéias estão surgindo lentamente para explicar essas ocorrências impensáveis. Um ponto de vista é que, de alguma maneira inexplicável, as partículas separadas ainda estão em contato, apesar de isoladas pelo espaço. Essa é uma sugestão do físico francês Bernard d'Espagnat. Em 1979, escrevendo sobre a realidade quântica, ele disse que toda a idéia de um mundo exterior, fixo e objetivo agora está em conflito não apenas com a teoria quântica mas com fatos verificados em experiências reais. D'Espagnat afirmou que "a violação das pressuposições de Einstein parece implicar que, em certo sentido, todos esses objetos constituem um todo indivisível".[8]

O físico Jack Sarfatti, da *Physics/Consciousness Research Group*, propõe que nenhum sinal dependente de energia é transmitido entre os objetos distantes e que, em vez disso, é transmitida uma "informação".[9] Assim, não ocorre nenhuma violação da teoria especial da relatividade, de Einstein. Não está claro o que é exatamente essa informação, e seria uma coisa estranha, com a capacidade de viajar de forma instantânea e que não necessitaria de energia para fazer isso.

Nick Herbert, um físico que dirige o *C-Life Institute*, sugere que simplesmente descobrimos uma unicidade elementar do mundo. Essa unicidade não pode ser diminuída pela separação espacial. Uma integração invisível une os objetos que foram criados no universo, e é nessa integração que tropeçamos por meio de modernos métodos experimentais. Ao descrever esse atributo da unicidade, Herbert faz alusão às palavras do poeta Charles Williams: "Separação sem isolamento, realidade sem fenda."[10]

Há com certeza outras alternativas a esses resultados experimentais — além da rejeição da lei das causas locais —, permitindo, assim, a existência de um universo inconsútil, onde os fenômenos se dão de forma simultânea por via de algum princípio de relação invisível. Alternativamente, podemos pôr de lado o conceito de um universo objetivo, se quisermos preservar o princípio das causas locais. Existem também outras opções — cada uma das quais gera forçosamente radicais revisões de nossas versões comumente aceitas da realidade.[11]

Por enquanto, não podemos dizer quais serão as conseqüências do espantoso teorema de Bell. Não obstante, seria um erro supor que esses efeitos só ocorrem de forma relevante para o mundo invisível do átomo. O professor Henry Stapp afirma que a verdadeira importância dessas descobertas é que elas se traduzem diretamente para a nossa existência macroscópica. Não estamos preocupados com efeitos meramente triviais, observáveis apenas por um punhado de físicos privilegiados, trabalhando com equipamentos de alto custo.

Isso nos faz lembrar mais uma vez da "física humana" de Prigogine — assim chamada porque os princípios ordenadores que ele descreve operam em todo o universo, tanto no nível dos seres humanos como no nível dos átomos. As implicações de Stapp são semelhantes: a unicidade implícita no teorema de Bell abrange igualmente os seres humanos e os átomos.

CAPÍTULO CINCO

O HOLOVERSO

Assim, se todas as ações são na forma de quanta isolados, as ações recíprocas entre as diversas entidades (elétrons, por exemplo) constituem uma única estrutura de elos indivisíveis, de modo que todo o universo tem de ser pensado como um todo contínuo. Nesse todo, cada elemento que podemos abstrair no pensamento mostra propriedades básicas (onda ou partícula etc.) que dependem de seu ambiente global de um modo que se assemelha muito mais à relação entre os órgãos de um ser vivo do que à ação mútua entre as partes de uma máquina. Ademais, a natureza não-local e não-causal dos relacionamentos entre elementos distantes um do outro obviamente viola os requisitos de separação e independência dos constituintes básicos, coisa que é fundamental para qualquer abordagem mecanicista.[1]

Essencialmente, o universo inteiro (com suas "partículas", incluindo as que constituem os seres humanos, seus laboratórios, instrumentos de observação etc.) tem de ser compreendido como um todo não dividido, cuja análise em partes separadas e independentes não deve ser considerada algo de importância fundamental.[2]

– DAVID BOHM

Caixas chinesas, cada uma sendo uma réplica da caixa que está por fora, e cada uma contendo uma miniatura exata de si mesma...

Espelhos de frente um para o outro, refletindo uma série infinita de imagens idênticas que aos poucos diminuem de tamanho e acabam saindo da faixa de acuidade óptica...

Um carvalho gigante, produzindo uma bolota que contém todas as informações para criar a réplica de si mesmo, e os carvalhos de gerações sucessivas dando continuidade ao mesmo padrão de produzir suas próprias bolotas para se reproduzirem, e assim por diante...

O padrão de cada ser humano, sendo inscrito nos genes dos espermatozóides e dos óvulos — informação concentrada e miniaturizada, contida na parte e, não obstante, suficiente para reconstituir o todo...

Vivemos em um mundo de coisas como essas: a parte contém o todo. Essa é uma idéia antiga, mas que, na era moderna, tem recebido legitimidade científica. Desde que o monge austríaco Gregor Mendel propôs a idéia de padrões previsíveis de herança, passamos a aceitar como ortodoxia científica que os todos *estão* incorporados às partes.

Mendel trabalhou com ervilhas no jardim de um mosteiro e demonstrou que os padrões de cores foram transmitidos em proporções específicas com regularidade previsível. O seu trabalho proporcionou a base para a moderna ciência da genética. Desde Mendel, todavia, o cenário mudou. O monge foi substituído pelo físico. Ervilhas deram caminho ao universo como objeto de estudo, e a horta de Mendel tornou-se o próprio cosmo. Suas proporções numéricas simples foram transformadas na matemática complexa da teoria quântica. Sua descrição de rigorosos padrões determinísticos de herança deu lugar a uma linguagem da probabilidade e das chances estatísticas.

Certos físicos quânticos ampliaram numa escala inacreditável os princípios que estão por trás das descobertas de Mendel: não são apenas os genes das ervilhas da horta de Mendel que contêm informações suficientes para reproduzir a ervilha; cada parte do *universo* contém todas as informações presentes em todo o cosmo!

Essa afirmação é tão audaciosa, que seria descartada de imediato, não fosse a estatura científica de David Bohm, seu principal proponente. Bohm, ex-colaborador de Einstein, é Professor de Física Teórica no Birkbeck College, da Universidade de Londres. Ele é considerado um dos maiores físicos teóricos atualmente vivos.

Bohm sustenta que a informação referente a todo o universo está contida em cada uma de suas partes. Há, diz ele, um assombroso exemplo desse princípio na fotografia: o holograma (literalmente, "mensagem total"). Um holograma é uma imagem especialmente construída que, quando iluminada por um feixe de *laser*, parece estar misteriosamente suspensa no espaço tridimensional. A propriedade mais surpreendente dos hologramas é que qualquer *pedaço* dele, iluminado por luz congruente, proporciona uma imagem de *todo* o holograma. A informação do todo está contida em cada parte. Esse princípio, diz Bohm, estende-se para o universo em geral.

Como Bohm freqüentemente recorre à analogia holográfica, daremos aqui uma breve descrição do processo. A teoria matemática que está por trás dos holograms foi desenvolvida inicialmente na década de 40 pelo físico Dennis Gabor, laureado com o Prêmio Nobel. Quando Gabor propôs inicialmente essa possibilidade, os holograms não podiam ser construídos — isso teve de esperar até a invenção do *laser*, vinte anos depois.

Os holograms são feitos usando-se um tipo de fotografia sem lentes. É necessária uma luz congruente — a luz cujas ondas são aproximadamente da mesma freqüência. Essa luz, como a produzida por um *laser*, passa através de um espelho semi-revestido de prata. O espelho permite a passagem de algumas ondas para a chapa fotográfica, mas reflete parte delas no objeto a ser "fotografado". O objeto também reflete o feixe de luz congruente para a chapa fotográfica, local onde o feixe refletido colide com o feixe que passou através do espelho. Quando as duas "frentes de onda" de luz se encontram, elas agem reciprocamente uma com a outra, criando um "padrão de interferência", o qual é registrado na chapa fotográfica como um hologram.

Agora surge a característica realmente única dos holograms. Se um feixe de luz congruente atravessa a chapa fotográfica, o observador situado no lado oposto à placa vê suspensa no espaço uma notável "imagem" tridimensional do objeto original. E o mais notável é que, se alguma parte do hologram for iluminada com luz coerente, o mesmo fenômeno ocorre. Com certeza, quanto menor o fragmento, mais indistinta a imagem resultante, e quanto maior o pedaço, mais detalhada torna-se a imagem; entretanto, toda a representação do objeto original está contida em cada porção do hologram.

Bohm propõe que o universo é construído com base nos mesmos princípios do hologram. Sua teoria apóia-se em conceitos derivados da física moderna. Na visão da física moderna, o mundo não é montado a partir de fragmentos, mas visto como um todo indivisível. Na física moderna, a velha visão clássica de "pequenos fragmentos e blocos de construção" deu lugar ao conceito de padrão, processo e inter-relação.

O aspecto do mundo que normalmente percebemos, porém, é o das partes isoladas. Para nós, as coisas parecem desconexas e sem relação entre si. Contudo, essa é uma ilusão e uma distorção da unidade que está por trás dos bastidores, as quais são uma qualidade intrínseca do mundo.

Essa unidade, diz Bohm, está "contida" no universo. Ela é uma expressão de uma ordem implícita — ou, como diz Bohm, uma ordem "implicada". Como essa ordem é introduzida no mundo? Através das maneiras já descritas pelos físicos: através de ondas eletromagnéticas, ondas sonoras, feixes de elétrons e de numerosas outras formas de movimento. O comportamento de todas essas formas de movimento constituía ordem implicada na natureza e, para enfatizar-lhe a totalidade contínua, Bohm afirma que aquilo que "transmite" a ordem implicada é o "holomovimento" – que é, em si mesmo, uma totalidade não dividida.

Os cientistas, obviamente, selecionam certas facetas do holomovimento para estudo: elétrons, fótons, sons etc.

... de modo mais geral, porém, todas as formas do holomovimento fundem-se e são inseparáveis. Assim, em sua totalidade, o holomovimento não está absolutamente limitado de qualquer maneira específica. Ele não precisa se conformar a nenhuma medida particular. Assim, o holomovimento é indefinível e imensurável.[3]

Para exemplificar de que modo a ordem pode ser oculta ou encoberta, tornando-se invisível ao olho, Bohm usa um exemplo simples. Imagine dois cilindros concêntricos de vidro com um fluido viscoso, como a glicerina, no espaço entre eles. Esse aparelho pode ser rodado mecanicamente, bem devagar, de modo que não ocorra nenhuma difusão da glicerina. Suponha que você coloque uma gotícula de uma tinta preta insolúvel na glicerina e comece a girar o sistema muito lentamente. A gotícula preta se transformaria aos poucos em um tênue fio, até tornar-se invisível. Então, se você fizesse o aparelho girar no sentido oposto, a gotícula de tinta preta iria gradualmente reconstituir-se, tornando-se novamente visível a partir do fio preto invisível. A gotícula de tinta primeiramente tornou-se *encoberta*, invisível a olho nu. Ela não era parte da realidade *exposta* que seríamos capazes de reconhecer. Contudo, ela ainda estava presente num sentido *implicado*, e a inversão do sentido da rotação do cilindro de glicerina tornou-a *explicada*, visível aos nossos sentidos.

Para Bohm, ordem e unidade estão espalhadas pelo universo de uma maneira que foge aos nossos sentidos. Elas fazem parte de uma ordem implicada que, embora oculta, constitui um aspecto fundamental da realidade. Da mesma forma que a ordem e a organização estão espalhadas por todo o holograma, cada parte do universo contém informações suficientes para reconstituir o todo. A forma e a estrutura do mundo todo estão encobertas dentro de cada parte.

É importante não subestimar a seriedade que Bohm pretendeu imprimir às suas descrições. Para muitos pesquisadores na área da física, esses conceitos são conclusões que decorrem inevitavelmente da mecânica quântica e da relatividade. Elas não são apenas devaneios poéticos ou metafóricos a respeito do modo como o mundo se comporta.

É fundamental, também, apreciar o escopo dessas implicações. Freqüentemente, admitimos que a física quântica aplica-se apenas ao domínio diminuto da natureza — elétrons, prótons etc.; e que a relatividade só está relacionada com objetos concretos e de proporções cósmicas — estrelas, galáxias, nebulosas etc. Mas o ponto sustentado por Bohm é que nos situamos bem no meio desses fenômenos:

> Essencialmente, todo o universo (com suas "partículas", incluindo as que constituem os seres humanos, seus laboratórios, instrumentos de observação etc.) tem de ser compreendido como um todo não dividido, cuja análise em partes separadas e independentes não deve ser considerada algo de importância fundamental.[4]

Indo mais longe, Bohm sugere que os hologramas possam ser ubíquos na natureza. Embora eles sejam produzidos artificialmente a partir de duas frentes de interferência de ondas de luz coerente, incidindo sobre uma chapa fotográfica, é possível que esse fenômeno geral possa ser registrado de outras maneiras. Afinal de contas, a luz é apenas uma expressão do fenômeno ondulatório. As ondas são coisa comum na natureza, e o holomovimento de Bohm apresenta muitos tipos de fenômenos ondulatórios. Feixes de elétrons poderiam produzir hologramas, assim como ondas sonoras ou "qualquer forma de movimento", incluindo "movimentos conhecidos e desconhecidos". O universo está repleto de formas ondulatórias; e, quem sabe, sugere Bohm, talvez vivamos em um universo holográfico: o holoverso.

Quais são as implicações de um universo holográfico — um holoverso — onde miríades de formas de onda colidem e interferem umas com as outras, criando padrões de infinita complexidade? Como os seres humanos poderiam compreender essa panóplia caótica? Primeiramente, precisamos compreender que, de acordo com a física moderna, nós próprios somos *parte* dos processos do universo. Conforme diz Bohm, o universo como um todo inclui todas as partículas: tanto elétrons como seres humanos, seus laboratórios e seus instrumentos de observação. Se o universo é essencialmente caótico, então é provável que nós, na condição de partes que o constituem, partilhemos o caos; mas é muito claro para a maioria de nós que existe pelo menos um limite para o caos — isto é, *podemos* encontrar sentido nas coisas, *podemos* compreender. Nós obviamente temos a capacidade de extrair do mundo padrões e processos compreensíveis. Mas como fazemos isso?

Como parte do holoverso, nós próprios teríamos características holográficas que nos permitiriam compreender o universo holográfico? Essa pergunta foi respondida afirmativamente pelo neurofisiologista Karl Pribram, de Stanford. Numa tentativa de explicar observações fundamentais sobre a função humana, que durante décadas intrigaram os neurofisiologistas, Pribram chegou a uma proposta radical: o holograma é um modelo da função cerebral. Em essência, o cérebro é "a chapa fotográfica" na qual está codificada a informação no universo.

Quando as propostas de Bohm e Pribram são reunidas conceitualmente, surge um novo modelo do homem: usamos um cérebro que codifica informações holograficamente; e trata-se de um holograma que faz parte de um holograma ainda maior — o próprio universo.

As radicais sugestões de Pribram baseiam-se em trabalhos produzidos no laboratório de Karl Lashley, um dos pioneiros da neurofisiologia moderna. Numa época em que se acreditava popularmente haver centros cerebrais específicos para praticamente todas as funções humanas — como fala, visão, apetite, sono etc. —, Lashley demonstrou que isso aparentemente não era verdade no caso da memória. Trabalhando com animais, ele descobriu que, mesmo quando a maior parte do córtex cerebral era retirada, deixando intacto apenas um pequeno remanescente, a memória para a realização de tarefas específicas permanecia. A rapidez e a precisão do desempenho eram freqüentemente reduzidas, mas o conhecimento era retido.

Essas descobertas não se enquadravam bem nas teorias então existentes quanto ao modo como a informação é armazenada no cérebro. Era como se a memória estivesse distribuída por todas as partes do córtex. Mas como isso poderia ser possível? Pribram argumentou que o cérebro continha a memória em cada uma de suas partes. A analogia com um holograma era óbvia. Todo o padrão da memória poderia ser encontrado em cada parte do córtex cerebral se a informação tivesse sido originariamente codificada em forma holográfica.

Talvez a maior resistência à idéia de informações difusas sendo armazenadas por todo o cérebro tenha decorrido em função da teimosa insistência de que regiões específicas do cérebro controlam determinadas funções fisiológicas e psicológicas. Todavia, sempre houve problemas com esses pontos de vista, a maioria dos quais foi convenientemente ignorada pelos neurologistas e neurofisiologistas. Existem evidências cada vez mais fortes de que a idéia de centros cerebrais possa ser uma explicação inadequada para certas funções humanas.

Em um artigo provocativamente intitulado "*Is Your Brain Really Necessary?*", John Lorber, um neurologista britânico, questionou a idéia de que um córtex cerebral intacto seja necessário para uma função mental normal.[5] É possível avaliar a espessura do córtex do nosso cérebro usando uma técnica chamada tomografia axial computadorizada. Usando essa técnica, Lorber estudou centenas de pacientes com hidrocefalia, uma afecção em que a quantidade de fluido cérebro-espinhal está aumentada no cérebro, substituindo o tecido cortical normal do cérebro. Ele descobriu que muitos de seus pacientes tinham função intelectual normal ou acima do normal, embora a maior parte do crânio estivesse ocupada por fluido. Normalmente, os seres humanos têm um córtex cerebral com cerca de 4,5 centímetros de espessura, contendo de 15 a 20 bilhões de neurônios. Todavia, em certo paciente — um estudante universitário de matemática que lhe fora encaminhado porque um médico suspeitara que o tamanho da cabeça desse paciente estivesse ligeiramente dilatado — a tomografia da cabeça revelou um córtex cerebral com apenas um *milímetro* de espessura. Operando apenas com uma delgada orla de tecido cortical cerebral de espessura equivalente a 1/45 da normal, esse estudante revelou-se bem dotado em um teste padronizado de QI (ele tinha um QI de 126), e era normal não apenas intelectualmente mas também com referência às suas relações sociais.

A dúvida de Lorber quanto ao fato de o cérebro chegar a ser realmente necessário sugere que uma grande quantidade de informações redundantes podem ser armazenadas em seus tecidos, de modo que a função normal permanece possível mesmo depois da destruição de grande quantidade de substância cerebral.

Na maioria das pessoas destras, presume-se que o lado esquerdo do cérebro controle os movimentos do lado direito do corpo. Em casos nos quais o lado esquerdo do cérebro é lesado — através de um derrame ou trauma, por exemplo — o resultado previsível é paralisia ou uma profunda fraqueza no lado direito do corpo. O médico Richard Restak, porém, relatou o caso de uma jovem de 21 anos, cujo hemisfério cerebral esquerdo foi inteiramente retirado cirurgicamente para controlar ataques epilépticos que não respondiam a nenhum outro tipo de tratamento. Os resultados da cirurgia foram espantosos. Embora os ataques tivessem cessado, em algumas semanas a mulher começou a recuperar o controle do lado direito do corpo. Ela conseguiu voltar a trabalhar e mostrou-se capaz de levar uma vida social ativa. De onde o lado direito de seu corpo teria recebido suas informações motoras, se o lado esquerdo do cérebro estava no balde do cirurgião?[6]

Em 1975, um caso semelhante foi relatado por Smith e Sugar.[7] Um menino de seis anos sofreu remoção total do hemisfério cerebral esquerdo por causa de sucessivos ataques epilépticos. A sabedoria neurofisiológica convencional afirma que o lado esquerdo do córtex cerebral é responsável por nossa fala, raciocínio matemático e pensamento lógico de modo geral, e que o hemisfério cerebral direito controla o nosso pensamento intuitivo, não-racional e não-verbal. Entretanto, essa criança cresceu e tornou-se um estudante talentoso, proficiente em raciocínio verbal e com capacidades lingüísticas – chegando mesmo a obter uma boa marca nos testes padronizados de inteligência. Novamente aqui, a idéia de rigorosa especialização na função de áreas específicas do cérebro parece ilusória.

A teoria de Pribram, segundo a qual o cérebro funciona como um holograma, é uma engenhosa explicação alternativa – demasiado engenhosa, segundo alguns neurofisiologistas. Contudo, muitos especialistas em função cerebral são atraídos para a idéia, quando mais não seja pelas flagrantes inadequações dos pontos de vista ortodoxos atuais.[8]

Como o cérebro poderia codificar informações holograficamente? Até há pouco tempo, acreditava-se que os neurônios do cérebro operavam de um modo binário, estando ou ligados ou desligados. Ou eles disparavam ou não disparavam. Nos intervalos entre os disparos, a sinapse – o espaço entre as terminações neuronais – estava eletroquimicamente "em silêncio". Esse quadro, todavia, foi revisto. Sabe-se agora que, mesmo entre os momentos de ativação, a sinapse é a sede dos "potenciais de ondas lentas" – atividade eletroquímica de baixa intensidade. A fenda sináptica, a junção entre os neurônios, nunca está em "silêncio". Ela é como o conhecido vento do Texas: não existe lugar onde ele não sopre.

A fenda sináptica, sabemos agora, tem aproximadamente 200 angstrons de largura – uma distância minúscula, na qual sabe-se que os fenômenos quânticos podem operar. Dada a existência de incessante atividade eletroquímica operando a tal distância em 15 a 20 bilhões de neurônios, alguns dos quais têm a capacidade de disparar 20 vezes por segundo, aventou-se a possibilidade de geração de complexas formas de ondas, com os inevitáveis padrões de interferência – que é um dos requisitos para a produção de informações holograficamente codificáveis. Atuando por todo o córtex, essa atividade ondulatória poderia resultar em armazenagem difusa de informações, proporcionando, possivelmente, uma explicação dos exemplos clínicos descritos acima, bem como para a natureza difusa da função da memória no homem.

Não há uma concordância geral entre os cientistas quanto à validade dessas possibilidades. Há uma enorme resistência a elas em alguns círculos: as teorias holísticas da função cerebral raramente são bem recebidas pelos especialistas ortodoxos em fisiologia do cérebro. Cérebros hologramáticos interpretando um universo hologramático — essas idéias são rejeitadas pela maioria dos cientistas mais proeminentes e consideradas um absurdo místico e fantasioso. Outros, entretanto, vêem-nas como possibilidades a se explorarem para explicar dados clínicos reais que nunca foram adequadamente assimilados pelas teorias tradicionais relativas ao modo como opera o cérebro humano.

O atributo essencial do universo é um tipo de unicidade: o todo está contido na parte. As partes, no entanto, não são particularizadas no sentido estrito do termo. Elas formam um todo, e Bohm afirma que esse todo não interrompido pode ser descrito pela mecânica quântica. E embora possamos selecionar em nosso pensamento certas características do universo, como elétrons e prótons, e lhes atribuir características específicas, como aspectos de partículas ou de ondas, estaríamos errados se deixássemos de compreender o aspecto fundamental dessa realidade multifacetada: trata-se de uma "estrutura singular de elos indivisíveis".

Essa indivisibilidade também aplica-se de forma fundamental ao espaço e ao tempo. A relatividade mostrou que elas estão inextricavelmente ligadas e não podem ser separadas.

O HOLOVERSO E A SAÚDE

Comumente imaginamos que, ao longo de uma existência, saúde e doença alternam-se como ondas. Elas são fatos que ocorrem ao longo do tempo e aplicam-se a corpos físicos que ocupam uma posição específica no espaço. O corpo, fixado no espaço e existindo ao longo do tempo, não é nem saudável nem doente. Embora possam ocorrer claras etapas entre saúde e doença, nós basicamente pensamos nelas como fenômenos excludentes.

Entretanto, conforme diz Bohm, a teoria quântica implica que elementos separados no espaço estão em geral conectados de forma não-causal e não-local. Essas conclusões decorrem parcialmente dos argumentos de Einstein, Rosen e Podolsky, bem como do teorema de Bell. Se espaço e tempo são inseparáveis na moderna descrição do mundo, precisamos considerar que *momentos separados no tempo também são relacionados de forma não-causal e não-local.*

Recordemos uma das possibilidades contidas no teorema de Bell, envolvendo aspectos não-locais do universo: objetos que tenham entrado em contato e que depois foram separados espacialmente — ainda que colocados em extremidades opostas do universo — estão de alguma maneira em contato inseparável visto que qualquer mudança em um causa, de imediato e inexoravelmente, mudança também no outro. Essa é uma ocorrência não-local, significando que qualquer informação transmitida entre os dois objetos teria de viajar mais rapidamente do que a velocidade da luz para poder causar essa mudança instantânea. Como é impossível exceder a velocidade da luz, de acordo com a teoria especial da relatividade, esse evento é dito não-causal — isto é, não causado pela transferência de qualquer tipo concebível de energia entre os dois objetos distantes.

Embora essas descrições não-locais e não-causais tenham sido elaboradas para objetos separados no *espaço,* Bòhm afirma que as implicações da teoria quântica, como aquelas observadas acima, também aplicam-se a momentos separados no *tempo.*

> O crucial... é que, segundo a teoria da relatividade, uma nítida distinção entre espaço e tempo não pode ser mantida. Assim, já que a teoria quântica traz a implicação de que elementos separados no espaço são geralmente projeções — relacionadas de forma não-causal e não-local — de uma realidade de dimensões superiores, segue-se que momentos separados no tempo também constituem tais projeções dessa realidade.[9]

Os corpos humanos, dizemos nós, são objetos espacialmente separados; e saúde e doença são processos que ocupam uma coleção de momentos. Como tais, elas são eventos temporalmente estendidos. O problema com que nos defrontamos temerariamente é este: se o ponto sustentado por Bohm for correto — que todo o universo e tudo o que nele existe só podem ser compreendidos como uma entidade indivisível descrita pela teoria quântica —, como poderemos conservar nossas idéias comuns acerca do verdadeiro significado do corpo, da saúde e da doença? Os corpos humanos, espacialmente separados, parecem não-causal e não-localmente inseparáveis na visão da física moderna; e saúde e doença, como momentos coletados no tempo, também assumem uma unidade não-causal e não-local.

Separação entre corpos e diferenças absolutas entre saúde e doença não podem ser mantidas em um contexto de totalidade quântica. Isso não significa dizer que a idéia de corpos, de saúde e de doença não possa ser abstraída como aspectos nitidamente isolados da realidade. Podemos nos referir a eles como aspectos do mundo, da mesma forma que os físicos falam dos aspectos de onda e partícula dos elétrons. Ao fazê-lo, porém, precisamos ter em mente a totalidade ininterrupta fundamental que envolve todas as manifestações de todo o universo.

Se não podemos dissociar espaço e tempo no universo moderno, não poderemos fazer distinção entre corpos, saúde e doença. Assim como os elétrons não são coisas, conforme Niels Bohr sempre insistia, os corpos também não são coisas. Assim como os elétrons não "têm" a condição de partícula nem de onda, os nossos corpos também não "têm" saúde nem doença; eles *são* essas próprias qualidades, as quais podem ser descritas com maior exatidão como processos infinitos e não-interrompidos, ligados de forma não-local e não-causal tanto no espaço como no tempo.

Nossa maneira habitual de descrever corpos saudáveis isolados como seres periodicamente ameaçados por períodos de doença, desde o nascimento até o túmulo, tem de ser reavaliada em qualquer descrição moderna do mundo. Se os momentos no tempo são inseparáveis, então o mesmo acontece com a saúde e a doença. Se os elementos no espaço são inseparáveis, então o mesmo se dá com os nossos corpos. E se o tempo e o espaço são inseparáveis, então os nossos corpos formam uma só unidade com a saúde e a doença, as quais, tradicionalmente, presumimos que eles "possuam" em alguma seqüência alternada.

Chegamos a um ponto de vista segundo o qual os corpos, a saúde e a doença se juntam mais ou menos da mesma maneira como o céu e seus matizes se confundem. Embora falemos de diversos céus, o céu é uma entidade inconsútil, inseparável. Ele é um todo. Ele não tem "azul", vermelho ou qualquer outra cor, pois ele é esse azul e esse vermelho. Tanto no sentido temporal como espacial, o céu não tem fim. Ele não morre. Ele é um todo contínuo tanto no espaço como no tempo. O mesmo acontece com os corpos humanos, a saúde e a doença.

Como podemos transportar para a prática essas visões de espaço, de tempo e saúde? Seguem-se dois exemplos clínicos, mostrando que, quando centramos foco em um princípio de união e interação, afastando-nos da fragmentação e do isolamento, o resultado é a saúde.

Num estudo em que foram usadas técnicas de *biofeedback* para tratar dores de cabeça crônicas recorrentes, os participantes do experimento foram solicitados a manter um diário antes do início da terapia com o *biofeedback*. O propósito dessa medida era documentar a freqüência e gravidade dos ataques de dor de cabeça de modo a avaliar o eventual sucesso do *biofeedback* como forma específica de tratamento. Surpreendentemente, a maioria dos participantes descobriu que, quando começaram a manter o diário, suas dores de cabeça desapareceram.[10]

O que aconteceu? Comumente costumamos pensar que a doença — seja ela dores de cabeça, pneumonias ou ataques cardíacos — origina-se de fontes externas a nós. Somos "atacados" por enfermidades. Elas vêm do nada. Manter um diário onde a pessoa não apenas é solicitada a descrever a freqüência e intensidade dos verdadeiros sintomas, como também as circunstâncias e acontecimentos associados à enfermidade, obriga-nos a um distanciamento desse ponto de vista. A doença é vista em um *contexto* — um ambiente de comportamento, dieta, padrões de sono e de exercício, e vários outros relacionamentos com o mundo em geral. Surgem tipos de acontecimentos que redirecionam a atenção da vítima das dores de cabeça. A dor de cabeça não é vista mais como uma doença inoportuna originária de algum outro lugar, mas como parte de um processo de vida que pode ser descrito acuradamente como um processo contínuo. A partir dessa perspectiva, os conceitos de separações espaciais caem por terra. E, conforme veremos em um capítulo posterior, as distinções de tempo também são transformadas, pois, nos processos de visualização e imaginação empregados para "ver" os todos, a mudança se dá no sentido de um afastamento da idéia de um tempo dividido em passado, presente e futuro e na valorização da idéia de um tempo percebido intuitivamente, onde os momentos individuais perdem o seu caráter individualizado.

Numa outra experiência, filmou-se um grupo de crianças epilépticas enquanto estavam interagindo com seus grupos familiares. Durante várias dessas sessões, houve períodos emocionalmente carregados. Esses momentos foram freqüentemente seguidos de verdadeiros ataques epilépticos, os quais foram filmados em vídeo. Posteriormente, os experimentadores reapresentaram as fitas para os pacientes epilépticos. Depois de assistirem às sessões e de verem o relacionamento entre os acontecimentos emocionais e os ataques epilépticos, eles livraram-se quase completamente desses ataques![11]

Esses pacientes epilépticos, assim como os pacientes com dor de cabeça, do exemplo anterior, passaram a ver o próprio corpo, a própria saúde e suas doenças de uma nova maneira. O registro em fita de vídeo permitiu uma perspectiva contextual em que a epilepsia — que supostamente se dava de forma independente — era vista na *sua relação* com o mundo em geral. Esse relacionamento acentuou a ligação entre pensamento, sentimento e emoção entre as pessoas. Os ataques epilépticos eram vistos como um derivativo de uma totalidade não interrompida que incluía toda a família. Ele perdeu suas características independentes, malignas e exteriores. Uma fusão espacial de pessoas e corpos ocorreu de forma experimental e interpretativa quando os pacientes assistiram às fitas de vídeo. Os desmembramentos temporais em passado, presente e futuro, que eram parte de uma experiência comum de tempo linear, foram atenuados nos períodos de reflexão após a exibição da fita, e os momentos deixaram de estar separados no tempo. Com essa mudança rumo a uma unidade espaço-temporal, os ataques cessaram. Seguiu-se um nível mais elevado de saúde.

O problema com todos os exemplos clínicos, todavia, é que a linguagem e "quadros de palavras" têm de ser usados para descrever exemplos que, fundamentalmente, não podem ser reduzidos a uma descrição verbal. Essa disjunção entre pensamento e linguagem não é um problema novo na ciência. Os físicos que desenvolveram a teoria quântica no começo do século estavam cientes dessa dificuldade. Passaram a compreender, por exemplo, que a própria tentativa de formar uma imagem mental de um único elétron fazia com que a pessoa, automaticamente, incorresse em erro. Isso acontecia porque um elétron, essencialmente, não era algo separado e individual; cada elétron apresentava propriedades que indicavam uma ligação entre ele e todas as outras partículas existentes. Essa relação era uma característica tão proeminente, que o próprio significado da palavra "partícula" era posto em dúvida. Como se poderia descrever essa qualidade? Os problemas de linguagem, aqui, eram profundos, e Niels Bohr sugeriu que muitos dos novos conceitos poderiam ser mais bem descritos metaforicamente e na linguagem da poesia.

Deparamos com os mesmos problemas ao apresentar exemplos clínicos de conceitos espaço-temporais. A palavra "paciente" é tão enganosa quanto a palavra "partícula". Todas as imagens mentais dos seres humanos como unidades clínicas isoladas e fundamentais estão condenadas a ser tão equivocadas quanto as idéias de partículas subatômicas como entidades espacialmente separadas. Embora continuemos a usar analogias clínicas ao longo do livro, o leitor deve ter em mente que, quando nos referimos a pacientes ou a corpos, esses conceitos trazem consigo novos significados: os seres humanos são essencialmente processos e padrões dinâmicos que, basicamente, não são analisáveis em partes separadas — seja uma dentro da outra ou uma entre outra. Assim como saúde e doença, eles estão dispersos no tempo e no espaço, e o mais importante são as suas ações recíprocas e unidade, e não seu isolamento e separação.

A possibilidade de que cada um de nós seja uma mente holográfica interpretando um universo holográfico é um conceito perturbador. Ele nos proporciona de imediato uma explicação para a experiência universal de unidade e unicidade, uma emoção que permeia a herança escrita de todas as culturas. Ela pode ser a resposta à indagação de Whitman:

> Locais e momentos — o que há em mim que os encontra a todos, em qualquer lugar e hora, e faz com que eu me sinta em casa?[12]

CAPÍTULO SEIS

PARTÍCULAS, PESSOAS, PLANETAS: POR QUE COMPARAR?

Segundo a maneira moderna de pensar... não existe a possibilidade de uma existência separada, independente.

— A. N. WHITEHEAD[1]

Unicidade e unidade são atributos do nosso universo. Nossa tendência para considerar o mundo em termos de partes não-interativas viola as descrições mais precisas de que dispomos acerca do mundo, aquelas dos físicos modernos. Essas descrições do universo dizem-nos que partes são ilusões, podendo ser compreendidas apenas por meio de suas relações com todas as outras partes. As partículas subatômicas são compreendidas apenas por via de seus relacionamentos com todas as outras partículas subatômicas e o mesmo pode ser dito para corpos de grande massa — planetas, estrelas, galáxias.

Mas, e quanto aos seres humanos? Anteriormente, examinamos o princípio da associação com os membros da própria espécie, considerando essa característica dos organismos vivos a partir de diversas perspectivas — desde o nível do gene até o domínio da nossa vida cotidiana. Vimos que a associação com os membros da mesma espécie era uma característica comum a todas as formas vivas, desde as mais simples até as mais complexas. Nos seres humanos, essa característica é um fator fundamental para a saúde. Vimos que o próprio corpo humano poderia demonstrar esse princípio da ação recíproca por meio do constante intercâmbio de suas partes com o ambiente — o corpo físico associado a uma Terra física e inseparavelmente ligado a todas as coisas ao seu redor.

Mas será que a interação dos corpos materiais no universo, que pode ser descrita matematicamente, é análoga à ação recíproca entre os seres humanos, que não pode ser descrita nesses mesmos termos? Seria certamente um equívoco tomar um princípio que foi desenvolvido para um aspecto do mundo físico e aplicá-lo indiscriminadamente a uma faceta da realidade física não relacionada a ele. Todavia, o problema é que não existe maneira de saber que o pensamento e o comportamento humanos *não* estão relacionados com os acontecimentos abarcados pela ciência física. Não desejamos insistir na utilização dos conceitos da ciência física com vistas a propósitos para os quais ela não foi criada. Entretanto, como poderemos saber quando estiverem ocorrendo as violações?

Estamos de volta a velhos problemas. O senso comum nos diz que os princípios concernentes às relações entre corpos físicos no universo, tais como átomos e planetas, pertencem a uma categoria que nada tem que ver com as relações entre os seres humanos. O mundo da matéria, onde prevalecem as leis físicas, nada tem que ver com o mundo das associações humanas, em que emoções e sentimentos entram em cena.

Mas o senso comum pode induzir-nos em erro. Considere o caso dos coelhos que serviram de cobaia na experiência da Ohio State University (pág. 84). Os efeitos das emoções traduziram-se *realmente* em mudanças físicas verificáveis. E quanto aos efeitos das relações entre os seres humanos sobre a mortalidade, sobre a morte por *todas as causas*? (pág. 88). Obviamente, o mundo das emoções e dos sentimentos *está* relacionado com o mundo físico, porque eles geram mudanças que qualquer cientista consegue medir.

A relação entre a consciência humana e o mundo observado também é óbvia no teorema de Bell (ver pág. 124). No teorema de Bell, mergulhamos de cabeça em um outro aspecto interativo da realidade: a consciência humana e o mundo físico não podem ser considerados como entidades distintas, individualizadas. O que chamamos de realidade física, o mundo exterior, é moldado – em certa medida – pelo pensamento humano. Uma vez mais, as tentativas de definir realidade em termos de partes não-interativas – matéria física e consciência humana – estão condenadas ao fracasso.

A lição é clara: não podemos separar nossa existência da que é própria do mundo exterior. Estamos intimamente associados não apenas à Terra que habitamos mas aos recantos mais longínquos do cosmo.

O HOMEM NO COSMO: À VONTADE OU ÀS TURRAS?

Há muito se argumenta – basicamente a partir de pontos de vista religiosos – que o cosmo foi criado como um lugar feito *para* nós. Ele teria sido projetado como uma casa confortável para a vida. Essa idéia tem confortado milhões de pessoas através dos séculos e talvez seja a explicação mais antiga para as relações entre o homem e o universo em que ele habita.

Um ponto de vista alternativo, porém, afirma que o universo e a vida humana estão indissoluvelmente entrelaçados. Somos o que somos porque o universo é o que é. De acordo com esse ponto de vista, não faz sentido separar o homem *do* universo, tentando analisá-lo conforme poderíamos tentar fazer com um inseto retirado de seu ambiente que estivesse espetado em uma prancha de dissecção em um laboratório de biologia.

Um exemplo apresentado por Davies talvez possa lançar luzes sobre esse relacionamento.[2] Sabemos que o universo não é estático quanto ao tamanho. A moderna teoria cosmológica nos diz que ele está se expandindo, um processo que se originou por ocasião do "big bang", o momento em que a matéria concentrada do universo explodiu. O universo, portanto, tem uma idade que remonta àquele momento, e é estimada em torno de 14 bilhões de anos.

Embora essa magnitude de tempo seja quase incompreensível, ela é fundamental para a nossa própria existência. A própria estrutura de nossa vida depende do carbono que foi sintetizado não na Terra, mas em estrelas distantes. A duração da vida dessas estrelas foi de vários bilhões de anos. Elas então explodiram, dispersando seu material pelo universo, parte do qual veio a fazer parte da Terra.

A vida na Terra, obviamente, não surgiu plenamente desenvolvida, tendo necessitado de bilhões de anos para evoluir a partir dos elementos básicos. A evolução é extraordinariamente lenta, estando sua história escrita nas formações geológicas da crosta terrestre. Esses registros fossilizados podem ser datados com considerável exatidão usando-se técnicas de carbono radioativo, as quais indicam que levou muito tempo para sermos feitos.

Segue-se portanto que, se o universo fosse consideravelmente mais jovem do que é, a vida na Terra não poderia existir. Não teria havido nenhum material com que começar, nem tempo suficiente para o infinito número de falsos começos que foram necessários para o processo evolutivo desenvolver-se até o surgimento da vida consciente sobre a Terra.

Assim, antes de mais nada, a idade do universo está ligada ao fato de estarmos aqui para poder observá-lo. Davies propôs também que, já que o universo está se expandindo, não só a sua idade mas também o seu tamanho estão ligados à vida humana. Ele chama a nossa atenção para outras qualidades do universo, como a temperatura, que também estão relacionadas à existência humana. Se a idade, o tamanho e a temperatura do universo fossem diferentes daquilo que de fato são, nós não existiríamos.

Há uma curiosa propriedade do pensamento humano que insiste que algo de especial está acontecendo no nosso nível local, na Terra. Precisamos nos assegurar da nossa própria importância. Esse é o eco de muitas civilizações: estamos aqui e o universo está lá fora. Ou ele foi criado para nós (o ponto de vista mais aceitável em termos religiosos) ou somos alguma anomalia caprichosa à deriva em uma expansão sem Deus. Não é de admirar que o último ponto de vista tenha tido pouca aceitação ao longo da história escrita.

Com relação a esse assunto, parece que, ao longo dos séculos, houve pouco espaço para meios-termos. Entretanto, a moderna cosmologia sugere que as propriedades do cosmo e as características da vida humana estão ligadas uma à outra. Sempre achamos que tal associação aviltava a vida humana, tornando-a fria, sem sentido e destituída de sentido. Podemos agora inverter o raciocínio: se somos de fato especiais, então o universo também o é, tal o nosso entrelaçamento em uma existência interdependente.

Gregory Bateson defendeu esse ponto de vista:

> Considerando que somos um processo mental, nesse mesmo grau devemos esperar que o mundo da natureza também apresente características semelhantes de mentalidade.[3]

Mas continuamos insistindo em não ver quem realmente somos. A mente humana parece relutante em perceber suas verdadeiras afinidades com o universo no qual ela se encontra. Não podemos compreender facilmente nossa indissolúvel unicidade com o cosmo. Em uma tentativa de contribuir para esta compreensão, Alan Watts usava continuamente analogias, na sua maneira tipicamente concisa e oriental, afirmando que as montanhas não são feitas *de* pedra, elas *são* pedra; os rios não são feitos *de* água, eles *são* água. Talvez a moderna cosmologia possa indicar, de uma maneira semelhante, um fato que é extremamente simples porém profundo: nós não somos constituídos *de* fragmentos do universo, nós *somos* esse universo.

O PARADOXO DA PERCEPÇÃO: DIFERENÇAS NA UNICIDADE

A nossa inseparabilidade com o mundo à nossa volta manifesta-se de outras maneiras que raramente notamos. As evidências dessa unicidade decorrem da arte básica da percepção.

Comumente acreditamos que as nossas percepções são a respeito de *alguma coisa*. Percebemos acontecimentos que estão lá fora, coisas que são exteriores a nós. Essa dissociação entre o que percebe e a coisa percebida é característica de nossa atitude ocidental acerca do conhecimento: este é algo a ser conquistado, adquirido, retirado de uma fonte exterior. De alguma maneira, a nossa maquinaria perceptiva mantém-se separada do mundo.

Essa maneira de ver o relacionamento entre o nosso eu consciente perceptivo e o mundo em que vivemos foi desafiada pelo biólogo Davenport, um estudioso do desenvolvimento. Ele observa que só temos a capacidade de perceber alguma coisa quando surgem as *diferenças* — sendo que diferenças são contrastes que ocorrem no mundo à nossa volta. Se não houvesse contrastes, a percepção nunca ocorreria. Davenport declara:

> Se examinarmos as experiências a partir das quais surge o nosso conhecimento do mundo, poderemos ver que elas consistem em vários tipos de diferenças. Sem estas, não pode haver nenhuma experiência. Quanto à diferença, a experiência dela é fundamental para a nossa idéia de existência, sendo esta última derivada do latim *ex sistere*, que significa "ser diferente"... A base de qualquer epistemologia válida deve ser o reconhecimento de que, como todas as propriedades têm de ser experienciadas como diferentes, o mundo físico existe para nós apenas em termos de relacionamentos... O reconhecimento da natureza da experiência que está por trás do nosso conhecimento é importante para a percepção de que a realidade física não existe diante de nós como um objeto de estudo mas que, ao contrário, surge a partir de nossa consciência durante nossas mutáveis experiências na natureza.[4]

Os órgãos da visão de certas espécies de rãs demonstram claramente esse fenômeno. Quando a rã está parada e olha para um ambiente em que tudo parece imóvel, os estímulos visuais dizem muito pouco a ela. Só quando ocorre o movimento — ou seja, o contraste — é que há excitação visual. Uma mosca ou inseto em movimento são detectados com surpreendente precisão e velocidade pela rã, que pode transformar esse contraste numa refeição.

Esse processo está no âmago de todo senso de percepção. O contraste no mundo à nossa volta é o substrato de todo conhecimento perceptivo. Bertrand Russell exemplificou essa situação observando que, embora não tenhamos idéia de quem descobriu a água, podemos ter certeza de que não foi um peixe. Se não houver suficiente contraste em nosso ambiente, nós, assim como os peixes, simplesmente seremos cegos para o mundo.

O que podemos dizer quanto ao relacionamento da nossa consciência com o mundo por ela percebido? O conceito de consciência certamente está ligado à idéia que fazemos de percepção — ou seja, é difícil, senão impossível, postular consciência destituída de conteúdo. Temos de ter consciência de *alguma coisa*, ao que parece, para que possamos ter algum tipo de consciência. Mas essas percepções são ligadas ao mundo pois, conforme vimos, elas não podem ocorrer sem que haja contraste no mundo propriamente dito.

Nossa consciência, portanto, parece estar tão intimamente ligada ao mundo, que talvez não seja possível imaginá-la separada dele. Não estamos querendo dizer que a nossa consciência *seja* o mundo exterior, nem que o mundo propriamente dito seja consciente, mas, isso sim, que todas essas tentativas de emprestar um *status* independente à consciência *ou* ao mundo estão equivocadas.

A nossa consciência — sendo o seu próprio significado dependente da percepção — é inseparável de um mundo no qual deve haver o contraste que torna possível a percepção. Estamos indissoluvelmente unidos com o universo à nossa volta no que tange à qualidade humana mais essencial: a própria consciência.

Não obstante, freqüentemente referimo-nos a determinadas qualidades, como a consciência, como sendo "peculiarmente humanas". Falamos sobre essas características como se elas, de algum modo, existissem de forma independente no cérebro humano, não sendo partilhadas por outras espécies e, até mesmo, chegando a estar isoladas do mundo exterior. Precisamos reavaliar a idéia de que exista alguma qualidade peculiarmente humana, pois toda percepção humana está ligada aos contrastes que ocorrem no mundo que nos rodeia. A nossa percepção consciente não está só; assim, estaríamos sendo igualmente precisos em dizer que a consciência humana é tão "peculiarmente universal" como "peculiarmente humana".

A UNIDADE PERCEPTIVA

Temos a tendência para achar que a nossa maquinaria perceptiva, o nosso cérebro, adquire conhecimento como se fosse uma ameba engolfando uma partícula de alimento. Isso reflete a nossa orientação básica sujeito-objeto quanto ao modo como nos vemos no mundo. Todavia, esse ponto de vista não é coerente com a unicidade intrínseca entre o observador e a coisa percebida, um relacionamento que examinamos acima.

Para nos adaptarmos ao conceito de unicidade com o mundo, precisamos transcender o pensamento dicotômico que insiste em sujeito e objeto.

Essa é uma tarefa difícil. A idéia de que estamos completamente separados daquilo que percebemos no mundo à nossa volta é uma ilusão extraordinariamente teimosa.

Uma forma de começar a pensar de uma nova maneira, todavia, é considerar a "unidade perceptiva" — a combinação entre a faculdade de percepção e aquilo que é percebido. A unidade perceptiva é o conglomerado formado por nós e pela coisa percebida. A *unidade* — implicando unicidade — não pode ser dividida. A unidade perceptiva é a consciência e o mundo ao redor dela, formando um relacionamento fundamental e irredutível.

PADRÃO *VS.* PUREZA EM CIÊNCIA

Ao longo dos capítulos precedentes, fizemos repetidas comparações entre os fenômenos que ocorrem na natureza e o mundo da experiência humana do nosso cotidiano. Fizemos analogias entre as relações mútuas entre todas as partículas subatômicas e as relações recíprocas dos seres humanos, e entre a unidade implícita nos menores domínios da natureza e a unidade do homem com o cosmo do qual ele faz parte.

Essas comparações podem ser espalhafatosamente ofensivas para quem é "linha dura" em termos de ciência. Pessoas assim argumentarão que não existem regras conhecidas de raciocínio que nos permitam fazer a junção entre o mundo sem vida das partículas subatômicas e o da experiência humana. Átomos são átomos, seres humanos, seres humanos, tão diferentes quanto o dia e a noite, a vida e a não-vida. Cometemos o pecado capital de misturar as descrições da ciência — isenta de valores — com o mundo da experiência humana, que, por sua própria natureza, é impregnado de valores.

Creio que essa crítica tradicional e previsível está errada. Ao fazer essas comparações não estamos juntando valor com ausência de valor mas buscando identificar padrões na natureza. Estamos perguntando: há uma regularidade na natureza que pode ser identificada através dos diversos níveis de organização? Podemos descobrir um princípio geral de unicidade e unidade? É certo que a natureza nem sempre se ajusta às idéias preconcebidas de ordem científica, e insistir que o princípio da unicidade não existe no nível da experiência humana da mesma forma como existe no nível do átomo significa insistir que a natureza deve seguir as nossas preferências.

De fato, na história da ciência moderna tem sido extraordinariamente proveitoso procurar paralelos entre certas qualidades da experiência humana e o comportamento da natureza. A própria busca de regularidade, do padrão e da seqüência levou Mendeleev a descobrir a tabela periódica dos elementos. Deveria ela ser descartada por estar contaminada pelo atributo humano de repetição, padrão e regularidade?

O fato é que não podemos manter os atributos humanos fora de nossa ciência. Eles continuam a se manifestar na natureza. E os cientistas — mesmo os melhores cientistas — freqüentemente inserem em suas representações do mundo físico algumas descrições que nos fazem lembrar das qualidades presentes nas atividades humanas normais.

Isso fica mais evidente do que nunca no esforço que os físicos de partículas fizeram em busca dos quarks. Em 1964, o físico Murray Gell-Mann propôs o termo "quark" para o que se supunha ser a menor subunidade da matéria. A "caçada ao quark" tornou-se objeto de um entusiástico esforço em laboratórios de física de partículas em todo o mundo. Quando a existência dessas partículas hipotéticas começou a parecer mais digna de confiança, surgiu uma nomenclatura para elas. As partículas não foram denominadas Quark I, II, III ou Quark A, B ou C. Em vez disso, termos mais audaciosos foram aplicados: *up* [alto], *down* [baixo], *strange** [estranho], *charm* [encanto] e *beauty* [beleza]. (A maioria dos físicos acredita que haverá um sexto quark para completar a simetria de um terceiro par. Quando for encontrado, ele será o parceiro de *beauty*, e será chamado de *truth* [verdade].)

Esses termos, assim como quark, são notadamente jocosos. Existem pessoas dentro e fora da comunidade da física que aplaudem o uso indiscriminado desses termos, acrescentando-lhes maliciosamente qualidades humanas (especialmente "encanto") que talvez não existam neles.

Se fossem pressionados, os físicos obviamente negariam ter tido a intenção de serem levados a sério. Qualquer tolo sabe que não achamos realmente que o mundo subatômico se assemelha ao domínio das qualidades humanas, diriam eles. Mas eu não tenho tanta certeza. Nada provavelmente impediria a escolha de denominações neutras, semelhantes às que até então tinham sido empregadas para descrever as partículas subatômicas: elétrons, prótons, nêutrons ou partículas alfa, beta e gama; mas, encanto, beleza, verdade!

Não estou sugerindo que eu tenha uma compreensão acerca do que os físicos realmente pensam a respeito dessas questões. Posso sugerir, no en-

---

* Da frase de Sir Francis Bacon: "There is no excellent beauty that hath not some *strangeness* in the proportions." [Não existe beleza excepcional que não tenha alguma estranheza em suas proporções.]

tanto, que todos nós — cientistas e leigos — temos sentimentos de unicidade com o mundo à nossa volta. Esses sentimentos se manifestam quando os físicos acham ser aceitável dar a partículas subatômicas nomes que sugerem qualidades humanas. Eles se manifestam por meio da ânsia dos cientistas em encontrar padrões e simetrias na natureza — uma necessidade que é fundamental para todo o esforço científico.

O MITO TRADICIONAL DA CIÊNCIA: NEUTRALIDADE E IMPASSIBILIDADE

Entretanto, a hipótese de que a unicidade das partículas subatômicas seja semelhante ao tipo de unicidade que pode unir os seres humanos exaspera a maioria dos cientistas. Trata-se de um tipo de traição. Isso subverte o significado da objetividade científica. Constitui um vergonhoso antropocentrismo. E deixa o portão aberto — além de vermos a unicidade no mundo físico, logo estaremos vendo fantasmas e duendes.

Creio que essas objeções são inevitavelmente destinadas ao fracasso e que, mais cedo ou mais tarde, teremos de admitir que as nossas descrições da natureza devem trazer o inextirpável selo da nossa consciência. Embora possamos ter sucesso em filtrar da nossa representação do mundo os resíduos mais grosseiros do pensamento consciente — tais como fantasmas e duendes, ou anjos puxando alavancas para fazer o mundo girar —, não iremos fazer a depuração com o rigor esperado pela ciência tradicional. Nunca chegaremos a alcançar o que tem sido exigido pela ortodoxia científica — uma descrição da natureza que seja clara, pura, imparcial e isenta de valores. Essa lição tem vindo à tona com mais clareza na física quântica, e é expressa por Heisenberg:

> As leis da natureza, que formulamos matematicamente na teoria quântica, não lidam mais com as próprias partículas, mas com o nosso conhecimento das partículas elementares.

E:

> O conceito de realidade objetiva... dissipou-se, transformando-se... na matemática que representa não mais o comportamento das partículas elementares mas o conhecimento desse comportamento.[5]

Como não podemos pôr as mãos diretamente na natureza, sendo forçados, como diz Heisenberg, a lidar com nossas abstrações *da* natureza, a questão não é saber se há justificativa para fazermos comparações entre um domínio objetivo (átomos e partículas subatômicas) e um domínio subjetivo (pensamento e sentimento humano). A ciência moderna nos tem mostrado que uma objetividade rigorosa dissipou-se, pois o mundo *não existe para nós como um objeto*. A objetividade pura, não adulterada pelos valores humanos, é uma ilusão. Essa posição foi antecipada de forma comovente pelo físico e Prêmio Nobel Eugene Wigner, o qual chegou até mesmo a afirmar que os objetos físicos e os valores espirituais possuem um tipo de realidade semelhante.[6]

Essas características não-objetivas da natureza aplicam-se apenas ao domínio quântico microscópico? Provavelmente não, visto que, conforme observou Wigner, não existe nenhuma evidência de que a exatidão da mecânica quântica comece a esvanecer-se à medida que o tamanho do sistema aumenta, "e a linha divisória entre os sistemas microscópicos e macroscópicos certamente não é muito nítida".[7]

BIOLOGIA QUÂNTICA

Todavia, há uma forte relutância por parte dos biocientistas em aplicar aos sistemas biológicos conceitos extraídos da física moderna. Na biologia, na fisiologia e na medicina existe um arraigado sentimento de que a física moderna descreve fenômenos que só são relevantes para os fenômenos subatômicos e que não são essencialmente aplicáveis ao mundo macroscópico habitado pelos seres vivos. Pode-se aplicar os conceitos quânticos aos neutrinos, prótons e quarks, mas não a cachorros, gatos e seres humanos. As gigantes macromoléculas que existem dentro de nós, assim como as enzimas enormemente complexas, são descritas na linguagem da química e não da física.

Conforme observou Capra, essa é uma visão bastante distorcida. Nem sempre se compreende que os fenômenos quânticos são amplamente relevantes para acontecimentos comuns do nosso cotidiano.

> A solidez da matéria, por exemplo, o fato de que você não pode passar através de portas e paredes, é uma conseqüência direta da realidade quântica. Trata-se de algo que decorre de certa resistência dos átomos à redução e que não pode ser explicada nos termos da física clássica.[8]

Nas ciências biológicas, temos presumido desde há muito que há dois mundos existindo em paralelo — o mundo das coisas vivas, que só pode ser descrito nos termos da química; e o micromundo não-vivo dos átomos e seus componentes, o qual pode ser descrito na linguagem da física quântica. Os cientistas da área das ciências biológicas em geral não compreendem que a aplicação potencial dos conceitos da física quântica ao mundo biológico foi vislumbrada quase que na época em que surgiu a teoria quântica. Heisenberg, uma figura central nesse desenvolvimento, citou Bohr a esse respeito:

> O eventual acréscimo de conceitos biológicos à mecânica quântica é um resultado inevitável... Talvez a riqueza de formas matemáticas ocultas na mecânica quântica seja grande o bastante para englobar as formas biológicas.[9]*

A aceitação pressurosa prevista por Bohr tem demorado para chegar. Os modernos conceitos acerca do modo como ocorrem os acontecimentos básicos do corpo têm um quê nitidamente mecanicista e pouco tem que ver com a mecânica quântica. Muitas atividades biológicas são explicadas por meio do conceito de sítios receptores — locais específicos do tecido que reconhecem uma molécula que esteja passando por lá e ligam-se a ela, iniciando um efeito fisiológico específico. Por exemplo: certas células do estômago — as células parietais — possuem sítios receptores denominados receptores H_2. Esses *loci* são específicos em sua afinidade pela histamina. Quando uma molécula de histamina liga-se a um sítio receptor H_2, é deflagrada uma série complexa de fenômenos bioquímicos, tendo como resultado final a secreção de ácido clorídrico pelas células parietais.

Sabemos agora que a maioria das interações das moléculas do corpo ocorrem desse modo geral — uma molécula encaixando-se em seu *locus* específico e desencadeando uma série de fenômenos bioquímicos. Temos sítios receptores não só para a histamina, mas também para uma miríade de outras substâncias, como a insulina, vários hormônios da digestão, a adrenalina etc. Assim como uma chave ao abrir uma fechadura, a incalculavelmente complexa química do organismo é posta em movimento por meio dessas interações.

Esse modelo geral parece ser ainda mais eficiente porque levou ao desenvolvimento de drogas específicas que se revelaram eficazes para de-

---

* Como exemplo dos primeiros sinais de interpenetração entre a mecânica quântica e a biologia, Jack Peter Green e Harel Weinstein, dois cientistas do departamento de farmacologia da Mount Sinai School of Medicine, da City University of New York, organizaram em junho de 1980 uma conferência sobre química quântica nas ciências biomédicas. As atas do encontro foram publicadas como o volume 367 de The Annals of the New York Academy of Sciences.

terminados processos patológicos. Os farmacologistas conseguiram sintetizar substâncias químicas que se assemelham a certas "chaves" mas que "obstruem" as fechaduras, os sítios receptores. Desse modo, eles impedem que seja feita a ligação da verdadeira molécula mensageira. Um remédio muito usado, a cimetidina, por exemplo, assemelha-se à molécula de histamina e tem a capacidade de ligar-se aos sítios receptores de histamina nas células parietais do estômago e bloqueá-los, produzindo uma diminuição na quantidade de ácido clorídrico secretado. Esse medicamento tem sido uma dádiva para os que sofrem de úlcera péptica e trata-se apenas de um exemplo de muitas conquistas semelhantes realizadas pelos modernos farmacologistas.

Na fase inicial do desenvolvimento da moderna farmacologia, acreditava-se que o fundamental era a *forma* da molécula mensageira e das moléculas que constituíam o sítio receptor. O conceito de chave e fechadura apontava a *geometria* como princípio explanatório. Quando uma molécula encontrava-se com outra, apenas as disposições espaciais eram consideradas importantes. As moléculas eram concebidas como rígidos conglomerados de átomos com ângulos e distâncias fixas, que podiam encaixar-se em nichos específicos presentes em várias partes do corpo, formados por suas configurações espaciais peculiares. Uma vez mais, o conceito de mecanismo era dominante — só que dessa vez a máquina assemelhava-se a um simples brinquedo de criança, onde orifícios redondos iriam acomodar apenas objetos esféricos, nunca triângulos ou quadrados.

Como os conceitos da mecânica quântica podem ser aplicados a esse domínio fisiológico? A física quântica não se preocupa com formas, mas com *campos*. Na mecânica quântica, as moléculas não são entidades com angulações rígidas, mas entidades cujos elétrons geram mais ou menos força em uma determinada área, de forma semelhante a um magneto. É a composição e conformação desses variegados campos de força dentro e em torno das moléculas que irá determinar a ocorrência de atração ou repulsão quando duas moléculas se encontrarem. Essa qualidade ligada a campos de força é obviamente bem diversa da concepção de bloco-quadrado-no-buraco-quadrado, que só se baseia em considerações geométricas. O conceito quântico de elétrons numa molécula exerce uma força que distorce os elétrons — e, assim, o campo de força — de uma outra molécula, e vice-versa. As moléculas podem ou não unir-se umas às outras, dependendo das distorções mútuas de suas distribuições eletrônicas.[10]

Então, será que a física quântica é relevante para os sistemas vivos? Se pudermos ir além das nossas concepções habituais do tipo chave-fechadura relativamente ao modo como o nosso corpo funciona, a resposta é sim. Conforme afirmam Green e Weinstein:

> Embora as informações detalhadas de que dispomos acerca dessas moléculas gigantes [enzimas] provenham de uma variedade de fontes experimentais — estudos espectroscópicos, fisioquímicos, bioquímicos e cinéticos —, todos esses dados altamente específicos e diversificados podem ser formulados em termos de mecânica quântica, permitindo-nos compreender os princípios subjacentes ao comportamento de milhões de diferentes interações.[11]

Quando se discute a aplicabilidade da mecânica quântica aos organismos vivos, existem mais coisas em jogo do que simplesmente uma nova teoria a respeito da interação entre drogas e sítios receptores. Somos confrontados com um conceito inteiramente novo de nosso ser interior, o qual difere radicalmente de nossas idéias tradicionais que vêem o corpo como uma máquina. A teoria quântica subverteu o universo determinista e mecanicista de Newton — com seus elementos semelhantes a bolas de bilhar — e, em seu lugar, erigiu um cosmo com diferentes aspectos de espaço, de tempo, de massa e de causação. Se a mecânica quântica produziu essa revolução em nosso conceito da natureza de todo o universo físico, podemos esperar que ela seja causa de muitas transformações em nossa maneira de ver o nosso eu psicofísico, o qual é uma expressão *desse* mesmo universo.

Talvez não devêssemos nos surpreender com o fato de a mecânica quântica estar fazendo incursões dentro da biologia e da fisiologia. A física quântica é a mais precisa descrição do mundo físico jamais descoberta — e, afinal de contas, só existe *um* mundo, e nele nós estamos. Quem sabe nunca devêssemos ter presumido que a melhor descrição desse mundo iria deixar-nos fora dele.

ESTÉTICA E VALORES EM CIÊNCIA

Em ciência, não vivemos em dois mundos, o objetivo e o não-objetivo. Embora o encanto do quark talvez não seja o mesmo encanto da pessoa a quem se ama, existem padrões e regularidades que de fato parecem alcançar os dois mundos.

Por muito tempo temos relutado em procurar esses padrões. Agindo assim, é provável que estejamos nos privando de uma sabedoria profundamente confortadora. *Precisamos* fazer comparações entre objetos físicos e o domínio do pensamento e dos sentimentos humanos, porque a incapacidade para fazer isso poderá resultar em nosso empobrecimento espiritual.

Para destacar esse ponto, chamamos a atenção para o comentário de Wigner:

> O reconhecimento de que os objetos físicos e os valores espirituais têm um tipo muito semelhante de realidade contribuiu em certa medida para a minha tranqüilidade mental... Como quer que seja, esse é o único ponto de vista conhecido que é coerente com a mecânica quântica.[12]

Há uma área em que os cientistas do mais elevado nível têm coerentemente permitido que os valores humanos mesclem-se com o conteúdo de uma ciência presumivelmente objetiva: a da estética. Vem de longa data a idéia de que, em vez de ser antipático, o pensamento racional é intrinsecamente admirável; e, na era da ciência moderna, essa concordância geral entre os cientistas beira à unanimidade. Espera-se que uma teoria científica aceitável incorpore o ideal estético da simplicidade. Padrão, regularidade e simetria na natureza são parte da estética da ciência. Nas descrições científicas evitam-se a complexidade e a tortuosidade desnecessárias. Quando as descrições da natureza não alcançam esse ideal, suspeita-se que elas sejam falhas.

A história dessa idéia remonta pelo menos aos gregos. Há mais de dois mil anos, Pitágoras anunciou: "Deus sempre geometriza." Embora os modernos matemáticos dificilmente arrisquem-se a ir tão longe, eles não apresentam nenhuma relutância em promover a união entre matemática e valores. O matemático francês Poincaré, por exemplo, afirmou taxativamente que o fascínio da matemática está na beleza inerente a ela.

Einstein também foi categórico em sua crença de que o universo trazia a assinatura do criador. Segundo ele, seus pontos de vista sobre a harmonia inerente ao mundo natural levaram-no às suas descobertas. Na verdade, devido ao fato de a teoria quântica insistir no aspecto aleatório, probabilístico e estatístico do universo é que Einstein discordava dela, acreditando até sua morte que a teoria era de alguma maneira falha ou incompleta. Suas objeções acham-se resumidas na famosa afirmação de que Deus não joga dados. Parece que Einstein, assim como fizeram antes dele muitos grandes cientistas, sentia-se à vontade para fazer comparações entre o pensamento humano e divino e para ter esperança de encontrar evidência dessas semelhanças no modo como o mundo se comportava. Ele não via aqui nenhum antropomorfismo de segunda classe. Para ele, essa abordagem para a compreensão da natureza era inteiramente legítima – *tão* legítima que ele parecia disposto a colocar a teoria científica a serviço da estética e dos valores — e não o contrário, como é o hábito da ciência ortodoxa.

O ARGUMENTO RELATIVO AO TAMANHO

Nada poderia ser mais absurdo, segundo essa linha de argumentação, do que fazer extrapolações a partir do comportamento de partículas subatômicas e aplicá-las aos seres humanos, dada a grande diferença de tamanho entre eles. O mundo do átomo é espectral e não pode ser conhecido sem instrumentos adequados.

Obviamente, porém, o comportamento das partículas subatômicas tem *alguma coisa* que ver com o comportamento humano (deixando de lado, por um momento, a associação mais óbvia: que os nossos corpos são constituídos por elas). Considere a situação em que um ser humano está confinado em um quarto completamente escuro. Ele recebe a instrução: quando você enxergar luz, pressione esse botão. Depois de várias horas, ele se adaptará ao escuro e sua capacidade de perceber sinais luminosos estará no nível máximo. As modificações fisiológicas que ocorrem nesse mecanismo adaptativo são muito complexas e eficientes, de modo que, depois de várias horas em total escuridão, o nosso sujeito experimental será capaz de perceber um *único* fóton, o elemento fundamental da luz.

A partir de um aparelho instalado no quarto escuro, um único fóton é emitido. Ele tem como alvo o olho do indivíduo, "brilhando" em sua retina, onde desencadeia uma série de complexos fenômenos bioquímicos. Por fim, são ativadas as vias neurológicas que fazem a ligação entre a retina e o córtex visual, a região do cérebro onde as impressões luminosas são percebidas de forma consciente. O resultado final desses fenômenos provavelmente seja um pensamento do tipo "vejo a luz". Esse simples pensamento poderia, então, ser usado pelo indivíduo como base para uma ação, para uma mudança em seu comportamento — que, nesse caso, conforme as instruções que lhe foram dadas, seria pressionar um botão.

Nesse simples exemplo fica claro que o comportamento de uma única partícula subatômica, um fóton, está ligado ao comportamento humano. Por causa do comportamento do *fóton*, o comportamento do indivíduo é alterado. Além disso, o *pensamento consciente* do indivíduo ("vejo a luz") está ligado ao comportamento da partícula individual.

Não é difícil ampliar essas analogias. Os átomos de oxigênio, sem os quais o cérebro humano começa a morrer depois de quatro minutos, são essenciais para o fornecimento de energia para nosso corpo e nosso cérebro. Não só o *comportamento* dos seres humanos está ligado ao comportamento do átomo de oxigênio; a própria vida não seria possível sem ele.

O ferro — símbolo da matéria morta, inerte — também é crucial para a vida humana. Se há uma deficiência de ferro, nosso corpo deixa de sintetizar moléculas de hemoglobina. Sem hemoglobina, molécula que transporta o oxigênio, todos os fenômenos corporais dependentes de oxigênio são comprometidos. Essa deficiência resulta não só na mudança do nosso comportamento, mas pode levar-nos à morte. O corpo humano, portanto, tem um determinado comportamento porque o átomo de ferro também se comporta de uma determinada maneira.

Exemplos desse tipo são infinitos. Eles nos dizem que, a despeito de nosso inimaginável distanciamento em termos de tamanho, o comportamento dos seres humanos e das partículas subatômicas está inextricavelmente ligado.

Apesar dessas associações entre a fisiologia humana e a química dos elementos, há uma curiosa resistência àquilo que, para mim, parece ser o óbvio. A resistência assume uma forma inesperada, que parece ser profundamente incoerente. É comum ouvir as pessoas mais sensíveis e humanas — aquelas propensas a ter as mais elevadas esperanças para a nossa espécie e para o nosso planeta — acolher conceitos de unidade e unicidade entre os seres humanos e entre os seres humanos e o cosmo, mas, ao mesmo tempo, repudiar qualquer idéia de unidade com aquilo que elas acreditam ser um mundo inerte e morto, tais como átomos de ferro. Unidade e ligação entre seres humanos, e entre seres humanos e corpos cósmicos, como estrelas e galáxias, são aceitáveis; todavia, a idéia de unidade entre seres humanos e as menores partículas do universo não é. Parece haver um *espectro* de respeitabilidade operando aqui: o senso de unidade está diretamente relacionado ao tamanho. Corpos celestes de proporções gigantescas evocam elevados sentimentos de unidade, ao passo que entidades microscópicas não fazem isso. É como se não pudéssemos amar aquilo que não podemos ver.

Essa atitude de eleger favoritos de acordo com o tamanho cósmico é muito disseminada entre os mais devotos humanistas. Por quê? Penso que parte da explicação está no medo do reducionismo — na idéia de que temos de resistir, a qualquer custo, aos esforços da ciência ortodoxa no sentido de reduzir todas as qualidades humanas à mera função de átomos destituídos de vida. Vivendo à sombra do reducionismo, tornou-se inaceitável para nós identificarmo-nos emocionalmente com os menores domínios da natureza. Fazer isso seria, de algum modo, pender para o lado dos reducionistas. Não importa que as estrelas, as galáxias e o cosmo (que evocam sentimentos de unidade e transcendência) sejam constituídos por essas mesmas partículas subatômicas!

De acordo com esse ponto de vista, é válido identificarmo-nos apenas com a nossa própria espécie e com os aspectos do cosmo que se apresentam em grande escala. Através de alguma curiosa distorção da lógica, nós legitimamos nossas emoções mais sublimes de acordo com o tamanho das coisas. Creio que essa seja uma idéia equivocada, que não se baseia na razão nem na capacidade de transcendência mas em uma melindrosa resistência aos males percebidos em uma ciência reducionista.

Existem outras maneiras – que raramente chamam a nossa atenção – por meio das quais o comportamento dos menores elementos do mundo se relaciona com o comportamento humano. Um exemplo extraído da história da ciência moderna talvez sirva para esclarecer o modo como a ciência aceita – sem questionamentos e a despeito dos protestos em contrário – a relação implícita entre o domínio do comportamento humano e o mundo das dimensões extremamente reduzidas.

Em 1945, o bacteriologista escocês Sir Alexander Fleming recebeu o Prêmio Nobel pela descoberta da penicilina. A descoberta de Fleming foi um daqueles admiráveis feitos que se destacam não só pelo mérito científico como também por sua importância para toda a espécie humana. Assim como muitas dessas histórias, essa descoberta começou de um modo quase que vergonhosamente simples – como um acidente de laboratório. Fleming observou que uma placa usada para cultivo de bactérias tinha sido contaminada por um fungo esverdeado. O fungo estava rodeado por uma zona de proliferação bacteriana, mas, curiosamente, havia uma região em torno do fungo que estava livre de bactérias, quase como se houvesse ali uma barreira contra o crescimento do microorganismo circundante. Fleming concluiu que o fungo talvez estivesse produzindo uma substância que inibia o crescimento do microorganismo invasor. Por meio de uma série de minuciosos experimentos, ele isolou essa substância, a penicilina, assim batizada por causa do fungo que se desenvolvia na placa, o *Penicillium notatum*.

Imaginem de que modo a situação poderia ter evoluído caso Fleming tivesse se apegado a um ponto de vista estreito, segundo o qual não haveria associações relevantes entre o micromundo das partículas subatômicas e o nível do comportamento humano. Ele poderia ter dito: "Essa observação, por mais interessante que seja, não tem nenhuma consequência concebível para o homem. Ela diz respeito a um mundo distante do nosso, o mundo das bactérias e fungos. Esse mundo está afastado demais do nosso para ter qualquer importância para nós. Além disso, nesse mundo microscópico e distante, valem as leis da bacteriologia, que foram criadas para as bactérias e não para os seres humanos. Extrapolar o nível dos problemas humanos seria imprudente — uma grande tolice e má ciência. Essas são leis da bacteriologia e não da psicologia, e elas nada têm que ver com os assuntos humanos."

Esse ponto de vista é absurdo, e os bacteriologistas e micologistas obviamente (e felizmente) não se deixam guiar por esse pensamento. Mas essa é de fato a posição assumida dissimuladamente pelos cientistas em geral, os quais insistem numa rígida separação entre os níveis de organização do universo, por mais distantes que eles estejam. Conforme ilustrado pela descoberta de Fleming, os próprios cientistas parecem operar em um nível prático, como se diferenças em tamanho fossem, na verdade, insignificantes. Eles admitem que coisas relevantes para os seres humanos *podem* ser encontradas nos níveis infra-humanos de ordem na natureza.

A objeção de que bactérias vivas podem exercer algum impacto no nível humano, enquanto elétrons, prótons ou nêutrons — mortos e sem vida — não podem, parece ser difícil de defender. Conforme observou o biólogo molecular Delbrück,[13] à medida que descemos pelos níveis de organização da natureza, simplesmente não existe nenhuma linha divisória clara entre o mundo das coisas vivas e não-vivas. Talvez queiramos pensar nas bactérias como seres vivos e em moléculas individuais como mortas, mas o que dizer sobre os vírus, por exemplo? Esses "seres" primitivos são difíceis de classificar, e representam um problema espinhoso para os que insistem em dividir rigidamente a natureza em "seres vivos ou mortos". Os vírus são constituídos por um conglomerado de moléculas de DNA rodeadas por uma capa de proteínas. Essas criaturas simples não têm meios próprios de reprodução, dependendo do processo vital de seres mais complexos, como nós mesmos. A existência dos vírus sugere que a localização da linha divisória entre vida e não-vida é determinada apenas arbitrariamente, e que o próprio esforço de dividir a natureza em seres vivos e não-vivos pode ser uma tarefa equivocada. Essa parece ser a posição assumida, não só por Delbrück, mas também pelo físico David Bohm, o qual afirma que o mundo dos seres não-vivos é ficção.[14]

O poeta e o místico compreendem a unidade entre o mundo dos vivos e dos não-vivos. O registro místico *é* um registro da afinidade do espírito humano com todo o cosmo. Essa é uma questão antiga e que encontrou expressão na linguagem de cientistas como Delbrück e Davenport. As palavras de Rustrum incorporam essa idéia histórica:

Por que... nos dissociamos de um único átomo situado sob os nossos pés?... Em nome da dignidade, qual o sentido de presumirmos que a vida humana é mais preciosa do que as outras formas de vida do todo cósmico? Como podemos deixar de exaltar todo tipo de vida sem perdermos o nosso próprio prestígio? Não somos um elemento constituinte do todo?[15]

A LUTA PELA COERÊNCIA

Vimos na Parte III que a vida na Terra não existiria não fossem as condições proporcionadas pelo universo distante. Os elementos que constituem o nosso corpo foram forjados nas estrelas. O processo de evolução depende de certa freqüência de mutações, as quais são causadas, em grande parte, pelo bombardeio das formas de vida pelos raios cósmicos vindos do espaço sideral. Não fosse por essa chuva invisível e silenciosa, a vida na Terra, como a conhecemos, não existiria. Não estaríamos aqui neste momento, nem poderíamos continuar a existir sem o universo que nos rodeia.

Não só estamos ligados, material e morfologicamente, à ecologia do universo; o comportamento físico de nosso corpo e tudo o que diz respeito a nós depende de suas características de grande escala. Essa é a lição do princípio de Mach. As leis físicas que regem cada um de nossos atos, mesmo um piscar de olhos, são determinadas pela composição do cosmo.

Essa profunda lição da ciência moderna, estranhamente, causa-nos surpresa. A meta da ciência, acreditamos nós, é analisar a natureza, sondar seus segredos, dissecá-la. A palavra *análise* deriva do grego *analyein*, significando "quebrar em pedaços". Não é de admirar, portanto, que a ciência seja vista pela maioria dos não-cientistas como uma ameaçadora protagonista da fragmentação, do isolamento e da destruição. Faz parte da natureza da ciência dividir o mundo em partes. O fato de a ciência apontar rumo à unidade cósmica é um acontecimento surpreendente.

Mas a ciência moderna não está apenas descrevendo o homem em termos dos aspectos do cosmo; existe a inegável hipótese de que o universo é o que é porque nós somos como somos. Essa implicação constitui o âmago da interpretação da "realidade quântica" dada por muitos físicos modernos. Segundo esse ponto de vista, um universo fixo e objetivo é uma ilusão. Conforme afirmou d'Espagnat, a crença em uma realidade objetiva imutável está em conflito não só com a teoria quântica, mas com fatos apurados em experimentos reais.[16]

Nossa "moldagem" do universo está direcionada para os aspectos em grande escala do cosmo ou para os domínios microscópicos, que não podemos perceber diretamente? É provável que a nossa influência estenda-se em ambas as direções. O teorema de Bell, já discutido, sugere que a atividade consciente humana influencia as partículas subatômicas em experimentos reais de laboratório. Todavia, pode ser que também possamos moldar os grandes acontecimentos do universo.

A inferência de que a consciência humana é um fator na determinação dos aspectos do mundo "real" é aceita pelo físico H. P. Stapp, um dos mais destacados debatedores das questões levantadas pelo teorema de Bell. Stapp afirma que o teorema de Bell é o mais importante resultado na história da ciência e que ele demonstra o efeito da consciência humana *no nível macroscópico*, conforme já vimos.

O impacto de nossa consciência está no muito pequeno ou no muito grande. A espada da consciência corta tanto para o lado da galáxia quanto para o do átomo. Na relação recíproca fluida que existe em todos os níveis de organização do cosmo, no qual a consciência afeta os acontecimentos do universo e é afetada por eles, ela assemelha-se a uma misteriosa espada em um *koan* zen — no ato de cortar, ela ao mesmo tempo corta e é cortada.

Em vista do evidente fluxo onidirecional de informações no universo, um fluxo em que os seres humanos conscientes acham-se aparentemente envolvidos, seria surpreendente se o comportamento das partículas subatômicas *não* estivesse ligado ao comportamento humano. Estamos às voltas, aqui, com uma luta pela coerência. Queremos ter interações bidirecionais com os aspectos do cosmo em grande escala; queremos examinar de que modo a consciência humana poderia até mesmo moldar os fenômenos do mundo subatômico. Devemos nos recusar a especular quanto à possibilidade de que as nossas experiências cotidianas também possam estar relacionadas com aquilo que ocorre nos domínios subatômicos?

Sinto que há fortes razões para levarmos em consideração essa idéia, quando mais não seja por sua coerência lógica. Devemos *esperar* que essas associações existam por causa dos padrões de ligação que a ciência já demonstrou. Percebo, todavia, que nem a coerência lógica nem infinitos exemplos de fótons e de penicilina jamais irão convencer o cético que está inflexivelmente entrincheirado na defesa da posição de que fazer analogias entre átomos e seres humanos significa fazer uma temerária união entre a imparcialidade da ciência e os valores humanos. Como óleo e água, eles não se misturam.

Ao contrário, acho difícil concluir que vivemos em um universo imiscível. Miscibilidade e organicidade parecem ser a regra. Assim como Wigner, creio que os objetos físicos e os valores espirituais partilham um tipo semelhante de realidade. Para mim, a fusão entre os objetos físicos e os valores humanos é mais uma evidência desse atributo universal de miscibilidade.

Na Parte IV, tentaremos construir um novo modelo de saúde, doença, nascimento e morte, num esforço para traduzir em termos humanos as descrições da realidade subatômica. A visão relativista do espaço-tempo será utilizada com o mesmo propósito. Creio que o modelo que irá surgir será coerente não só com as nossas descrições teóricas do modo como o mundo se comporta, mas também com a experiência humana.

UNICIDADE E MODELOS DE SAÚDE

Nossos modelos atuais de saúde sugerem que nos encontramos num universo ao qual não pertencemos, dentro do qual fomos atirados por acidente. A nossa própria existência é o resultado de mutações ao acaso em um ambiente hostil. Desconhece-se o que iniciou a cadeia da vida; possivelmente, algum acidente químico que talvez nunca cheguemos a decifrar.

Desesperados, lutamos contra as doenças. O nascimento, a respeito do qual não tivemos nenhuma escolha, terminará inexoravelmente em uma morte sobre a qual também não temos nenhuma escolha, e tudo isso em um universo que um dia também vai morrer.

Contra essa visão do lugar do homem no universo estão as novas observações que examinamos acima. A teoria das estruturas dissipativas, como vimos, também destaca um princípio organizador operando em todos os níveis do universo. Esse princípio, ou algo semelhante a ele, mais cedo ou mais tarde teve como resultado a formação da vida — um fenômeno que se desenvolve "ladeira acima" e torna-se cada vez mais complexo, desafiando a tendência entrópica (que se desenvolve "ladeira abaixo") do universo como um todo. Neste universo pode ocorrer a doença, mas ela proporciona aos seres humanos aquilo que qualquer perturbação natural oferece: a oportunidade de evoluir para um novo e superior nível de complexidade psicofísica. A doença não é mais uma tragédia categórica. Sem ela, conforme vimos, os mecanismos de sobrevivência da nossa própria espécie — como é o caso do nosso sistema imunológico — nunca teriam se desenvolvido; sem desafios e sem perturbações, não haveria escapadas para novos níveis de riqueza interior.

A doença, nesse contexto, está ligada à vida e ao progresso. A vida, assim como a conhecemos, *requer* doença; a primeira seria impensável sem a segunda. A doença torna-se mais do que um sombrio prelúdio da morte. Ela torna-se o arauto da vida.

O princípio da unicidade — que é revelado por meio do teorema de Bell e da ligação que observamos na biodança — leva-nos para longe da orla do ameaçador universo de Monod. Em essência, ele diz que, através da inacreditável riqueza de contato que todo ser humano tem com o universo em geral *e* com todos os outros seres humanos, o nosso conceito de morte está errado. Em um universo de unicidade, a morte é impossível, porque *a extinção da pessoa só é possível em um universo de isolamento pessoal*. Nós não vivemos nesse universo.

A incapacidade para sentir a unicidade pessoal que nos envolve a todos perpetua a maior das ilusões do homem moderno: a inevitabilidade da extinção da pessoa. Essa ilusão pode ser combatida por meio de uma apreciação do atributo da unicidade do universo, qualidade que foi tão bem descrita pela ciência moderna.

Podemos abandonar a moderna tradição de equiparar a morte ao conseqüente nada. Não existe nenhuma razão para acreditarmos que a morte humana desfaz o atributo de unicidade do universo. Se partilhamos desse atributo universal antes da nossa morte, então a nossa sobrevivência após a morte é *mandatória*. O princípio da unicidade permanece e, com ele, permanecemos nós.

Uma Natureza, perfeita e presente em toda parte, circula em todas as naturezas,
Uma realidade, que tudo abrange, contém dentro de si todas as realidades.
— Yung-chia Ta-shih[17]

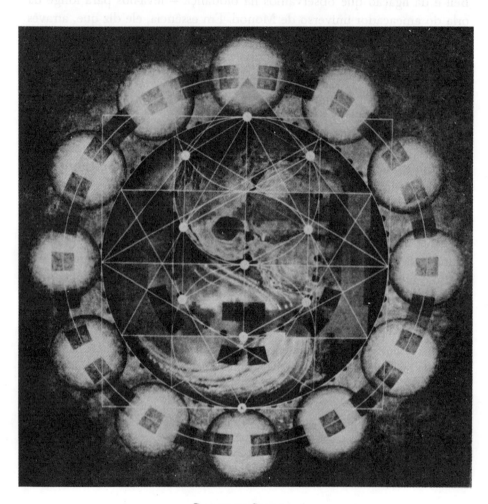

GEOMETRIA SAGRADA

IV
Síntese

IV
Síntese

CAPÍTULO UM

ESPAÇO-TEMPO E SAÚDE

... Não devemos falar em nenhum tipo de mente ou de inteligência na natureza – pois isso é um tabu. As coisas não seriam menos complicadas se quebrássemos esse tabu e admitíssemos que aquilo que chamamos de mente inconsciente ou não consciente de si mesma é de fato o íntimo da natureza e de nós mesmos?
— OWEN BARFIELD[1]

SAÚDE: A VISÃO TRADICIONAL

Se fôssemos descrever as pressuposições cotidianas que orientam o nosso pensamento em questões de saúde, que tipo de quadro iria emergir? Primeiro, provavelmente partiríamos do pressuposto de que o nosso corpo é um objeto. É bastante óbvio para a maioria das pessoas que ele ocupa um espaço específico que não é partilhado por outros corpos. Nesse sentido, ele é uma unidade isolada, auto-suficiente, com limites definidos com relação a todos os outros corpos existentes.

Além disso, o corpo é material. Ele, como tudo o mais, é constituído por blocos de construção individuais, os átomos. Esses átomos agrupam-se, formando padrões específicos, e, de uma maneira que permanece misteriosa para nós, assumem a propriedade que chamamos de vida. Essa propriedade, acreditamos, não é partilhada pela maioria dos outros objetos do universo, o qual, comodamente, consideramos estar dividido em duas metades: o vivo e o não-vivo.

Um dos aspectos mais óbvios do corpo é que ele não só existe num espaço específico mas também perdura por um tempo limitado. O corpo acaba morrendo. A vida, essa qualidade indefinível, cessa com a morte do corpo material. As coisas não podem ocorrer de outra forma, pois os corpos estão isolados uns dos outros no tempo e no espaço; assim, a qualidade vital que cada pessoa possui extingue-se quando o corpo do indivíduo morre.

Embora o padrão do corpo seja destruído quando ele morre, a matéria que constitui o corpo perdura. Ela, como toda matéria, é absoluta; não pode ser criada nem destruída.

Os corpos existem, obviamente, em um tempo que é constituído de um passado, um presente e um futuro. Um fato inquestionável é que nascimento e morte ocorrem nesse fluxo. Esses eventos, por terem lugar num tempo fluido, nunca voltam a ocorrer depois de terem acontecido uma vez. O nascimento e a morte são os pólos da vida, demarcando a nossa existência.

Obviamente, os acontecimentos da vida ocorrem nesse fluxo de tempo. Um desses acontecimentos é a doença, a qual, dizem-nos os biocientistas modernos, ocorre em virtude de uma causa que se origina em uma disfunção no nível das moléculas que constituem o corpo físico. A doença origina-se nas moléculas individuais que constituem corpos individuais e, portanto, é um processo e uma experiência individual. Assim como os corpos, portanto, as doenças estão limitadas no espaço e no tempo.

Tanto a saúde como a doença, supomos, estão localizadas no corpo e na experiência de pessoas específicas e isoladas. Trata-se de um processo individual que não é partilhado. Ele pertence unicamente a cada um de nós. E embora a saúde e a doença certamente produzam experiências psicológicas, elas são fundamentalmente processos do corpo, pois expressam acontecimentos que se dão nas profundezas de nossa estrutura física, no nível das moléculas que nos constituem.

Gostamos da saúde e abominamos a doença. Assim, aceitamos sem questionamento que a saúde é um fato humano positivo e a doença um fato negativo.

Como a doença afeta corpos individuais, a terapia também é voltada para pessoas individuais. Tratar uma pessoa por causa de uma doença que está afetando uma outra seria um absurdo. A terapia, assim como a doença, deve ser localizada; ela deve ser dirigida para problemas específicos que se limitam a pacientes específicos.

Como a doença é resultado de perturbações objetivas na nossa estrutura física, a própria terapia terá de ser objetiva. As disfunções físicas requerem intervenções físicas, pois todo o processo patológico é um fenômeno físico.

A doença é uma questão concernente ao corpo, estando bem distanciada dos fenômenos psicológicos. Embora haja exemplos óbvios de interação entre mente e corpo, a causa principal do sofrimento e das doenças humanas é de natureza física. Quando os fenômenos psicológicos humanos figuram na equação da saúde, eles em geral o fazem por estarem interferindo, causando problemas. A doença psicossomática é uma realidade que temos de aceitar, exemplificando a nossa crença de que, quando a mente interfere em questões de saúde e doença, ela age basicamente como uma causadora de problemas.

De vez que a saúde, assim como a doença, está confinada a corpos individuais, a manutenção da saúde é uma questão individual. Aquilo que fazemos para aumentar ou diminuir a nossa saúde é uma questão pessoal, pois esses efeitos limitam-se a corpos isolados.

Ocupando uma demarcação específica num fluxo de tempo, a vida é um fato que ocorre uma única vez. Como ela nunca acontece mais de uma vez, sua duração é de suprema importância: ter uma vida longa é desejável e constitui a meta principal de nossos esforços para permanecermos saudáveis. De maneira análoga, uma vida curta é trágica. A morte é um acontecimento final, absoluto — o inimigo da vida. Temos de resistir a ela a todo custo. Sua derrota é a missão principal das profissões ligadas à saúde, junto com a eliminação da dor e do sofrimento — eles próprios considerados como coisas ameaçadoras, malignas e negativas.

Embora essa descrição geral de nascimento, morte, saúde e doença não seja completamente aceita pela maioria das pessoas, ela, não obstante, expressa tipicamente o que pensa a maioria de nós. A esta altura, deve estar claro que a mencionada descrição baseia-se numa visão particular do mundo, a qual conforma-se amplamente com o senso comum. Suas características principais são a existência de um tempo fluido; a idéia de que toda matéria é constituída de partículas discretas; de que o comportamento dessas partículas é controlado pelas rígidas leis de causa e efeito; que a matéria existe de forma independente do espaço; e que o espaço pode ser considerado como estando livre das influências do tempo. Uma característica que permeia essa visão é a da fragmentação e isolamento. Os corpos, como na visão clássica dos átomos, estão sozinhos tanto no tempo quanto no espaço. Embora formem padrões, no fundo eles são unidades singulares em um sentido profundo e fundamental. A ligação é vista unicamente em termos de interação de porções e fragmentos essencialmente separados.

AS LIMITAÇÕES DA VISÃO TRADICIONAL DE SAÚDE

Está se tornando óbvio que esta é uma visão limitada. A grande revolução na física, que ocorreu em nosso próprio século, deu-se por causa das evidentes deficiências dessa descrição do mundo. Não importa que a descrição tradicional do mundo estivesse de acordo com o senso comum. Quando posta à prova por cientistas com espírito crítico, essa visão do comportamento do universo revelou-se incompleta. Conforme temos visto, essa descrição newtoniana foi radicalmente revista, resultando em drásticas redefinições das suposições prévias. Todos os aspectos aceitos da visão newtoniana — a natureza do espaço, tempo, matéria e causação — assumiram novas formas. E, embora elas se mostrassem incompreensíveis para os sentidos, as novas descrições revelaram-se extremamente exatas: nenhum experimento jamais refutou as teorias quântica e relativista acerca do modo como o mundo funciona.

Se a nossa visão comum da vida, da morte, da saúde e da doença apóia-se solidamente na física do século XVII, e se essa física foi rejeitada em favor de uma descrição mais exata da natureza, surge inevitavelmente uma pergunta: será que as nossas definições de vida, morte, saúde e doença também devem ser modificadas? Recusarmo-nos a enfrentar as conseqüências nessas áreas significa favorecer a preservação do dogma em vez do avanço do conhecimento. Ademais, a visão moderna do mundo, conforme iremos ver, nos leva a um modelo de saúde que tem tanto de humano quanto o atual tem de grotesco. Nada perdemos reexaminando os pressupostos fundamentais de nossos modelos de saúde; ao contrário, defrontamo-nos com a extraordinária possibilidade de moldar um sistema que enfatize a vida em vez da morte e a unidade e unicidade em vez da fragmentação, escuridão e isolamento.

Como acredito que um novo modelo de saúde deve apoiar-se fundamentalmente nas novas idéias de espaço e tempo proporcionadas pela física moderna, chamei a essa nova descrição de "modelo espaço-tempo". Como seria ele?

O MODELO ESPAÇO-TEMPO DE SAÚDE

Para começar, o corpo deixa de aparecer como um simples objeto rodeado por um espaço vazio. Sabemos que as características dos corpos maciços — como os corpos humanos — e do espaço que os rodeia são dependentes entre si. Nem o espaço nem a matéria são absolutos. A matéria não está separada do espaço que a cerca, tampouco o espaço está separado da matéria que ele circunda.

Esse relacionamento é verdadeiro não apenas quando o corpo é visto como um objeto de 75 quilos; ele também é válido quando o corpo é considerado no nível dos seus átomos. A visão moderna nos diz que os átomos nunca se acham isolados, estando em um relacionamento dinâmico fundamental com todos os outros átomos. Esses relacionamentos entre "partículas" dão-se de forma tal que é problemático definir até mesmo o que é uma partícula. Os físicos nos dizem que todos os átomos estão essencialmente relacionados a todos os outros átomos do universo. Não apenas os padrões comportamentais de cada átomo são afetados em teoria e em princípio pelo comportamento de todos os outros átomos do universo; o contrário também é verdadeiro: cada átomo, por seu próprio comportamento, altera o comportamento de todos os outros átomos, ainda que distantes. Conforme diz Eddington, "quando o elétron vibra, o universo treme". As partes que constituem o corpo, portanto, assemelham-se mais a padrões e processos do que a unidades e objetos separados. Se um caráter objetivo não pode mais ser atribuído aos átomos do corpo, parece extremamente difícil continuar considerando o corpo como um objeto isolado no espaço e no tempo de todos os outros corpos físicos.

A virtual inundação de substâncias químicas entrando e saindo do corpo é responsável pela sua renovação total, até o último átomo, em um intervalo de poucos anos. Esse processo, a biodança, é um fluxo infinito entre corpos que vivem não apenas no presente mas que viveram no passado. Mesmo do ponto de vista da fisiologia e da biologia elementares, portanto, o corpo comporta-se mais como um padrão e processo do que como um objeto isolado e não-interativo. Os corpos não são estáticos; eles estão vivos no espaço e no tempo. O limite de nosso eu físico, a nossa pele, é uma ilusão. A pele não constitui absolutamente nenhuma fronteira, sendo constantemente regenerada em questão de dias. Essa "fronteira", que aparenta ser sólida ao toque, está constantemente se desvanecendo de forma gradual, recompondo-se e desvanecendo-se novamente, na infinita roda da biodança. Assim, quando examinada minuciosamente no nível do todo ou no nível de suas partes constituintes, a visão do corpo como um objeto revela-se falha.

Como todos os corpos interagem com todos os outros corpos nesse processo, a saúde pode ser vista como um fenômeno compartilhado. Ela estende-se a todos os outros corpos. A saúde não é apenas um assunto pessoal. Assim como a doença, ela pode se espalhar. Os esforços no sentido dos cuidados com a saúde, portanto, transcendem os atos de indivíduos isolados. Aquilo que *uma* pessoa faz para aumentar – ou diminuir – a sua saúde tem conseqüências vitais para *todas* as outras pessoas.

A terapia, de forma análoga, nunca pode ser dirigida apenas a um indivíduo. Os esforços dos médicos só *parecem* aplicáveis a pacientes individuais, visto que todos os corpos estão relacionados entre si em uma partilha dinâmica. A terapia individual é um embuste, um "esforço simulado" por parte do médico. A terapia, conseqüentemente, é dirigida a todas as pessoas ao mesmo tempo pois, em certo sentido, existe apenas um corpo físico, o qual, através de um fluxo infinito de fenômenos interligados, expressa-se ilusoriamente como formas de vida individuais.

Como não existem demarcações temporais num tempo que não flui e não é linear, sua divisão em passado, presente e futuro torna-se arbitrária. Passa a ser suspeita a maneira comum de usar como pontos de referência para a vida os seus pólos de nascimento e morte. Podemos começar a ver nascimento e morte como fatos que ocorrem numa das extremidades de um desenvolvimento assimétrico de acontecimentos a que chamamos vida, mas que não encerram um *status* absoluto como começo e final definitivos. A morte, na nova visão de saúde, transforma-se em esgotamento. O objetivo comum da assistência à saúde, o de postergar o momento da morte, não constitui um esforço racional por parte dos médicos e pacientes porque não existe nenhum final definitivo a ser evitado. De vez que o fluxo de tempo é visto como um fenômeno psicológico que não representa um verdadeiro aspecto do mundo físico, a sensação de urgência que comumente temos fica reduzida. Juntamente com essa falta de preocupação com um pernicioso fluxo de tempo, a epidemia constituída pelas diversas formas de "doença da pressa" começa a diminuir. Deixamos de destruir a nós mesmos por causa da sensação de que o tempo está se esgotando, que não temos tempo suficiente e de que estamos chegando ao fim da estrada.

E, como todos os corpos são co-extensivos através de processos físicos verdadeiramente dinâmicos, a idéia de morte individual é absurda. Como os corpos *não* são entidades individuais, porém processos vivos e compartilhados, só a morte coletiva de todos os corpos poderá extinguir um deles. Para que *um* morra, *todos* têm de morrer. *Todo o padrão* de interdigitação deve ser interrompido, e não apenas os processos individuais. Todavia, quando vistos contra o pano de fundo de um tempo não fluido, nem mesmo a perturbação completa dos processos vitais resultaria em um final definitivo, pois esse desenlace só faria sentido num tempo linear, fluido, composto de passado, presente e futuro. No espaço-tempo, a idéia de finalidade é transcendida. Desse modo, portanto, deixamos para trás a morte e seu espectro de medo, sofrimento e inexorável declínio da vida.

Na nova visão, a vida não é propriedade de corpos individuais. A vida torna-se uma propriedade do universo em geral, ligada, como todos os corpos vivos, a todas as outras coisas. Vemos a nós mesmos não como uma anomalia, como vida extraviada numa galáxia menor num universo hostil, mas como uma brilhante expressão de uma qualidade universal: a própria vida.

As teorias moleculares de causação de doença são agora vistas de uma maneira diferente daquela dos modelos biomédicos tradicionais, pois reconhecemos, na nova maneira de ver, que desarranjos isolados no nível dos átomos simplesmente não ocorrem. A regra moderna é que toda informação é transmitida para toda parte. Acontecimentos causais bem definidos — os quais, antigamente, acreditava-se serem uma característica de toda e qualquer doença humana — perdem aos poucos sua importância e dão lugar a infinitas e reverberantes séries de acontecimentos. Na nova maneira de ver, consideramos a teoria molecular da causação das doenças como uma descrição pitoresca e obsoleta. Causas distintas nunca ocorrem nos corpos individuais porque corpos isolados e individuais simplesmente não existem.

A meta da medicina tradicional — a de uma terapia totalmente objetiva, que pudesse ser dirigida com precisão para o fator causal de cada doença — é transcendida. Isso acontece porque, com a nova visão, sabemos que não podemos ficar separados da natureza e intervir de forma neutra e objetiva. Por meio das relações de incerteza de Heisenberg, sabemos que as coisas são assim para as menores porções de matéria, tais como os elétrons. A ação recíproca causa mudanças, seja entre o cientista e o objeto de seu estudo, seja entre o médico e seu paciente. A ação recíproca humana produz genuínas perturbações no estado psicofísico de ambos. Em virtude dessas interações, a completa neutralidade na terapia é um sonho irreal. O fato de um dia termos pensado que isso seria possível reflete a nossa cegueira quanto à existência de uma ligação entre todas as coisas.

Em virtude das profundas relações entre a consciência e o mundo físico, na visão moderna tendemos a *maximizar* o elemento subjetivo do processo de cura, em vez de tentar *extingui-lo*, pois o vemos como uma poderosa força para a realização de uma mudança intencional. Além do mais, achamos que essa mudança pode ser iniciada tanto pelos pacientes como por curadores profissionais. Na nossa nova visão da saúde, portanto, cada paciente tem a capacidade potencial de ser o seu próprio curador. Segundo a nova visão, portanto, a cura torna-se democratizada.

Visto que a nova maneira de encarar a saúde rejeita a idéia do corpo como objeto, nosso conceito de paciente também se altera. Os pacientes não são vistos mais como objetos "aos quais" ou "para os quais" alguma coisa é feita. Na nova visão, paciente e terapeuta formam uma unidade por via dos processos que promovem a ligação entre todos os seres. A terapia orientada para o paciente é um bumerangue, pois afeta simultaneamente o terapeuta. Do ponto de vista do terapeuta moderno, portanto, a terapia do paciente é autoterapia. Curar uma outra pessoa é curar a si mesmo.

Na nova visão de saúde, deixamos de ver a doença como algo inteiramente negativo. A saúde também não é totalmente positiva para nós. O fato é que, nesse ponto, as distinções entre saúde e doença começam a ser menos nítidas. Por quê? Por uma razão: passamos a perceber a impossibilidade de que coisas como saúde e doença sejam fenômenos "locais" — eles estão ligados e dependem de todos os acontecimentos distantes que ocorrem no universo. Esse grau de relação sugere que "bom" ou "mau", "saúde" ou "doença" são juízos extravagantes e arbitrários. Na nova visão, atribuímos pouco valor à saúde e à doença. Em lugar de vê-las como boas ou más, para nós elas parecem simplesmente um informe acerca do modo como as coisas são. Para nós, essa não é uma afirmação de passividade ou de aceitação cega, pois ainda podemos agir para mudar o estado físico do corpo. Trata-se tão-só de um sentimento nascido da admissão da unicidade interpenetrante de todas as coisas.

Com a nova visão, deixamos de insistir na idéia de que a duração da vida é de importância fundamental. Existências de longa duração não têm um valor intrinsecamente maior do que as existências curtas. Uma vida curta não é trágica — embora continuemos a agir no sentido de preservar a vida. Trata-se apenas do fato de a duração da vida ser irrelevante, porque o tempo não flui de forma linear. Assim, as nossas intervenções concernentes à saúde não contêm mais o tradicional atributo do desespero. Para nós, não existe fim definitivo. Escapamos do Rio do Tempo. Para nós, o tempo não é mais o tirano voraz que chegamos a supor que fosse.

Qual o significado da morte? Segundo a nova visão, o corpo é "desmaterializado". A matéria não é mais absoluta. Ela pode ser transformada em energia ou ser produzida a partir desta última. O caráter grotesco da morte exigia um tipo de matéria que fosse absoluta, separada e independente de todas as outras. O novo modelo de saúde inclui a matéria como algo que surge a partir de um vazio contendo energia, e nele desaparece. Por meio de experiências físicas efetivamente realizadas, sabemos que essas transfigurações ocorrem em qualquer época e com todo tipo de matéria. Esse vaivém interminável entre os mundos da forma e da ausência de forma não está limitado ao mundo arbitrariamente definido da matéria viva, e não cessa quando ocorre a "morte".

Na nova visão de mundo, não aceitamos sequer a idéia de que estamos em determinado lugar no tempo e no espaço. Como estamos ligados a todos os outros corpos, incluídos em um infinito fluxo de fenômenos que ocorrem no espaço-tempo, consideramo-nos não como corpos fixos no tempo, em pontos determinados, mas como padrões eternamente mutáveis para os quais os termos descritivos precisos parecem completamente inadequados.

A NECESSIDADE DE UM NOVO MODELO DE SAÚDE

Por que deveríamos querer considerar os processos humanos de saúde e doença como novas visões da física oferecidas pela física quântica e pela relatividade? Em primeiro lugar, conforme observou o físico Wheeler, *todas as coisas* estão quantizadas em algum nível: "O mundo, no final das contas, é um mundo quântico; e qualquer sistema é, inevitavelmente, um sistema quântico."[2] Isso sugere que, mais cedo ou mais tarde, os nossos conceitos acerca do modo como o nosso corpo funciona terão de dar o devido valor aos fenômenos quânticos físicos e ao probabilístico e estatístico mundo subatômico. Atualmente, a maioria dos biocientistas acredita que os acontecimentos subatômicos são demasiado pequenos para ter importância prática.

Alguns cientistas chegam ao ponto de rejeitar categoricamente qualquer tentativa de misturar a física quântica com as investigações biológicas, relatando pontos de vista tão enfáticos a ponto de parecerem preconceituosos. ("Elétrons e seres humanos não são a mesma coisa.") Tal atitude não assenta bem a um cientista e, com certeza, não é uma posição científica. Esses cientistas poderiam igualmente argumentar que o princípio do vôo é um fenômeno natural que se aplica apenas a coisas pequenas como beija-flores e abelhas, mas é irrelevante para o homem, cujo peso nunca poderia ser sustentado pelas invisíveis moléculas do ar.

Há quem sugira que, quando mergulharmos nos níveis mais profundos do nosso corpo, teremos de lidar com acontecimentos quânticos. Niels Bohr propôs que o pensamento consciente poderia envolver trocas de energia tão minúsculas, que apenas uma explicação baseada na física quântica seria adequada para descrever a consciência. Mais recentemente, Walker[3] ofereceu a primeira tentativa de descrição da consciência com base na física quântica. Sua obra representa uma aventura pioneira em águas turvas e é importante por causa da direção para a qual aponta: a de que as tentativas do homem para investigar a sua mente-corpo nunca poderão ignorar os domínios quânticos.

Nossa compreensão básica dos eventos neurofisiológicos do cérebro também aponta nessas direções. Durante décadas consideramos o cérebro como uma montagem arquitetônica de circuitos elétricos. Os neurônios funcionam como condutos para informação eletroquímica, de maneira semelhante àquela pela qual um fio conduz eletricidade. As sinapses — as junções entre os neurônios — sãos as fendas através das quais esta informação passa de um neurônio para outro. Imagina-se que todo o mecanismo funciona em termos binários — o neurônio ou "dispara" ou não dispara. A situação agora parece bem mais complexa. Longe de estar em silêncio no intervalo entre os disparos, a sinapse é o local dos assim chamados potenciais de ondas lentas. Um tipo de conversação eletroquímica está sempre ocorrendo na fenda sináptica — às vezes, em tons altos e outras vezes em sussurros, mas *sempre* há algum tipo de comunicação. O conceito tradicional binário ("ligado-desligado") de funcionamento dos neurônios é inadequado para explicar esses fenômenos porque, aparentemente, o neurônio nunca está desligado. Sugere-se que esses acontecimentos envolvem níveis de energia em que os fenômenos quânticos tornam-se decisivos, de modo que uma compreensão adequada dos mecanismos energéticos elementares do cérebro talvez requeira a aplicação de conceitos quânticos.[4]

Longe de serem invisíveis, os fenômenos quânticos poderão intrometer-se em nossa vida de maneiras excessivamente óbvias. Anteriormente, examinamos o teorema de Bell, observando que a tomada de decisões conscientes determinava o resultado efetivo de experiências. Seria errado considerar essa descoberta como uma simples trivialidade de laboratório. A importância do teorema de Bell é exposta por Henry P. Stapp:

> A coisa mais importante quanto ao teorema de Bell é que ele expande claramente, para os domínios dos fenômenos macroscópicos, o dilema colocado pelos fenômenos quânticos... ele mostra que as nossas idéias comuns acerca do mundo são, de alguma maneira, profundamente deficientes, até mesmo no nível macroscópico.[5]

O importante nos acontecimentos da nossa vida cotidiana é a implicação do teorema de Bell. Por que isso não é óbvio? Os efeitos são pequenos demais para serem notados? No caso de existirem, seriam eles por demais insignificantes para fazer alguma diferença? Seria prematuro concluir que esses acontecimentos não têm importância para a nossa vida simplesmente porque não os notamos. Afinal de contas, ninguém jamais "notou"

TABELA I

UM MODELO PARA O ESPAÇO-TEMPO DE NASCIMENTO, VIDA, SAÚDE E MORTE

Visão Tradicional	Visão da Física Moderna
1. O corpo é um objeto, localizado num espaço específico.	1. O corpo não é um objeto e não pode ser localizado no espaço.
2. O corpo é uma unidade isolada e independente.	2. O corpo é um relacionamento dinâmico com o universo e com todos os outros corpos através de uma verdadeira troca física – a "biodança".
3. O corpo é constituído de blocos de construção isolados – os átomos.	3. "Blocos de construção" e "átomos" são descrições imprecisas, pois cada partícula só pode ser compreendida com relação a todas as outras partículas.
4. Saúde é uma questão individual e diz respeito a um único corpo.	4. A saúde estende-se a todos os outros corpos, pois todos os corpos estão em um relacionamento dinâmico. A saúde individual é uma ilusão.
5. A doença é um processo por que passam corpos isolados.	5. A doença é um acontecimento coletivo, pois todos os corpos estão relacionados. A doença individual é uma ilusão.
6. A terapia afeta corpos isolados.	6. A terapia afeta todos os corpos.
7. A manutenção da saúde é uma questão pessoal.	7. Os esforços individuais para manutenção da saúde estendem-se a todos os indivíduos.
8. Negligenciar a saúde causa danos em apenas um corpo e é uma questão pessoal.	8. Negligenciar a saúde afeta negativamente todas as pessoas e é uma questão coletiva.
9. Nascimento e morte são marcos que indicam os pólos da vida.	9. Não existem marcos no tempo.
10. O tempo flui.	10. O fluxo de tempo é um fenômeno psicológico e não um fenômeno natural. Nenhuma experiência física detectou o fluxo do tempo.
11. As coisas acontecem na vida.	11. Os fenômenos da vida não acontecem, eles simplesmente "são". É essa assimetria na ocorrência de fenômenos naturais que gera a impressão de que eles acontecem em um fluxo de tempo unidirecional.
12. A matéria que constitui o corpo é um absoluto.	12. Nada da matéria do corpo é absoluto. Na visão moderna, toda matéria, bem como o espaço e o tempo, são relativos.
13. A morte é um acontecimento final, absoluto.	13. A morte não é um acontecimento final e absoluto, pois ela diz respeito a um corpo que é co-extensivo com todos os outros corpos e cuja matéria não é absoluta.

TABELA I (continuação)

UM MODELO PARA O ESPAÇO-TEMPO DE NASCIMENTO, VIDA, SAÚDE E MORTE

Visão Tradicional	Visão da Física Moderna
14. A vida é uma propriedade de corpos individuais.	14. Embora os corpos individuais sejam de fato vivos, o relacionamento recíproco de um corpo com todos os outros corpos e com o universo em geral faz da vida um processo universal e não individual.
15. A terapia é dirigida para os indivíduos, pois são eles que ficam doentes.	15. Os indivíduos de fato ficam doentes; mas, em virtude da relação entre todos os corpos, a terapia pode ser dirigida para *qualquer* corpo. A terapia é difusa porque todos os corpos estão relacionados entre si.
16. A doença ocorre por causa de desarranjos no nível das moléculas [a teoria molecular da causação das doenças].	16. Os átomos e todas as partículas subatômicas que constituem o corpo estão em relacionamento dinâmico com todas as outras partículas do universo. Onde se origina o problema – no corpo ou em alguma outra parte do universo? A localização da causa das doenças em corpos específicos ou em níveis específicos, dentro dos corpos, é imprecisa.
17. A doença é um mau comportamento das moléculas; portanto, trata-se de um problema objetivo. A terapia, portanto, também deve ser objetiva.	17. A terapia objetiva é uma ilusão. A intervenção na natureza, tal como qualquer tipo de exame, muda o que é observado. O observador não consegue manter-se separado do resultado da observação, de modo que a objetividade, no sentido estrito, é impossível.
18. A doença é um problema do corpo.	18. A influência da consciência sobre os processos físicos que ocorrem no corpo oblitera essa distinção.
19. A doença é uma coisa negativa; a saúde, positiva.	19. Estando ligados e sendo dependentes de todos os acontecimentos distantes do universo, a caracterização dos acontecimentos locais como bons ou ruins parece ser um juízo humano caprichoso e arbitrário.
20. A vida longa é desejável; a vida curta é trágica.	20. A duração da vida é irrelevante porque, na natureza, o tempo não flui de forma linear.
21. O corpo é material.	21. A matéria tornou-se "desmaterializada"; portanto, o corpo não é estritamente material.
22. Os corpos têm uma localização determinada no espaço e no tempo.	22. Estando ligados a todos os outros corpos, a localização de qualquer corpo no espaço e no tempo é, na melhor das hipóteses, uma aproximação.

a gravidade — apenas os seus efeitos. A nossa vida está repleta de fenômenos cujas causas podemos apenas inferir. Desprezar a importância do teorema de Bell no nível da experiência seria cometer o erro lógico do ictiologista que, depois de vasculhar todo o oceano com uma rede de arrasto com malha de uma polegada, concluiu que o oceano não continha nenhuma criatura viva com menos de uma polegada de diâmetro. Para procurar no nosso cotidiano os efeitos dos fenômenos quânticos, como aqueles sugeridos pelo teorema de Bell, talvez necessitemos simplesmente diminuir o tamanho da malha da nossa rede de percepção.

Exemplos curiosos desse tipo estão sempre aparecendo. Na década de 60, foi descrita pela primeira vez uma nova síndrome clínica na medicina, chamada de coma hiperosmolar. Reconheceu-se que essa doença devia-se a uma multiplicidade de causas. Tratava-se de um problema sério, fatal em uma alta porcentagem de casos. Depois de sua primeira descrição, seguiu-se uma avalanche de relatos semelhantes, e ela foi rapidamente reconhecida como uma entidade clínica bastante comum.

A pergunta desconcertante era: onde a síndrome estava se escondendo antes de ser descrita pela primeira vez? Como um problema clínico tão devastador, que se apresentava de formas tão espetaculares, pôde passar despercebido durante tanto tempo? Existe hoje uma concordância geral de que a doença estava presente — e provavelmente com a mesma incidência — antes de ser descrita. Após sua descoberta, todavia, a malha da rede perceptiva dos médicos estreitou-se, permitindo que ela fosse capturada com maior regularidade. Eram as percepções dos médicos e não a doença em si que estavam escondidas.

O MODELO ESPAÇO-TEMPO E A MORTE

Um dos aspectos obviamente mais grotescos do modelo espaço-tempo de saúde é a redefinição da morte. Vamos examiná-la mais atentamente.

Morte e Tempo

Tendo sido moldado de acordo com a clássica e tradicional visão linear do tempo, nosso conceito de morte é que ela corre ao nosso encontro num fluxo unidirecional de acontecimentos. Santayana fez um resumo de nossas fragilidades ao lidar com seu inexorável avanço:

> Não existe cura para o nascimento e a morte, exceto desfrutar o intervalo.

E Bertrand Russell descreveu com sua habitual mordacidade o caráter definitivo que atribuímos à morte ao admitir que, depois de morrer, ele apodreceria, nada restando do seu ego.

A crença numa vida após a morte sempre foi vista por céticos intransigentes, tais como Russell, como uma defesa covarde contra o óbvio fim definitivo que a morte traz a todos os homens. O modo como Russell via a morte, juntamente com as concepções dos que acreditam em uma vida após a morte — seja no céu, no inferno ou em alguma variação desse tipo —, baseia-se na velha idéia do tempo como uma rua de mão única.

Mas algum dia precisaremos chegar a um acordo com esse fato extremamente importante e doloroso: a nossa "moderna" visão da morte está em completa discordância com a moderna visão do tempo. A idéia moderna de tempo é de que ele *não* flui. Essa nova definição não pode ser distorcida para acomodar a nossa concepção comum de morte como o evento culminante de uma exigência consumida em um tempo fluido. Conforme afirma o físico e matemático P. C. W. Davies, jamais se realizou uma experiência física que detectasse a passagem do tempo. À primeira vista, essa afirmação pode parecer absurda. Mas Davies está descrevendo a visão de tempo inerente à física moderna — relatividade e mecânica quântica — e não o tradicional conceito newtoniano de tempo, que pertence à física clássica e que comumente associamos a todo tipo de ciência. Embora as experiências físicas tentem observar o mundo objetivamente, tão logo o esforço objetivo é feito, a passagem do tempo desaparece como um fantasma na noite. Conforme afirma Davies:

> É muito melhor considerar o mundo como um *fenômeno total*: nas palavras do matemático alemão Hermann Weyl (1885-1955), "o mundo não acontece; ele simplesmente existe".[6]

Nossa visão da morte é incoerente com essa definição de tempo. Estamos defasados em relação aos conceitos científicos atuais, e nosso erro é tão monumental como se ainda acreditássemos que o mundo é achatado.

O conceito de que o tempo flui de maneira unidirecional é uma propriedade da nossa consciência. Esse é um fenômeno subjetivo e uma propriedade que simplesmente não pode ser demonstrada no mundo natural. Essa é uma lição incontestável, derivada da ciência moderna, uma lição cujo entendimento tem sido extremamente difícil para o homem moderno. Um tempo fluido pertence à nossa mente e não à natureza. Percebemos serialmente acontecimentos que simplesmente "são", e a percepção em série de muitos desses fenômenos resulta naquilo que interpretamos como um incontestável fato da natureza: o fluxo de tempo.

Os físicos que, na virada do século, revolucionaram as velhas concepções do tempo, fizeram-no questionando esses "incontestáveis" aspectos da natureza. Eles o fizeram, todavia, não por meio de saltos intuitivos de sua própria consciência, mas através de uma tentativa de responder a uma pergunta sempre presente: que tipo de maneira de ver o tempo deve ser construído para explicar certas observações que continuam aparecendo nas experiências atômicas? Uma nova visão do tempo era uma experiência do fluxo de dados concretos vindos dos laboratórios de pesquisa.

O que era a nova concepção de tempo que veio a surgir? Já tivemos a oportunidade de examiná-la anteriormente, mas uma sucinta revisão do conceito moderno pode ser encontrada num comentário mais amplo do matemático Weyl:

> O mundo objetivo simplesmente existe; ele não acontece. Apenas aos olhos da minha consciência, rastejando para cima ao longo da linha da vida do meu corpo, uma parte desse mundo adquire vida como uma imagem fugaz num espaço que muda continuamente com o tempo.[7]

Essa maneira de encarar o tempo é uma afronta ao senso comum. Ela é inteiramente incompatível com o modo como "sabemos" que o tempo se comporta. Todavia, ela não foi uma afronta menor para os cientistas que a formularam do que para nós, não cientistas, que temos de assimilá-la.

Morte e Senso Comum

Nossos conceitos de morte baseiam-se no senso comum, o qual consideramos como um ponto de referência sempre que tentamos compreender idéias que não conseguimos definir de forma objetiva. Entretanto, pode ser ridículo e inútil tentar usar o senso comum para formar conceitos de morte. *Nenhum* de nós tem qualquer experiência pessoal de primeira mão sobre o assunto. Além do mais, não existem fontes às quais possamos recorrer com absoluta confiança. Pode-se levantar objeções sérias contra todos os relatos conhecidos de pessoas que "morreram" por breves períodos, mas que depois recuperaram a consciência e relataram o que havia acontecido.

A despeito de suas limitações, porém, uma abordagem baseada no senso comum, para a formação de conceitos sobre a morte, parece ser, para a maioria das pessoas, o único meio disponível de atacar o problema. Para os que estão dispostos a seguir esta abordagem, todavia, a advertência de Einstein não deve passar despercebida: o senso comum é simplesmente um depósito de preconceitos colocados na mente humana antes dos dezoito anos de idade.[8]

A objeção mais séria contra a tentativa de formar conceitos sobre a morte com base no senso comum e as idéias "óbvias" acerca do modo como a natureza se comporta (além de suas tendências para refletir preconceitos ocultos) é que essas abordagens divergem das descrições físicas da natureza que nos são dadas pela física moderna. Se estivermos descrevendo o mundo e *se* quisermos que as nossas descrições sejam consideradas objetivas, devemos ser coerentes, na medida do possível, com a ciência. Tanto quanto a vida, a morte faz parte do mundo natural e, quando a ciência fala em mundo natural, que inclui o fenômeno de tempo (e, portanto, da morte), devemos ouvir o que é dito. Não podemos ficar escolhendo e usando apenas os conceitos científicos que nos parecem palatáveis. Temos de olhar para o quadro completo que a ciência nos proporciona e, portanto, não podemos ignorar o que a ciência moderna nos revelou acerca da natureza do tempo.

Atualmente, a nossa consciência se vê às voltas com uma profunda excitação em torno de uma cultura concernente à morte. A tanatologia é uma respeitada área de estudo. "Morte e morrer" são assuntos populares não apenas entre os leigos mas também entre profissionais médicos. Nas faculdades de medicina os estudantes assistem a cursos sobre o modo como lidar com pacientes terminais, ministrados por padres ou psiquiatras. Os "centros de crescimento pessoal" dispõem de profissionais residentes que partilham seu saber a respeito da morte. A educação acerca da morte é o tema central de diversas revistas que surgiram recentemente. Mais do que em qualquer outra época, tornou-se culturalmente aceitável investigar a morte.

Quase sem exceções, porém, essas abordagens simplesmente deitam vinho novo em odres velhos, pois estão presas a uma visão de mundo cuja atitude em relação ao tempo é arcaica. *Nenhum* esforço tanatológico atual pode produzir resultados frutíferos sem aceitar aquela que é a mais maravilhosa e, ao mesmo tempo, a mais surpreendente descoberta de nossa era: o tempo não é um rio.

A Morte e a Assimetria do Tempo

Temos uma tendência habitual para relacionar nascimento, saúde e doença na forma de um *continuum* que acaba terminando em morte para cada um de nós. Esse processo tem como pano de fundo o conceito de tempo linear, e dá origem à idéia geral de que, ao nascimento, segue-se inevitavelmente a morte, e que a doença e o declínio causam invariavelmente a morte.

Outros pontos de vista, entretanto, são possíveis, um dos quais é expresso por Alan Watts:

> ... falta de chuva, fome coletiva e morte são simplesmente... maneiras de observar e descrever o mesmo evento. Dado um organismo vivo, falta de chuva = morte. A idéia de causalidade é simplesmente uma maneira insatisfatória de fazer a ligação entre as diversas partes de um acontecimento que distinguimos e separamos para propósitos de descrição; assim, enganados por nossas próprias palavras, passamos a pensar nesses estágios como acontecimentos diferentes que precisamos voltar a juntar com a cola da causalidade. Na verdade, o único evento singular é o próprio universo.[9]

A concepção de Watts é notavelmente semelhante à dos físicos modernos, pois ele está basicamente invocando o moderno conceito de tempo como sendo ou simétrico ou assimétrico, conforme a descrição feita por Davies (ver pg. 195). Assim como Watts, os físicos removeram a "cola da causalidade" de uma série de acontecimentos assimétricos que, continuamente, confrontamos com o tempo.

"O único acontecimento singular é o próprio universo." Trata-se de um fenômeno que, ao mesmo tempo, engloba todos nós, incluindo nosso nascimento, saúde, doença e morte — e o tempo que percebemos. Com a cola causal removida, cada um dos acontecimentos aparentemente sucessivos de nossa vida simplesmente revela ser o que realmente é. Se, como fez Watts, podemos dizer que, dado um organismo vivo, falta de chuva *é* morte, então o nascimento também é morte — bem como saúde e doença.

A moderna concepção do tempo, portanto, valida uma outra maneira de encarar os estágios de nossa vida e os acontecimentos nela compreendidos.

Morte e Tempo: um Novo Modelo

Como poderia ser estruturado um conceito de morte que incorporasse uma visão não-linear do tempo que fosse coerente com os postulados da física moderna? Uma das abordagens mais criativas foi proposta pelo psicólogo LeShan.[10] Comentando sobre a possibilidade de sobrevivência à morte biológica, LeShan formula uma visão de nascimento, vida e morte que implica necessariamente um conceito não-linear do tempo, uma visão que é coerente com a física moderna. Ele observa que nascimento e morte demarcam a vida em ambos os extremos, formando-lhe os limites. Observando que o tempo, no sentido moderno, não pode ser limitado, ele chega à conclusão de que a morte, como uma finalidade, não é compatível com uma concepção moderna do mundo. Ele utiliza outros modernos conceitos físicos, tais como a teoria do campo, para construir um argumento lógico em favor da sobrevivência à morte. Seu tratado é um dos mais brilhantes já publicados na tentativa de aplicar os novos conceitos de tempo, espaço e matéria na construção de uma nova concepção da morte.

Todavia, por mais que a lógica de LeShan seja coerente com a nova concepção do mundo físico, ela é igualmente *in*consistente com a experiência humana cotidiana. A sobrevivência à morte biológica parece ser claramente absurda. A morte é um óbvio e grotesco fato da vida, e as mais engenhosas maquinações lógicas não a farão diferente. Não se pode afastar a morte com a *razão*. E, afinal de contas, pode-se criar, com o auxílio da razão, os esquemas mais extravagantes para levar alguém a crer em algo, tal como a antiga idéia de que a Terra era sustentada por um homem de força inimaginável que, por sua vez, apoiava-se sobre uma tartaruga. A lógica é enganosa — e tão mutável quanto a moda —, e, em última análise, a pessoa tem de recorrer à sua própria experiência. Uma vez mais, voltamos ao senso comum como guia para a construção dos conceitos de morte.

Mas essas objeções contra o uso da razão ao abordar-se a idéia da morte não seguem uma *razão* e lógica inteiramente próprias? Vemo-nos *raciocinando*, de forma inconsciente e tortuosa, que é inútil recorrer à razão para tentar compreender um acontecimento tão *des*arrazoado e inescrutável como a morte. Não podemos fugir ao uso da razão da mesma forma como não podemos fugir da nossa própria sombra. Precisamos empregar a lógica, em certa medida, em *qualquer* tentativa de compreender os acontecimentos de nossa vida, mesmo se concluirmos que esses acontecimentos só podem ser compreendidos de maneira intuitiva e não-lógica. Quer estejamos tentando decifrar fenômenos complexos — como o mecanismo da fotossíntese — ou refletindo acerca do significado da morte, não podemos nos esconder da nossa faculdade da razão.

Mas o que seria razoável dizer a respeito de uma abordagem da morte que invoca um conceito de tempo que transcende a concepção comum linear? Seria razoável tentar fazer uma fusão entre as idéias da ciência física moderna e os conceitos de morte? Ou será que essas novas concepções do tempo não-linear, tão contrárias à intuição, merecem permanecer onde elas se originaram, dentro dos laboratórios científicos? Existe alguma esperança realística de incorporá-las a um conceito de morte que tem significado pessoal quando elas parecem ser tão bizarras, tão estranhas ao senso humano acerca de como o mundo efetivamente se comporta?

Essas são perguntas apropriadas e, sem dúvida, foram formuladas em todos os períodos da história em que descobertas objetivas parecem travar o raciocínio de homens razoáveis. É útil lembrar que a história registra a colossal despreocupação da ciência para com o senso comum. A história da ciência *é* a história do penoso processo de acomodação do senso comum ao fato científico. A afirmação dos dias atuais acerca de uma nova concepção de tempo que é estranha ao senso comum certamente não desperta mais espanto e perplexidade no homem das ruas do que as afirmações de Copérnico e Galileu despertaram em seus próprios dias. Tematicamente, as afirmações mudam; as reações que elas evocam, porém, são as mesmas.

A capacidade de a mente humana se recuperar rapidamente e se adaptar a idéias antes incompreensíveis é um espantoso aspecto da nossa consciência. Se estamos tentados a pensar que nunca poderemos nos adaptar a uma nova visão do tempo, que exigiria uma nova concepção da morte, temos apenas de recordar transformações igualmente radicais no pensamento humano: a evolução do modelo de Ptolomeu para o de Copérnico relativo ao sistema solar; o surgimento e aceitação da evolução darwiniana; e a transição, feita em nosso próprio século, da concepção newtoniana do mundo para a da mecânica quântica e da relatividade — contrárias à intuição.

Em vista dessas notáveis transições no pensamento humano, seria ingenuidade supor que jamais poderíamos aceitar as novas e radicais concepções de tempo, vida e morte. Assim como a lógica clerical do bispo Wilberforce não pode resistir às evidências em favor da evolução das espécies, as nossas próprias concepções de tempo, vida e morte — apoiadas no mito, na tradição e no senso comum — devem ser revisadas para que se tornem coerentes com as evidências em favor de um tempo não-linear.

O panorama histórico da evolução das grandes idéias serve de advertência para a nossa época: conceitos relativos ao que é real não são talhados em pedra. Heráclito estava correto: a única coisa constante é a mudança. Nunca tivemos e nunca teremos uma realidade fixa, segura e imutável.

A Percepção de Tempo Linear: Possibilidade de Mudança

Sendo dependentes de nossos conceitos de tempo, as nossas definições de vida e morte estão mais do que amadurecidas para a mudança. Existem indícios seguros de que a mudança está prestes a ocorrer. O poeta William Carlos Williams disse: "Um novo mundo é apenas uma nova mente!" Os modernos conceitos físicos deram-nos um novo mundo — e arrastaram-nos, com relutância, para uma nova mente. A nova mente está florescendo em todo lugar, e parte do novo fruto é uma outra variedade de rosa de Coleridge, colhida no céu, durante um sonho, e presente na nossa mão, ao acordarmos. Trata-se de uma flor de grande beleza, uma nova e emancipadora concepção da morte.

Por que uma concepção tradicional do tempo linear exerce uma força psicológica tão poderosa? Para a maioria das pessoas, qualquer outra maneira de encarar o tempo é inconcebível. As divisões do tempo — passado, presente e futuro — conferem à nossa vida um padrão e significado sem os quais prefiguramos o caos. Chegamos até mesmo a usar a capacidade de distinguir entre passado, presente e futuro como um critério para sanidade, considerando psicologicamente doentes os que se acham desorientados no tempo. E tendemos a considerar primitivas e incivilizadas as culturas cuja concepção de tempo difere da nossa.

Mesmo os físicos — que destruíram a idéia de um fluxo de tempo absoluto e linear — demonstram, como grupo, uma postura peculiar quanto à moderna definição física de tempo. É como se as novas visões do tempo servissem apenas para os seus laboratórios e, como suas vidas, em larga medida, são vividas fora dos laboratórios, uma outra visão do tempo deve ser empregada: o familiar passado, presente e futuro do homem comum. Existem poucas evidências de que as novas visões de tempo exerçam alguma influência significativa no modo como os físicos administram a própria vida.[11]

A exceção mais notável é a de Einstein. Existem dados biográficos seguros de que sua visão pessoal de vida e morte foi profundamente influenciada pelos novos conceitos de espaço e tempo. Para Einstein, essas idéias saíram dos laboratórios e infiltraram-se no mundo cotidiano, onde tiveram relevância para as mais pungentes questões humanas, afetando, até mesmo, o significado da própria morte.

Em 1905 Einstein publicou o seu tratado sobre a relatividade especial. No final de sua obra, que iria mudar para sempre as nossas concepções de espaço e tempo, ele agradeceu a seu querido amigo Michele Besso. Foi com Besso — quando ambos trabalhavam no escritório de patentes, em Berna — que ele discutiu essas idéias quando elas ainda se achavam no estágio embrionário. A profunda amizade entre eles perdurou por toda a vida e, em 1955, quando Besso morreu (pouco antes de Einstein), Einstein escreveu uma carta para o filho e a irmã de Besso:

> A base da nossa amizade foi assentada nos anos em que estudamos em Zurique, onde nos encontrávamos regularmente em apresentações musicais... mais tarde, o Escritório de Patentes nos reuniu. Nossas conversas durante a

caminhada que fazíamos juntos ao voltar para casa tinham um encanto inesquecível... E agora ele precedeu-me brevemente na despedida deste estranho mundo. Isso nada significa. Para nós, confiantes físicos, a distinção entre passado, presente e futuro é uma mera ilusão, ainda que teimosa.[12]

Qual é a diferença? Por que essas novas concepções do universo penetraram no pensamento de Einstein a ponto de modificarem sua atitude acerca da morte e, ao mesmo tempo, tiveram aparentemente pouco impacto sobre as filosofias profundamente pessoais da maioria dos físicos que trabalharam com ele? Podemos fazer especulações. Não há dúvida, porém, de que seu singular envolvimento pessoal com esses conceitos exerceram maior influência sobre sua vida do que sobre a vida de qualquer outra pessoa. Para ele, não houve nenhuma aceitação casual da nova descrição da realidade. Na visão de Einstein, o processo de moldar os novos conceitos foi na verdade quase devastador:

> Devo confessar que, no início, quando a Teoria Especial da Relatividade começou a germinar em mim, fui vítima de todo tipo de conflito nervoso. Quando jovem, eu costumava ficar semanas mergulhado em confusão, pois nessa época eu ainda tinha de superar o estado de estupefação decorrente desse meu primeiro contato com tais questões.[13]

O que a experiência de Einstein nos diz? Simplesmente que, como um poder potencialmente transformador na vida cotidiana, esses novos conceitos de espaço e tempo não estão esgotados. Longe de serem triviais, seus efeitos têm amplas proporções e apresentam harmonia. Conforme o Don Juan de Castañeda poderia dizer, eles são um caminho com um coração. As modernas concepções de espaço-tempo oferecem a capacidade potencial de alteração do espectro representado pelo caráter final e definitivo da morte para todos os homens. As transformações espirituais e filosóficas pelas quais o próprio Einstein passou, em virtude de seus notáveis *insights*, estão ao alcance de todos nós. Por maior que tenha sido sua contribuição para o controle da energia atômica, ela é insignificante quando comparada ao que ele fez por nós ao mostrar-nos como controlar a morte. O mais importante legado de Einstein talvez revele ser a compreensão de que, em relação à morte — assim como acerca do espaço, tempo e matéria —, estávamos completamente errados.

Todavia, existem atualmente alguns poucos físicos que, antecipando os efeitos inquietantes de suas idéias, perceberam que suas descrições radicalmente novas do universo eram muito mais do que curiosidades de laboratório. A título de exemplo, Davies, o físico e matemático britânico, observa:

> ... avanços experimentais e teóricos na compreensão científica da física e da cosmologia do espaço-tempo têm um impacto sobre a sociedade, assim como todas as formas de atividade intelectual humana. Esses avanços nem sempre foram incorporados com serenidade à corrente principal do conhecimento. Algumas vezes, as implicações dos novos modelos do universo pareceram tão intragáveis que depararam com feroz resistência por parte do *establishment*, semelhante à reação com que foi recebida a revolução copernicana.[14]

Podemos esperar encontrar uma resistência igual ou maior às redefinições de questões com uma forte carga religiosa, como vida e morte. O fantasma do bispo Wilberforce ainda caminha, aparecendo sempre que existe alguma ameaça a concepções arraigadas e santificadas; mas, no grande debate que travaram sobre a evolução darwiniana, Huxley sobreviveu aos vitupérios do bispo, e as novas e desconcertantes idéias de vida e morte irão sobreviver pela mesma razão — porque elas são consistentes com a mais precisa definição do mundo jamais feita.

A concepção comum da morte deverá ser abandonada porque baseia-se em duas suposições errôneas — a de que o corpo ocupa um determinado espaço e a de que ele perdura por um intervalo de tempo linear. A primeira suposição, a de que o corpo pode ser localizado no espaço, da mesma forma como uma pedra ou uma árvore, é incoerente com aquilo que sabemos sobre o relacionamento dinâmico das coisas vivas com o universo de que elas fazem parte. Anteriormente, examinamos o conceito de biodança, esse relacionamento constituído pelo interminável fluxo de matéria que, irreverentemente, desconsidera os nossos conceitos de um corpo com fronteiras bem delimitadas.

Além do mais, as descrições modernas do caráter inter-relacionado das partículas que constituem o corpo estão em conflito com a concepção de qualquer objeto independente, seja ele corpo ou alguma outra coisa. Todas as partículas, como já vimos, só podem ser descritas em termos de seus relacionamentos com todas as outras partículas. Nenhuma tem uma existência totalmente separada das outras. Embora essas descrições de ligação mútua tenham sido forjadas para partículas subatômicas, não é nada clara a maneira pela qual os corpos humanos poderiam existir isolados, visto que são constituídos por partículas que, elas próprias, nunca estão isoladas e demarcadas.

Vimos que a concepção de vida como um território delimitado no tempo, marcado pelo nascimento, em um extremo, e pela morte, no outro, é tão espúria, à luz dos modernos conceitos de espaço-tempo, quanto a idéia de um corpo espacialmente delimitado. Pois o tempo não é um simples pano de fundo contra o qual os acontecimentos se desenrolam. Pode-se dizer que ele "passa" apenas em nossa mente. Nós *introduzimos* o conceito de tempo linear no universo mas nunca conseguimos demonstrar experimentalmente a existência dessa propriedade no mundo.[15]

Onde, então, nós estamos — sem corpos delimitados no espaço, não ocupando nenhum intervalo separado de tempo? Essas afirmações parecem audaciosas e absurdas, deixando-nos tentados a desprezá-las de imediato, vendo-as como um conceito irrelevante descartado pela ciência, tão útil quanto o conceito dos humores temporais em outras épocas. A confusão e a desorganização psicológica aos primeiros contatos com esses conceitos geram um impulso de "esquecer tudo isso" e nos retirarmos para um território onde *sabemos* de que modo as coisas funcionam.

O Conhecimento da Morte através do Conhecimento da Vida

Talvez esses conceitos novos e difíceis possam ser abordados de alguma maneira diferente, desfazendo a nossa confusão. Uma dessas abordagens consiste simplesmente em perguntar o que é que torna especiais os corpos humanos, o que os coloca em uma situação diferenciada dentro do mundo? Em outras palavras, o que é *vida*? Qual é o atributo que utilizamos para fazer distinção entre nós mesmos e a parte não-viva do universo? O que é que se extingue quando morremos, transferindo o nosso corpo ao domínio não-vivo, do qual eles possivelmente se originaram? Uma compreensão da qualidade de vida certamente deve nos ajudar em nossa tarefa de compreender o significado do tempo e da morte.

O que é vida? Nossos conhecimentos sobre o que constitui a morte estão condenados a se mostrar prematuros e incipientes, a não ser que possamos saber o que é que a morte anula, o que é que cessa quando a morte ocorre.

A morte, dizemos nós, é o fim de *alguma coisa*, e essa alguma coisa tem sido o graal de filósofos e cientistas ao longo dos séculos. Nenhuma tentativa de analisar os atributos qualitativos da vida se revelou completamente satisfatória, seja para os cientistas *ou* para os filósofos. Anteriormente, vimos de que modo o problema mente-corpo é o ponto crucial da questão, o quebra-cabeça que precisa ser montado para conseguirmos explicar de que modo matéria obviamente destituída de vida combina-se de maneira extraordinariamente complexa para produzir vida consciente.

Como falhamos historicamente em compreender o que é a vida, é tentador pensar que erramos de forma grosseira e flagrante, envolvendo até mesmo percepções equivocadas acerca do comportamento no próprio universo. Talvez estejamos simplesmente sondando às cegas a natureza com ferramentas inadequadas para a tarefa. Do mesmo modo como aprendemos que a nossa abordagem da natureza baseada no senso comum newtoniano estava em desacordo com as revelações da teoria quântica e da relatividade, podemos também aprender que, para conseguirmos entender adequadamente a questão da vida, serão necessárias novas e revolucionárias abordagens.

No início deste século, quando as bases da teoria quântica e da relatividade estavam sendo moldadas, um estudante estava apresentando um trabalho no qual ele tentava desenvolver uma idéia nova e intricada. Seus ouvintes pareceram perplexos com suas explicações e, frustrado, ele voltou-se para o professor Niels Bohr, que estava no auditório, e perguntou: "O senhor acha que esta idéia é maluca?" O professor Bohr respondeu: "Sim, mas não creio que seja maluca o bastante."

Talvez as nossas tentativas de compreender a relação entre a matéria inanimada e a matéria viva tenham fracassado por não serem suficientemente malucas. Não estamos querendo dizer que a opção pelo caminho da insanidade nos levará para mais perto das soluções, mas, simplesmente, que talvez seja necessário certo distanciamento em relação às pressuposições baseadas no senso comum a respeito da natureza da vida.

Novas tentativas estão sendo feitas. O físico Evan Harris Walker sugeriu que a "unidade" básica da consciência é o próprio *quantum*. O biólogo molecular Delbrück também apresentou, conforme já dissemos, a proposta de que o atributo que chamamos de vida também está presente nas unidades fundamentais de organização das criaturas vivas, tais como os próprios átomos e moléculas.

Essas propostas representam um ressurgimento do vitalismo em roupagem pseudocientífica? Seriam elas tentativas desesperadas de encontrar significado onde não existe nenhum? Deveríamos ser cautelosos em nossas críticas, recordando que Bohr defendeu a loucura como um atributo positivo nas conjecturas científicas.

Esforços criativos no sentido de compreender o atributo da vida são passos que temos de dar para poder entender o processo da morte, pois o significado desta requer certa compreensão acerca do que é a vida. Devemos ser ousados e podemos ter a certeza de que o apego ao senso comum, nessas tentativas, fará com que andemos em círculos. As palavras do físico

Freeman Dyson aplicam-se bem ao nosso caso: "Não existe nenhuma esperança para a idéia que, à primeira vista, não pareça maluca."

A estratégia de tentar compreender a morte por meio de uma visão adequada do atributo da vida é atraente em termos lógicos, mas não é uma meta fácil de atingir. Para a maioria de nós, as tarefas de decifrar a vida *e* a morte parecem igualmente sem esperança. Como podemos melhorar a crônica de fracassos colecionados pelos mais brilhantes cientistas e filósofos que já existiram? A questão continua sem resposta. Por quê?

As respostas para as perguntas da vida sempre nos escaparam porque nunca deixamos de deturpar as descrições do mundo antes de começarmos a explorá-lo. Inocentemente, borramos o quadro e, depois, nos perguntamos por que motivo não conseguimos dar-lhe foco. Procuramos visões claras em locais sombrios. Como pudemos cometer esses erros? Fizemo-lo ao considerar o mundo como algo diferente do que ele é. Nascimento, vida e morte são fenômenos que ocorrem na natureza e cujas características espaço-temporais começamos a enxergar apenas vagamente. Jamais compreenderemos claramente essas grandes questões se não compreendermos a natureza espaço-tempo fundamental do mundo em que elas ocorrem e do qual não podem ser arrancadas. Ao ignorarmos o novo quadro físico do mundo, estamos nos condenando às mesmas frustrações e fracassos dos questionadores que nos precederam. Uma realidade distorcida revela respostas distorcidas.

SAÚDE E A EXPERIÊNCIA DO ESPAÇO-TEMPO

Este livro afirma que uma imagem mais fiel do mundo nos proporcionará uma descrição mais fiel dos fatos que nele ocorrem, tais como nascimento, vida e morte. Além do mais, o significado de certas qualidades da vida que são de nosso interesse — como saúde e doença — só podem ser compreendidas por meio de uma concepção na qual sejam consideradas adequadamente as modernas definições físicas de tempo, espaço e matéria.

O que acontece com a nossa saúde quando começamos de fato a ver o mundo de uma nova maneira? O fato de transcendermos o conceito de tempo linear, de deixarmos de dividir o mundo em acontecimentos passados, presentes e futuros *não* implica necessariamente que começamos de forma automática a usufruir uma melhor saúde. Vou relatar-lhes um exemplo clínico que, espero, servirá para ilustrar os problemas que às vezes ocorrem.

Janet era uma paciente de 28 anos de idade que me procurou para uma avaliação diagnóstica por causa de queixas de ansiedade, depressão e "indisposições". Durante quatro anos, ela tivera experiências episódicas de fraqueza, palpitações e sensações de rubor e calor. Esses não eram sintomas sem importância: ela já tivera dois acidentes de automóvel associados às indisposições.

Muito apropriadamente, ela fora examinada por um especialista em neurologia. Não foi encontrada nenhuma evidência específica de distúrbio neurológico. Daí em diante, ela procurou vários outros médicos, incluindo um cardiologista e um especialista em medicina interna, e nada foi encontrado. Ela acabou ficando sob os cuidados de um médico da família, o qual concluiu que a síndrome toda era resultado dos "nervos" dela. Essa conclusão pareceu razoável, especialmente em vista das profundas avaliações que haviam precedido esse diagnóstico. Nessa época, ela estava muito deprimida, com insônia, e sentindo-se desesperada. Foi-lhe ministrado um antidepressivo mas, no seu caso, o medicamento teve um efeito paradoxal: deixou-a ainda mais ansiosa e deprimida.

Infeliz e transtornada, ela me procurou para mais uma tentativa de diagnóstico. Estava claro que os médicos que ela tinha consultado haviam chegado à conclusão de que ela estava com um grave problema "nervoso". Todavia, ao investigar seu histórico médico, surgiu uma história interessante. Ela resolvera finalmente revelar esses acontecimentos, contou-me ela, por achar que eles poderiam ter alguma relevância para a sua doença. Ela jamais contara essas coisas a um médico, com medo de que eles pudessem pensar que ela estava "maluca".

Ela descreveu o modo como, desde os cinco anos de idade, vinha dando sinais de capacidades comumente denominadas "mediúnicas". Janet tinha a capacidade de prever coisas antes que elas acontecessem — fenômenos em geral relacionados com uma doença grave em pessoas queridas ou com fatos trágicos. Aos doze anos, ela desenvolvera a capacidade de anular a sensação de dor em seu corpo. Cortes, escoriações e visitas ao dentista eram resolvidos dessa maneira. Janet partilhou esse conhecimento especial apenas com sua mãe, a qual estava sempre recomendando insistentemente que ela "desistisse" dessas coisas, por temer que nada de bom viesse resultar disso.

Ela sentia-se razoavelmente bem com esses talentos incomuns até os vinte e poucos anos, idade em que começou a vê-los como um fardo e até como uma ameaça. Ela não conseguia desativá-los. Os fenômenos podiam ser vistos no futuro e acontecimentos distantes podiam ser visualizados periodicamente. Ela começou a ficar muito perturbada com esses fenômenos, e seus sintomas complexos começaram aos poucos a se desenvolver.

Tentando canalizar suas capacidades para realizar algo útil, ela empregou-se na polícia local, onde as pessoas recorriam informalmente a ela para conseguir informações importantes. Ela ficou particularmente perturbada quando teve a experiência vívida de "ver" o afogamento de uma criança num conjunto de apartamentos — uma hora antes de o fato acontecer. Ela informou aos policiais de que o fato iria ocorrer (a essa altura, eles tinham começado a levar a sério suas previsões) mas que tinha uma visão parcial das coisas: ela não conseguia indicar o prédio em questão. A descoberta do corpo, pela polícia, uma hora depois do afogamento, deixou-a abalada. Pouco depois disso, seus sintomas físicos tornaram-se mais acentuados.

As experiências de espaço e tempo de Janet eram extraordinárias. Para ela, nem o espaço nem o tempo eram limitantes. Eles não ficavam imóveis. Ela sentia de forma inexplicável acontecimentos distantes — distantes tanto no espaço quanto no tempo. Ela podia violar à vontade o suposto fluxo unidirecional do tempo linear. Para ela, o tempo não era um rio, a não ser que disséssemos tratar-se de um rio bastante peculiar, fluindo ao mesmo tempo tanto para frente, rumo ao futuro, como para trás, em direção ao passado.

Pessoas como Janet não são de modo algum raras. Assim como ela, muitas tendem a não querer revelar suas capacidades incomuns. A atitude de Janet foi a mesma que a de muitas dessas pessoas: elas tinham medo de serem consideradas loucas. E, freqüentemente, a tensão interior decorrente da vida num ambiente sócio-cultural que, sem rodeios, considera visões como alucinações gera doença. A psique e o soma deixam de funcionar harmoniosamente, e o organismo paga o preço — na forma de disfunção física — por suas capacidades incomuns. Janet era cautelosa e, talvez, sábia. Ela estava a par do perigo em potencial de ser franca e aberta com os seus médicos, apesar de ter ido buscar ajuda junto a eles. Ela ocultou informações clínicas vitais por medo de ser considerada louca.

O exame físico de Janet estava inteiramente normal. Nenhum outro estudo diagnóstico pareceu-me necessário. Em vez de usar mais medicamento, ela foi convidada a aprender algumas técnicas para controlar suas sensações de palpitações, ansiedade e pânico usando a terapia de *biofeedback*... Enquanto aprendia rapidamente a usar essas capacidades, Janet voltou a sentir-se em união com o seu corpo. Ela se sentia à vontade com o aprendizado das técnicas de *biofeedback*, não tendo nenhum tipo de problema para entrar nos estados de profundo relaxamento, onde ocorre o rápido domínio dessas capacidades. Ela descobriu que as dimensões das experiências do espaço-tempo, no qual ela entrava durante a terapia por *biofeedback*, eram as mesmas que ela tivera durante a meditação, anos antes. Ela via semelhanças entre essas dimensões e suas capacidades precognitivas. Janet eliminou seus sintomas e permanece assintomática enquanto este livro está sendo escrito. Suas experiências psíquicas continuam a ocorrer com a mesma freqüência de antes, porém isso não a assusta mais. Ela passou a vê-las como uma expressão natural de sua ressonância particular com o mundo. Ela está bem, no espaço-tempo.

Se a contínua participação no tempo tradicional linear pode resultar em um sentimento crônico de angústia e urgência, levando a vários tipos de "doença da pressa", deve também ter ficado evidente, a partir do caso de Janet, que uma entrada no espaço-tempo — a experiência de um tempo não-linear e de um espaço não-delimitado — sem o necessário conhecimento não representa garantia de saúde. Só depois que Janet encontrou a validação de sua própria construção da realidade é que a sua saúde melhorou. Ela acabou conseguindo usar o seu modo experimental de espaço-tempo em benefício de sua própria saúde. Só depois de renunciar ao modo tradicional de obter uma mudança positiva na saúde — usando medicamentos e recorrendo a profissionais para *fazê-la* saudável — é que Janet conseguiu uma cura. Ela estivera tentando o impossível: funcionar como paciente no constructo de mundo de uma outra pessoa ao mesmo tempo em que mantinha uma perspectiva espacial e temporal inteiramente diversa da de seus médicos. Ao perceber a correção e validade de seu próprio senso de realidade, Janet conseguiu tornar-se a sua própria médica. Ela curou a si mesma.

Como podemos compreender o modelo espaço-tempo de saúde? São necessárias qualidades especiais de intelecto e percepção? Este, quase com certeza, não é o caso. Tenho a certeza de que está errada a crença predominante de que a compreensão da moderna idéia de espaço-tempo só é possível para o especialista científico versado em matemática. Sem nos determos para pensar nisso, todos nós usamos freqüentemente esse modo de percepção.

Considere o que se passa na nossa consciência quando usamos a nossa faculdade de imaginação. Nós visualizamos — fazemos imagens mentais de alguma coisa que está ocorrendo. Embora estejamos separados daquilo que visualizamos, pois vemos as coisas acontecendo em nossa consciência, podemos ser atraídos completamente para dentro dela se a visualização for particularmente vívida. Todavia, em algumas ocasiões (e, talvez, na maioria das vezes), sentimos uma distância entre nós e a imagem que estamos produzindo. *Sabemos* que estamos imaginando, e, portanto, nós nos sentimos como se estivéssemos na posição de observador.

Há uma particularidade curiosa desse processo que tem que ver com a nossa percepção temporal. O senso de tempo que comumente temos – o de um processo fluido e linear contendo passado, presente e futuro – parece estar suspenso nos momentos de imaginação. Essas imagens da mente mudam à medida que os acontecimentos se desenrolam e, no entanto, não trazem até nós a sensação de fluxo de tempo. No processo de visualização não existe nenhum senso de urgência em termos de tempo. O tempo parece estar suspenso, embora os acontecimentos claramente "aconteçam" na própria imagem.

Comumente, achamos que isso é impossível. Qualquer coisa que "aconteça" deve envolver uma experiência linear do tempo. Como é possível que as coisas aconteçam exteriormente ao tempo?

Esse atributo do tempo que sentimos no processo de imaginação é muito semelhante à descrição moderna do tempo dada pelo físico e matemático britânico P.C.W. Davies, a qual já examinamos. Davies afirma que um tempo fluido não é um atributo do mundo em si, mas uma ilusão psicológica, ainda que misteriosa e persistente. Segundo ele, não há nenhuma necessidade de se postular a existência de um tempo fluido, composto por passado, presente e futuro, para explicar as descobertas da moderna ciência física.[16]

Simetria e Assimetria do Tempo

Conforme explica Davies, a compreensão dos processos físicos *simétricos* em comparação com os processos físicos *assimétricos* é a chave para o entendimento de uma moderna visão do tempo.[17] Um processo simétrico é aquele no qual não existem diferenças aparentes, seja ele visto de frente para trás, ou de trás para frente. Um exemplo é o movimento de um processo uniforme, como a oscilação de um pêndulo. Embora ocorram mínimas variações na uniformidade do movimento do pêndulo, elas não podem ser percebidas a olho nu. Se um filme desse movimento fosse projetado de trás para frente ou de frente para trás, não poderíamos diferenciar uma direção da outra. A maioria das ocorrências da natureza, porém, não são desse tipo. Em relação à maioria dos acontecimentos, *podemos* efetivamente dizer se eles estão ocorrendo de trás para frente ou da frente para trás. O crescimento das plantas e animais ocorre nitidamente da idade precoce para a idade avançada. Nunca vemos plantas em flor voltar para trás, transformando-se em sementes recém-germinadas, e nunca vimos nenhum ser humano ficar mais jovem. Na maioria das vezes, na natureza as coisas ocorrem numa só direção. Esses processos são chamados assimétricos. Não temos dificuldade em distinguir se eles estão correndo para frente ou para trás.

Suponha que filmássemos uma pessoa envelhecendo. Agora, cortamos o filme em seus vários segmentos e os colocamos em uma pilha. Muito embora tenhamos desmontado o filme, a pilha ainda possui "assimetria temporal". Ainda temos uma série de fenômenos que se desenrolam numa só direção. Não há nada intrínseco na pilha de fotogramas, afirma Davies, nem no filme montado, que seja equivalente ao fluxo do tempo. A sensação de fluxo de tempo ocorre quando vemos o desenrolar de processos simétricos na natureza, como o filme de uma pessoa envelhecendo.

Intrínseco à natureza é o processo de *assimetria* temporal e não o *fluxo* de tempo. A sensação de fluxo de tempo pertence à mente e não à natureza em si.

Tempo e Imagens Mentais

No processo de formação de imagens mentais, deixamos de lado a sensação de um fluxo de tempo e vemos as ocorrências assimétricas nos quadros mentais que construímos. A sensação de tempo envolvida nesse processo nos faz lembrar a afirmação do físico: os acontecimentos na natureza não ocorrem; eles simplesmente existem.

Quem nunca se entregou à imaginação? Quem nunca devaneou ou perdeu-se em pensamentos? Esse tipo de atividade mental certamente é encontrado em todos os pensamentos humanos. Por essa razão, a capacidade de compreender a moderna visão do tempo é, creio eu, uma faculdade comum a todas as pessoas. Ela faz parte de nossas capacidades sensoriais, assim como o tato, a audição e a visão.

Tempo e Doença

Na medicina, estamos começando a compreender que algumas doenças são resultado de um distúrbio na percepção do tempo. Conforme já observamos diversas vezes neste livro, a sensação de urgência temporal está associada a uma razoável variedade de problemas físicos. Ansiedade, *stress* e tensão, por exemplo, estão relacionados com o desenvolvimento de doenças cardíacas ateroscleróticas e hipertensão, duas das causas de morte mais comuns em nossa sociedade.

O crônico julgamento errôneo da natureza do tempo deveria ser visto tal como realmente é: uma doença crônica em si. Trata-se de um processo silencioso mas — para muitos de nós — inexorável, que conduz a uma doença que pode ser fatal. Comumente não o julgamos nesses termos, é óbvio, e com grande freqüência atribuímos nosso senso de urgência aos nossos "nervos". Tendo avaliado incorretamente a causa de nossos sofrimentos, erramos também na escolha das soluções para esses problemas: tranqüilizantes e álcool são muitas vezes os antídotos mais freqüentemente utilizados.

Tempo e Terapia

Todavia, a sensação de urgência temporal tem sido reconhecida por um número cada vez maior de médicos como uma doença. Tratamentos promissores estão surgindo. É interessante observar que a maioria desses novos métodos de tratar a "doença da pressa" e a urgência temporal — *biofeedback*, relaxamento e técnicas de meditação — atraem a pessoa, de maneiras muito sutis, para uma nova forma de perceber o tempo. Eles requerem que o paciente deixe de lado a sua forma crônica e habitual de percepção do tempo como um inexorável processo fluido e passe a adotar um modo alternativo de percepção do tempo. Eles requerem que o paciente "pare" o tempo. Eles o convidam a entrar no domínio do espaço-tempo, embora esse convite nunca seja explícito.

Todo método singular atualmente em uso para ensinar os pacientes a desenvolver essas capacidades recorre a alguma forma de imagem mental. Técnicas de visualização sobejam. Os pacientes aprendem a relaxar, fazendo imagens mentais. O terapeuta habilidoso aprende a empregar imagens de forma individual, de maneiras mais eficazes para determinado indivíduo. Entretanto, qualquer que seja a imagem usada com uma dada pessoa, o processo envolvido na produção de uma imagem mental é o mesmo: o indivíduo está saindo de um tempo fluido e entrando num tempo estático em que ele vê a ocorrência de fatos temporalmente assimétricos (imagens). Se praticadas regularmente, essas técnicas são extremamente eficazes em ajudar os pacientes a se adaptar a uma maneira de ser em que a consciência comum do estado de vigília considera o tempo com um menor sentido de urgência, menor agitação e menor propensão a gerar ansiedade.

A maioria das pessoas aprende facilmente essas capacidades e passa a gostar do processo de formação de imagens mentais. Por quê? O novo método de percepção do tempo parece bom. Sentir-se continuamente presa da sensação de urgência temporal é frustrante. Sem um alívio periódico, o *stress* e a ansiedade são intoleráveis para a maioria de nós. Assim, a pessoa tem sensações agradáveis com a adoção de um novo método de percepção do tempo.

Vimos anteriormente que os estados de consciência que caracterizamos como sendo de tranqüilidade e paz geram alterações fisiológicas que podem ser quantificadas. As mudanças que ocorrem são tão reais quanto as produzidas por qualquer droga. Alterações nos níveis hormonais do sangue, variações na freqüência cardíaca e na pressão arterial e mudanças nos níveis de tensão muscular e fluxo sangüíneo para determinadas regiões do corpo estão associadas aos esforços de produção de imagens mentais por parte de uma pessoa. Assim, como os processos de produção de imagens mentais e de visualização fazem parte desses estados, podemos começar a ver esses processos como poderosos agentes terapêuticos. Eles são "medicina" no sentido mais verdadeiro do termo, tão reais como medicamentos ou procedimentos cirúrgicos.

Como funcionam essas técnicas? Alguns observadores acreditam que o verdadeiro conteúdo da imagem é crucial na determinação das modificações corporais. Por exemplo: se uma pessoa quer esquentar as mãos (uma estratégia valiosa para pessoas com enxaqueca ou doença de Raynaud), ela pensa em um cobertor de lã maravilhosamente aquecido em volta de suas mãos ou imagina que está esquentando as mãos diante de uma fogueira crepitante. Contudo, é provável que a verdadeira imagem que se forma na mente não seja tão importante quanto poderíamos pensar. Muitas pessoas podem desenvolver eficazmente a capacidade de aumentar a temperatura de suas mãos qualquer que seja a imagem que venham a produzir — mesmo usando visualizações de mãos brancas e congeladas, mergulhadas em água com gelo.

Como isso é possível? Qualquer que seja a imagem produzida, as pessoas fazem pelo menos uma coisa de forma semelhante: elas estão trocando sua percepção comum do tempo por uma outra em que o tempo deixa de fluir. Elas estão testemunhando acontecimentos temporalmente assimétricos, quer a imagem seja de mãos colocadas diante do fogo ou mergulhadas em água gelada. Elas estão vendo os acontecimentos se desenrolarem na sua imaginação, mas deixaram de colocá-los num tempo fluido. Embora os fenômenos estejam mudando seqüencialmente, eles não estão acontecendo no sentido linear comum; eles simplesmente existem.

Essa perspectiva anula a experiência psicológica do tempo linear. A pessoa está fisiologicamente calma e, também, psicologicamente serena. E, na maioria dos casos, a reação fisiológica que acompanha essa experiência de tempo é que as mãos se aquecem, qualquer que seja a imagem.

Consideradas dessa perspectiva, todas as atuais técnicas de relaxamento — *biofeedback*, terapia autogênica, meditação transcendental, relaxamento progressivo etc. — são terapias do tempo. Elas recorrem a um modo psicológico específico relacionado com a percepção do tempo.

Um exame atento das técnicas de meditação usadas através dos séculos revela que elas estão de acordo com uma visão moderna do tempo e do espaço. Existem exemplos infinitos de como o tempo pode ser anulado enquanto a pessoa medita. Quando a distração perturba a lucidez da mente, o praticante de meditação segue a orientação de visualizar o pensamento indesejável como uma tora que flutua em algum ponto do rio. A atenção permanece concentrada na tora enquanto ela flutua lentamente rio abaixo, terminando por sumir de vista. Nesse processo de geração de imagens, as distrações são transformadas num processo que é testemunhado como um fato assimétrico em relação ao tempo e que, com suavidade, desenrola-se na mente. A pessoa perde a consciência do fluxo de tempo linear enquanto está observando esse fenômeno, pois o observador retirou-se desse fluxo. Ele parou o tempo e acalmou a mente.

Uma outra técnica oferecida aos novatos para tranqüilizar a mente e neutralizar os pensamentos de distração é imaginar que, a cada movimento de expiração de ar, um número desce para dentro do corpo, indo repousar no fundo do estômago. "Um", "dois", "três" etc. são vistos formando uma pilha, dispostos delicadamente um sobre o outro. Ao fim de alguma seqüência arbitrária — talvez oito a dez ciclos respiratórios — o processo recomeça. Essa técnica simples tem um efeito sutil e surpreendente. Se a pessoa simplesmente contasse seus movimentos respiratórios, ela provavelmente seria levada a um sentido de tempo linear em virtude de estar contando uma seqüência linear de números; mas o processo de geração de imagens não permite que isso aconteça. Os números, embora contados linearmente, estão formando uma pilha, uns em cima dos outros. Eles não parecem estar indo para lugar algum. São apenas e tão-somente números, e não parte da seqüência temporal que sentimos quando estamos contando seqüencialmente. Eles se assemelham sobretudo a uma fita de filme cortada em fragmentos individuais, estes por sua vez empilhados um em cima do outro. A pilha apresenta assimetria temporal, mas toda propriedade de fluxo de tempo desapareceu. A pilha de números, portanto, ajuda o praticante de meditação a escapar da percepção comum do tempo linear. Ajudando-se o praticante de meditação a entrar no espaço-tempo, a sensação de urgência resultante da compreensão do tempo linear é reduzida. A mente se concentra, e a meditação torna-se mais eficaz.

Muitos passatempos, *hobbies* e diversões partilham essa capacidade de "matar o tempo" e, freqüentemente, diz-se que as pessoas que se ocupam dessas atividades estão "matando o tempo". Essa é uma descrição precisa das mudanças percebidas no fluxo de tempo. Quando faz algo repetitivo — tricô, por exemplo, em que pontos repetidos seguem-se uns aos outros —, a pessoa consegue sair do fluxo do tempo, deixando-se absorver completamente pelo projeto. Embora os pontos formem uma seqüência, cada ponto pode ter uma existência própria. Ele pode escapar de sua posição na seqüência e, experiencialmente, parece não haver nenhuma forte associação temporal com o ponto que veio antes ou com o que vem depois dele. Cada ponto tem existência própria. O tricotador atento na verdade "mata o tempo" por ter entrado no domínio do espaço-tempo, através da total absorção por seu trabalho.

Tempo e Desempenho Atlético

Muitos atletas têm descrito experiências de tempo que se assemelham ao espaço-tempo não-fluido, não-linear. Em seu notável livro, *The Ultimate Athlete,* George Leonard relata muitas experiências incomuns com o tempo. Diz ele:

> Milhares desses episódios ocorrem todos os dias, em terrenos baldios, ruas e em estádios gigantescos. Em sua maior parte, eles não são relatados e, portanto, não são percebidas as diferenças deles. As pessoas continuam a distrair-se com coisas incomuns, consumindo produtos, viajando sem parar, ao mesmo tempo em que ignoram as vastas riquezas da nossa própria experiência. Essas riquezas não se limitam ao campo dos esportes, mas são particularmente fortes ali. A intensidade da experiência, a complexidade dos relacionamentos, o total envolvimento do corpo e dos sentidos juntam-se todos nos esportes para criar as condições para os acontecimentos extraordinários chamados de "paranormais" ou "místicos".[18]

Uma das mais célebres descrições de uma imersão no espaço-tempo é dada por John Brodie, ex-zagueiro do *San Francisco 49er.* Numa entrevista dada a Michael Murphy, fundador do *Esalen Institute,* Brodie descreve essa maneira incomum de percepção do espaço e do tempo.

> MURPHY: Você pode citar-me alguns exemplos de aspectos que em geral não são registrados, alguns exemplos do lado psicológico das partidas, ou daquilo que você chama de "fluxo de energia"?

> BRODIE: Freqüentemente, no calor e emoção de uma partida, a percepção e coordenação de um jogador aumentam de forma dramática. Às vezes, e hoje com freqüência cada vez maior, sinto um tipo de lucidez que nunca vi

ser adequadamente descrita em uma história de futebol. *Às vezes, por exemplo, o tempo parece correr mais devagar, de uma maneira estranha como se todo o mundo estivesse movendo-se em câmera lenta. É como se eu tivesse todo o tempo do mundo para observar os* receivers* *assumirem suas posições e, no entanto, sei que a linha defensiva aproxima-se de mim mais rápido do que nunca. Sei muito bem que aqueles sujeitos estão vindo rapidamente para cima de mim e que serão duros e implacáveis e, no entanto, a coisa toda assemelha-se a um filme ou dança em câmera lenta. É lindo.*[19] [O grifo é nosso.]

Em 1972, Duane Thomas, que na época jogava pelo Dallas Cowboys, liderou sua equipe na conquista do campeonato de Superbowl. Thomas posteriormente descreveu sua habilidade espetacular de maneira quase mística. Ele falou da sua capacidade de ver imagens desenvolver-se em câmera lenta. Ele podia sentir o complexo movimento em torno de si com uma sensação do tempo que lhe permitia avaliar e escolher uma opção em vez de outra.

Em 1973, Beverly Johnson, uma das menos reconhecidas dentre as grandes atletas femininas de nossa época, realizou, juntamente com Sibylle Hechtel, a primeira escalada, com uma equipe totalmente feminina, de uma das mais formidáveis formações de granito do mundo — o El Capitan, no Vale do Yosemite. Cinco anos depois, ela completou a primeira (e, até o momento, única) escalada feminina individual do El Capitan. Uma equipe de televisão estava esperando por ela, depois de realizada a sua façanha. Numa entrevista transmitida para todo o país, um repórter perguntou-lhe o que ela estava pensando durante as longas horas de escalada do paredão rochoso. Ela respondeu que ficava repetindo para si mesma: "Como se come um elefante? Uma mordida de cada vez."

Uma mordida de cada vez. A descrição de Beverly Johnson é uma "estratégia de tempo" usada por muitos atletas. Corredores de longa distância freqüentemente falam em "ficar no momento", concentrados no presente, atentos ao que está acontecendo *agora*, sem se preocupar com a distância estafante que têm pela frente. "Uma mordida de cada vez" e "ficar no momento" tiram o indivíduo de uma luta linear para escalar uma montanha ou completar uma maratona e, para o atleta, diminuem a ansiedade e o gasto de energia que seriam aumentados se ele ficasse pensando em "quanto ainda falta percorrer?".

Essas estratégias relacionadas com o tempo parecem dividir o tempo em segmentos não-fluidos, não-lineares, em que os fenômenos não aconte-

---

* Termo que, no futebol americano, designa o atacante que recebe o passe. (N. do T.)

cem no sentido usual do termo; eles simplesmente existem. Essa maneira de sentir o tempo assemelha-se muito ao tempo do místico ou do praticante de meditação. Ela também assemelha-se à descrição do espaço-tempo do físico moderno. Essa experiência do tempo reconhece no tempo uma *assimetria* em que se pode discernir uma direção dos fatos, enquanto eles se desenrolam, mas que nega ao tempo propriamente dito qualquer atributo relacionado com o fluxo.

São muitas as descrições desse fenômeno dadas por atletas. Elas são comuns e não se restringem às experiências dos atletas profissionais. A total absorção do atleta de fundo de quintal, que chega a desafiar o tempo, ou o "barato do corredor", sentido pelo maratonista profissional, podem ter origens semelhantes. Essas experiências sugerem que há dentro de todos nós uma alternativa aos meios comuns de sentir o espaço e o tempo.

Uma das mais provocadoras especulações sobre desempenhos atléticos extraordinários foi feita por Pat Toomay, que passou vários anos com os Dallas Cowboys, jogando na defesa avançada. Toomay é um atleta excepcional e também eloqüente, tendo nos proporcionado algumas descrições irreverentes mas penetrantes do futebol americano profissional.[20] Ele sente um fascínio especial em explorar esses momentos — raros na vida da maioria dos atletas — em que tudo funciona perfeitamente: saber o desenvolvimento de uma jogada antes que ela ocorra, para onde quem está com a bola vai correr e aonde a bola será atirada. No beisebol, a bola e o bastão tornam-se a mesma coisa; o batedor não pode errar. Para o lançador, a bola descreve uma parábola perfeita, a bola rápida adquire vida, e batedores são retirados um após o outro, sem nenhum esforço. Para o jogador de basquete, a bola e a rede formam um arco de unicidade desde o momento do arremesso. Em todos esses momentos, há um inexplicável e inefável senso de fluxo e perfeição.

Toomay propõe um modelo para essas grandes proezas esportivas que se baseia na idéia do físico David Bohm acerca de ordem implicada e ordem explicada (ver Parte III, Capítulo 5). A ordem implicada é invisível e indefinível, envolve e está por trás de todas as coisas. Seus atributos são unicidade, perfeição. A ordem explicada, por outro lado, é o mundo multifacetado e desarmonioso dos sentidos, o mundo do cotidiano e das coisas comuns. Toomay sugere que momentos de alongada perfeição em proezas atléticas ocorrem quando o indivíduo transcende o nível explicado e passa a tomar parte da perfeição concatenada e unitária do domínio implicado. Nesse estado, a perfeita capacidade de percepção e execução, para o atleta, é menos uma questão de *fazer* do que de *ser*.

É fato bem conhecido que a maioria das crianças têm uma capacidade altamente desenvolvida para se deixarem absorver totalmente por uma tarefa. Em determinadas situações, as crianças podem usar essa capacidade com propósitos terapêuticos. A título de ilustração, vou contar-lhes a história de Mark, um garoto de seis anos de idade que foi encaminhado ao meu laboratório de *biofeedback* por ser hiperativo. As crianças hiperativas são a encarnação literal da "doença da pressa". Elas não conseguem ficar quietas por muito tempo. Sua contínua atividade é desconcertante para os pais e colegas. Como acham-se constantemente em movimento, elas não conseguem concentrar sua atenção. Conquanto sejam em geral inteligentes, elas podem ser consideradas abaixo da média em termos de capacidade intelectual apenas por causa de sua grande dificuldade em permanecer concentradas durante tempo suficientemente longo para completar uma tarefa. Mark aprendeu a dominar as técnicas de *biofeedback* com enorme facilidade. (As crianças não sabem que seres humanos supostamente não podem controlar coisas como freqüência cardíaca, pressão arterial, tensão muscular e temperatura da pele!) Ele ficou intrigado com o que conseguiu realizar e conseguiu fazer a ligação lógica entre estar calmo, sereno, de posse do controle de seu corpo, e ter sucesso ao trabalhar com os instrumentos de *biofeedback*. Embora ele tivesse dito que comumente se sentia "todo nervoso por dentro" durante a maior parte do tempo, ele deixava de se sentir assim quando estava relaxado e se dando bem nas sessões de *biofeedback*. A mudança de comportamento tornou-se óbvia tanto em casa como na escola. Não foi apenas o seu desempenho acadêmico que mudou; o seu relacionamento com os pais e os colegas também melhorou.

Depois de uma sessão de *biofeedback*, o terapeuta perguntou-lhe: "Mark, o que aconteceu com todo aquele nervosismo que havia dentro de você?" Ele respondeu: "Agora ele foi embora. Quando eu me sinto assim, simplesmente deixo que ele vá saindo pelos dedões dos pés!" Com a magnífica imaginação que parece natural à maioria das crianças, ele prossegue descrevendo o modo como imagina ser o nervosismo uma substância da qual ele se livra através da ponta dos dedões dos pés. Por que através deles? "Porque eles estão dentro dos meus sapatos e ninguém consegue me ver fazendo isso!", respondeu o menino.

A imagem mental de Mark foi típica dos processos de geração de imagens de modo geral. Sua imagem, então, desenvolveu-se em sua imaginação como um acontecimento temporalmente assimétrico enquanto ele se mantinha fora do fluxo do tempo, observando. Essa terapia do tempo, essa formação de imagens mentais foi eficaz para neutralizar seu tipo específico de doença da pressa, a atividade excessiva.

Mônica era uma paciente que buscou tratamento para uma forte dor no lado esquerdo do pescoço. Sua dor começou com um acidente de esqui em que ela machucou o ombro esquerdo. O ferimento no ombro sarou, mas ela ficou com uma dor recorrente devido aos espasmos dos músculos trapézio e paracervical, músculos fundamentais da região do ombro e do pescoço. Ela invariavelmente sentia uma cefaléia generalizada de tensão depois da dor no pescoço e nos ombros durante horas. Avaliações completas feitas por seu ortopedista e neurologista não revelaram nenhuma anormalidade específica. Detestando analgésicos, ela procurou alívio através da terapia por *biofeedback*, esperando resolver seu problema com os seus próprios meios.

Existe uma variedade de imagens que podem ser usadas eficazmente para lidar com a sensação de dor. A técnica que Mônica usou para abordar seu desconforto consistia em visualizar o local de sua dor como uma pequena bola irradiando um brilho avermelhado.[21] Ela se concentrava tão intensamente quanto possível em tal imagem e, quando esta lhe parecia vívida, Mônica fazia a bola começar a mover-se, muito lentamente, para fora de seu corpo. Ela colocava a bola a cerca de 1,8 metro diante de si. Então, essa pequena bola vermelha de dor, brilhando intensamente, começava a crescer. Adquiria o tamanho de uma bola de basquete, pairando no espaço e, além disso, suspensa no tempo. Ao descrever esse estado, Mônica dizia que o tempo havia "parado". Embora os fenômenos ainda estivessem se "desenrolando", como é o caso da bola vermelha, que continuava a brilhar, o tempo deixara de fluir. Esse era o tempo do espaço-tempo.

Os acontecimentos temporalmente assimétricos continuaram a se dar — a bola continuava a brilhar e Mônica fazia com que ela mudasse de cor. Ao tornar-se branca, a bola deixava de brilhar e começava a encolher. Quando ela readquiria o seu tamanho original, Mônica colocava-a de volta no corpo, no local original da dor. Ao término desta seqüência de visualização, durante a qual ela aprendeu a manter a sua tensão muscular a níveis extremamente baixos, conforme medições feitas pelo aparelho de *biofeedback,* a dor diminuía sensivelmente, chegando mesmo a desaparecer por completo. A entrada de Mônica no domínio do espaço-tempo foi para ela uma viagem terapêutica. Em poucas semanas, sua dor deixou de repetir-se.

Ao analisar o conceito humano de tempo, na Parte II, vimos de que modo a percepção da dor estava aliada à nossa percepção do tempo. Para a pessoa que sente dor, o tempo se arrasta. Minutos parecem horas; mas o tempo nunca *pára* perceptualmente; ele flui de forma inexorável, e ainda mais lentamente, quando estamos sentindo dor.

A experiência clínica indica que uma forma de lidar com a percepção da dor – conforme sugere a descrição feita por Mônica – é *parar* o tempo. O médico, enfermeiro ou terapeuta que ajuda o paciente com dor é mais do que um administrador de analgésicos. Ele pode ser um guia. Ele pode ser aquele que mostra à pessoa que sofre o caminho, através dos corredores do tempo, que leva a um ponto silencioso em que o tempo deixa de fluir e a dor cede. E o paciente, o paciente que sofre – como podemos evitar essa conclusão? – torna-se um viajante no tempo.

A nova descrição física do tempo pode ser útil para todos, conforme foi exemplificado pelos casos clínicos já descritos. A relevância de uma nova definição de tempo transcende os laboratórios de física e influencia a vida de todos os que sofrem de um distúrbio dependente do tempo ou doença da pressa – o que, infelizmente, inclui quase todos nós.

A DOENÇA E A EXPERIÊNCIA DO ESPAÇO-TEMPO

Como seria um modelo espaço-tempo de saúde para alguém que estivesse doente? De que modo alguém poderia implementar esses pontos de vista quando estivesse realmente sofrendo de uma doença?

Ao refletir a respeito dessas questões, é prudente recordar um fato que freqüentemente é esquecido quando nossa saúde é boa: existe algo completamente opressivo em estar doente. Trata-se de um estado tão distante da experiência normal que as pessoas que estão bem não podem falar adequadamente sobre o assunto.

Esse fato tornou-se óbvio quando, recentemente, vi-me acometido por uma infecção virótica nas vias aéreas superiores, termo médico para o resfriado comum. Tenho sido abençoado com uma excelente saúde, e não aceitei bem o resfriado, por mais "comum" que tenha sido. A dor de cabeça, o mal-estar, a dor de garganta e a tosse deixaram-me completamente abalado. Fiquei deprimido por não estar bem de saúde. À medida que as dores e a febre continuavam, comecei a pensar em doenças mais sérias: do que eu estaria *realmente* sofrendo? Em que essa doença está se transformando? Senti-me tão mal, que não pude trabalhar. Finalmente, fui para a cama, dizendo a mim mesmo que era tempo de me recolher, de parar de lutar e deixar que a sabedoria do corpo prevalecesse. Pensei nos conselhos que eu antes havia dado a pacientes doentes, e *nenhum* deles serviu para me confortar. Durante dois dias, fiquei num estado mais do que fisicamente deplorável; psicologicamente, eu estava indefeso.

Minha experiência foi esclarecedora. Fiz a mim mesmo a seguinte pergunta: o que é que as pessoas que estão efetivamente lutando contra as doenças podem fazer para ficarem melhor? Como terapeutas, será que estamos enganando a nós mesmos quando admitimos que, além de tomar os medicamentos que damos a eles, os pacientes doentes têm a capacidade de iniciar fenômenos mente-corpo que poderiam atuar no sentido de promover a cura? Se o resfriado comum causa tamanho abalo ao estado de espírito de um indivíduo, o que sente o paciente que tem uma doença crônica? Eu podia ao menos supor que a minha doença era limitada e acabaria em questão de dias. Eu não estava diante do conhecimento de estar incuravelmente doente, de que a minha doença iria levar-me à morte.

Não tenho respostas seguras quanto às capacidades de se curar a si próprio efetivamente possíveis para os pacientes doentes, para as pessoas que *se sentem* doentes de corpo e espírito; mas passei a acreditar que a efetiva experiência do mundo — a construção espaço-tempo que chamamos de realidade — é distorcida quando se está doente. Ela é drasticamente diferente da construção que fazemos quando estamos bem. Os conceitos de duração do tempo mudam notavelmente: o tempo corre mais devagar; sentimos que ficaremos doentes para sempre, que a nossa doença nunca vai ter fim. Altera-se a experiência relativa ao nosso lugar no mundo. Quando estamos doentes sentimo-nos separados e isolados dos que estão bem. Sentimos uma profunda diferença em nosso "atributo espaço" — desaparece o senso de relacionamento e conexão com todas as outras pessoas e sentimo-nos confinados e separados daqueles que estão ao nosso redor.

Quando estamos doentes, tornamo-nos um objeto newtoniano: um fragmento encalhado num tempo fluido.

Podemos desenvolver, até quando estamos doentes, um sentido moderno do espaço-tempo? Podemos manter uma clareza de visão que nos revele a nossa unidade no tempo e no espaço com todas as outras coisas? Os registros nos dizem que esta percepção *de fato* ocorre em certos estágios da doença, abrindo o seu caminho como faz o Sol em um dia anuviado. Esta visão é comum, por exemplo, naqueles que sobrevivem às experiências de quase-morte. Ao menos a visão é *possível*.

E mais: podemos ajudar nossos pacientes e nossos amigos doentes a chegar a essa visão confortadora? Essa é uma tarefa para a medicina do futuro. Trata-se de uma tarefa que deveria ser considerada, na minha opinião, com a maior prioridade, pois sua implementação bem-sucedida iria atacar o aspecto mais opressivo da doença: o isolamento, a separação, o medo da morte.

Uma visão espaço-tempo do processo de cura sugere uma estrutura teórica com a qual possamos começar a cumprir esta tarefa. Afinal de contas, conforme já vimos, essa nova visão nos obriga a observar que a doença não é a única coisa que pode se espalhar, mas a saúde também. A saúde, assim como a doença, é vista como um *processo* no novo modelo. Esse é um fenômeno de campo, um acontecimento que se espalha pelo espaço-tempo e transcende os corpos individuais. Desse modo, a mensagem de cura que parte das pessoas saudáveis para as doentes *pode* ser transmitida, pode penetrar o isolamento e a sensação de mórbida solidão que faz parte da experiência de se estar doente. Além do mais, no novo modelo, essa informação é obrigatoriamente transmitida. Não precisamos decidir se podemos ou não ajudar pacientes e amigos que estejam doentes. Simplesmente não cabe a nós decidir.

Os aspectos mais detestáveis da doença são as distorções que as pessoas doentes sentem no espaço-tempo. Essas distorções aumentam a dor, o sofrimento e a angústia. A visão de saúde e doença da perspectiva do espaço-tempo nos diz que uma parte vital da meta de todo terapeuta consiste em ajudar a pessoa doente a reorganizar sua visão de mundo. Precisamos ajudá-la a perceber que ela é um *processo* no espaço-tempo e não uma entidade isolada que está separada do mundo das pessoas saudáveis e à deriva em um tempo fluido, movendo-se lentamente rumo ao extermínio.

Na medida em que realizamos essa tarefa, somos agentes da cura.

ESPAÇO E TEMPO COMO EXPERIÊNCIA: POR QUE A DESCONTINUIDADE?

A tentativa de começar a ver espaço e tempo de uma nova maneira não é nada fácil. É extremamente difícil imaginar um tempo estático, um tempo que não flui. Não é fácil ter uma idéia do tempo do espaço-tempo, o *continuum* em que os fenômenos não acontecem mas simplesmente existem. Frustramo-nos na tentativa de avaliar a afirmativa da física moderna de que espaço e tempo caminham juntos, de que não podemos sentir um sem sentir o outro, de que não podemos conhecer o tempo e o espaço isoladamente. Isso é tão óbvio que nós *de fato* os sentimos isoladamente.

Surge, portanto, um paradoxo: se o tempo e o espaço estão mesmo unidos nessa avaliação, por que temos a sensação persistente de um tempo fluido sem termos uma sensação semelhante de espaço fluido? O modo como sentimos os dois são notadamente diferentes. O tempo flui à medida que o sentimos, mas vemos o espaço como algo localizado e estático. Simplesmente, não existe nenhum sentido psicológico num espaço fluido. O espaço permanece no lugar; o tempo não. Se essas qualidades da natureza estão de fato unidas, conforme nos garante a física moderna, então por que motivo elas são qualitativamente tão dissociadas na nossa experiência?

Talvez as nossas sensações de espaço e tempo difiram qualitativamente por uma boa razão – uma razão que, na linguagem da biologia evolutiva, é a melhor de todas as razões: sobrevivência. É provável que, ao longo de nossa história evolutiva, tenhamos desenvolvido maneiras de avaliar o espaço e o tempo que contribuíram para a nossa sobrevivência.

É possível que, no decorrer de nossa evolução, tenhamos desenvolvido *muitas* maneiras de sentir e avaliar o espaço e o tempo. Quais delas teriam sobrevivido até os dias atuais? A resposta é: as maneiras que favoreceram a sobrevivência do organismo individual, através da perpetuação, por meio da procriação, de seu patrimônio genético. Esses tipos de percepção sensorial teriam sido mais duráveis pela simples razão de que tiveram maior valor de sobrevivência. E se determinada maneira de avaliar o espaço e o tempo ajudou um organismo a sobreviver e a procriar, esse método de avaliar o espaço e o tempo sobreviveu junto com o organismo, codificado em seu programa genético interno. Elas eram capacidades úteis para a sobrevivência, valiosas da mesma maneira como o eram um olho ou orelha ou a capacidade de voar ou correr rápido. Elas conferiam uma vantagem na luta pela sobrevivência.

Consideremos que uma experiência psicológica resultante da sensação de um tempo fluido é a sensação de *urgência* – o tempo está se movendo, as coisas são iminentes, algo está para acontecer. Em um tempo fluido, nós *antevemos* a ocorrência de um fato. Nesse fluxo de acontecimentos, ajo para assegurar a minha própria sobrevivência, comporto-me de determinada maneira para continuar vivo. Certa sensação de urgência estimula a preparação – para matar e caçar, para coletar e plantar. A oportunidade de matar esse bisão para comê-lo, para sobreviver, pode passar se eu não agir agora. Assim, parece provável que a sobrevivência física de nossos ancestrais foi favorecida por uma sensação da passagem do tempo e de urgência, embora, conforme já vimos, o tempo incorporado na cultura, nos mitos e na tradição primitiva fosse de natureza não-duracional (Parte II, Capítulo 3). Não está claro que a sensação do tempo como algo singularmente estático também teria proporcionado uma grande vantagem em termos de sobrevivência.

É possível que a sensação de um espaço estático também tenha favorecido a sobrevivência. Um espaço estático e imóvel proporciona um cenário no qual podemos agir. Na verdade, temos dificuldade para imaginar o espaço de outra maneira. Se imaginássemos o espaço de uma maneira na qual ele parecesse fluido e não-estático, o resultado seria caótico — um fato que é imediatamente óbvio para quem quer que sofra de vertigens, um incômodo problema clínico em que o espaço se move. Para o paciente com vertigens, o espaço recusa-se a permanecer imóvel, girando vezes e vezes seguidas. Um espaço em permanente movimento teria sido certamente tão perigoso para os nossos ancestrais quanto para nós, pois nele é difícil agir de forma precisa e segura. A sobrevivência parece difícil num mundo em movimento.

Assim, se tivéssemos de atribuir um modo de percepção do tempo e do espaço para nossos ancestrais, com o propósito de ajudá-los em sua escalada evolutiva, provavelmente teríamos escolhido os que chegaram até nós: o de tempo fluido e de espaço estático.

Considerada em um contexto evolutivo, nossa dificuldade para compreender o significado da moderna definição física de espaço-tempo pode refletir a nossa herança biológica. Nossa maneira de ver o espaço e o tempo não é uma questão de inteligência, de fazer cálculos. Se de fato percebêssemos o espaço e o tempo de alguma outra maneira diferente, provavelmente não estaríamos aqui para perceber o que quer que fosse. Certamente, não teríamos sobrevivido como espécie.

Nossa maneira de sentir o espaço e o tempo, portanto, provavelmente facilitou a vida de nossos ancestrais. Talvez devamos a nossa própria existência a ela; mas esse modo de percepção não garante que estejamos percebendo o mundo à nossa volta com *precisão*. Nada nos garante que estejamos percebendo o espaço e o tempo da forma correta, mas apenas da forma *natural* — isto é, a nossa percepção reflete a nossa própria natureza. Quando deparamos com as esquisitices dos novos conceitos de espaço-tempo, devemos ter em mente que faz parte da nossa própria *natureza* não entender. Alguma coisa dentro de nós resiste a essas novas idéias.

"Compreendendo" o Espaço-tempo

Uma reação comum entre os que deparam pela primeira vez com as definições de espaço-tempo é o desalento. "Simplesmente não sou esperto o bastante para entender; esses conceitos são para físicos e matemáticos." Esse sentimento, que é quase reflexo, certamente é inadequado, pois não existe *nenhuma evidência de que a capacidade de conceber a idéia moderna de espaço-tempo tenha algo a ver com inteligência*. Essas idéias estão mais firmemente arraigadas na nossa porção intuitiva e não-racional do que no nosso eu verbal e racional. Na verdade, a intelectualização pode ser um empecilho para a compreensão do espaço-tempo, já que essas idéias estão por demais afastadas da lógica e do senso comum.

Esse é um ponto fundamental. Existem os que rejeitam qualquer menção às idéias da moderna física do espaço-tempo por suporem que elas só podem ser compreendidas por cientistas talentosos. Nada poderia estar mais distante da verdade. A quintessência dessas idéias é antiga. As expressões centrais da relatividade especial tinham sido elaboradas em forma descritiva nas culturas orientais milhares de anos antes das descobertas de Einstein.[22] Culturas inteiras, conforme já vimos na nossa análise sobre atitudes em relação ao tempo, na Parte II, vivem de forma confortável e eficiente com a idéia de um tempo não-fluido. É possível que, sem exceções, as culturas que aceitaram essas idéias com mais facilidade tenham feito isso sem recorrer à matemática, dependendo apenas da intuição e de formas de pensamento não-racionais.

A moderna noção de espaço-tempo não está necessariamente escondida atrás de um indecifrável jargão da física e da matemática. A linguagem da ciência não se destina necessariamente a uma apreciação do significado essencial das novas definições de espaço e tempo. Tal fato é evidente não apenas a partir dos registros culturais, conforme já observamos, mas torna-se óbvio também a partir das próprias afirmações de Einstein; ele afirmou ter sido levado inicialmente às suas descrições não por meio de idéias revolucionárias às quais chegou utilizando o poder de raciocínio lógico, mas por uma certeza interior da beleza e harmonia contidas no âmago de suas teorias. Einstein estava descrevendo a intuição e não o raciocínio linear. Esse atributo da mente permitiu que culturas inteiras compreendessem o espaço-tempo antes da era moderna.

O SENTIMENTO BIMODAL DE TEMPO E ESPAÇO

Embora o sentimento de um tempo fluido e linear possa ter sobrevivido como parte de nossa natureza biológica por causa de seu valor de sobrevivência, existe certamente algo mais além disso. Creio que existe também valor de sobrevivência em perceber o tempo de uma forma estática, não-fluida, não-linear. Já observamos que uma sensação de urgência está associada à percepção do tempo como um processo linear constituído de passado, presente e futuro. A nossa moderna impressão dessa urgência expressa-se por nossa sensação de que não há tempo suficiente. Estamos ficando sem tempo. Para cada um de nós, o fluxo do rio do tempo vai se esgotar. Esse rio em movimento traduz-se, para a maioria de nós, em uma rotina móvel na qual tentamos fazer cada vez mais coisas em cada vez menos tempo. O preço disso é pago na forma de *stress*, tensão e ansiedade.

Existem consideráveis evidências, conforme vimos na Parte II, de que os efeitos psicológicos da sensação de urgência — *stress,* ansiedade, tensão — não se restringem à psique. Eles são traduzidos para o corpo, onde acabam manifestando-se na forma de perturbações físicas. O senso de urgência gera enfermidade, doença e morte. Assim, embora esse senso possa ter contribuído para a nossa sobrevivência nos primeiros estágios de nossa história evolutiva, trata-se certamente de uma espada de dois gumes que, nos dias de hoje, paira ameaçadoramente sobre nossas cabeças.

Em contraste, a percepção do tempo como algo estático e não-fluido se faz acompanhar de uma sensação psicológica de tranqüilidade, serenidade e paz. Essa é a percepção do tempo tão bem descrita na literatura poética e mística. Trata-se da sensação de unicidade, de unidade com tudo o que existe, a sensação de calma e liberdade. É o oposto da urgência.

Talvez nossas porfias evolutivas tenham nos legado esses dois modos complementares de percepção do tempo por uma boa razão. Ambos os modos, funcionando em diferentes momentos, em diferentes circunstâncias, parecem dar uma contribuição maior para a sobrevivência do que seria possível apenas com a presença de um ou outro. O sentimento de urgência do tempo poderia ser usado com vantagem na caça ou na luta. A sensação de um tempo não-fluido, de unicidade e calma poderia ser usada para a recuperação fisiológica, uma vez passado o momento da ação.

Esses dois modos de percepção do tempo, operando alternadamente, fazem sentido. Eles proporcionam um equilíbrio que não seria alcançado com apenas uma das maneiras de perceber o tempo. Talvez tenhamos descoberto dentro de nós essas duas capacidades de percepção do tempo porque precisamos tanto de uma quanto da outra.

CAPÍTULO DOIS

A SAÚDE E A ORDEM IMPLICADA

Tudo está vivo: o que chamamos de morte é uma abstração.
— DAVID BOHM[1]

O que é saúde? Não há uma resposta de aceitação geral, e uma das dificuldades da medicina moderna é a sua incapacidade de definir com exatidão aquilo que ela promove. A maioria das pessoas tende a caracterizar a saúde pela ausência de doença — eu *não* tenho pressão arterial alta; *não* tenho nível elevado de colesterol; *não* tenho nenhuma anormalidade óbvia no meu exame físico. Se o meu médico não consegue encontrar nada errado, *devo* estar com saúde. Esse modo predominante de definir saúde, todavia, não nos diz o que ela é. E mesmo as tentativas de criar uma definição de saúde em termos positivos são falhas. A Organização Mundial de Saúde definiu saúde como o total bem-estar físico, psicológico e espiritual de uma pessoa — e, no entanto, esses conceitos ainda são demasiado vagos para terem alguma utilidade. Eles não estabelecem com clareza o que é esse bem-estar ou o que se pretendeu dizer com função apropriada dos nossos componentes espiritual, físico e psicológico.

Não podemos contar com nenhuma ajuda para saber claramente sequer o significado de doença. Considere, por exemplo, a doença chamada deficiência de G-6-PD (glicose 6-fosfato desidrogenase). Esse distúrbio é causado por um defeito genético, resultando num nível inadequado de uma enzima necessária para o funcionamento adequado das hemácias. Em certas situações fisiologicamente estressantes, a deficiência de G-6-PD pode levar a hemólise ou rompimento das hemácias. Em certas regiões da África, essa doença coexiste lado a lado com a anemia falciforme. Descobriu-se que os nativos com anemia falciforme resistiam mais aos seus efeitos se, concomitantemente, tivessem uma *segunda* doença — deficiência de G-6-PD.[2] Nesse exemplo, ter uma "doença" tornou alguém mais sadio — ao menos no sentido de conferir uma relativa resistência como uma outra doença. Todavia, como é que uma verdadeira doença pode conferir saúde? A doença, portanto, assim como a saúde, não é fácil de definir.

Comumente, presumimos que a saúde, de alguma maneira, emana de dentro de nós. Essa suposição revela o nosso comportamento reflexo de atribuir todas as nossas características, incluindo a saúde — e, mesmo, a própria vida — ao comportamento das moléculas que constituem o nosso corpo. Mas não está inteiramente claro que as coisas sejam assim. Ao falar sobre o mundo dos seres vivos, David Bohm usa o exemplo de uma semente. Quase toda a matéria e energia que vão se fazendo visíveis à medida que a semente cresce vêm do ambiente. "Quem iria dizer", diz Bohm, "que a vida não é imanente, mesmo antes de a semente ser plantada?" E se a vida era imanente antes do desdobramento da semente na sua forma de crescimento, então a semente em crescimento torna-se algo mais do que a simples matéria com que ela começou, pois adquire vida própria. A semente em crescimento tornou-se mais do que o comportamento de moléculas que a constituem.

Essa energia-vida, um termo usado por Bohm, pertence à ordem implicada — a qualidade invisível que, diz Bohm, forma a base do mundo exterior das coisas e fenômenos (os quais pertencem à ordem explicada; ver pág. 130), e na qual todas as coisas estão alicerçadas. Bohm também sugeriu que saúde é o resultado da interação harmoniosa, com o ambiente exterior, de todas as partes analisáveis que constituem a ordem implicada — as células, tecidos, sistemas de órgãos e todo o corpo físico. Para Bohm, saúde é harmonia, uma qualidade que, como todas as coisas, está alicerçada, em última análise, na totalidade da ordem implicada e não nas próprias coisas particuladas.

Na idéia de ordem implicada, apresentada por Bohm, está implícito o conceito de movimento em fluxo. Tudo é fluxo e movimento, diz Bohm. Esse movimento, esse dinamismo, é primário, e só na ordem explicada da nossa experiência sensorial comum é que nós o dividimos, separando a pureza do movimento naquilo que acaba parecendo serem partes distintas. Essas divisões visíveis são, entretanto, ilusórias, de vez que a totalidade fluida implicada é não-analisável e indivisível. A função da ordem explicada, diz Bohm, consiste apenas em dividir em partes esse mundo de unicidade. Essa é a maneira pela qual o nosso senso comum impõe ordem ao mundo.

A essência do movimento livre, indivisível e fluido da ordem implicada é a harmonia — que, para Bohm, é o significado da saúde quando essa harmonia é transcrita para o mundo explicado; mas como o fluxo e o movimento puros são imperfeitos nos organismos vivos (desarranjos efetivamente ocorrem), a harmonia — e, portanto, a saúde — é imperfeita. As coisas dão errado. O resultado é doença, uma quebra na harmonia. Todos os organismos vivos mudam e morrem.

Vista dessa maneira, a saúde é uma qualidade *cinética*. Ela tem um dinamismo essencial, estando fundamentada, tal como de fato está, na ordem implicada de Bohm, cujos atributos de totalidade e movimento deram origem ao termo *holomovimento*. A saúde não é estática.

Como é diferente, porém, o modo como costumamos conceber a saúde! A imagem que muitos fazem da saúde é sermos congelados em algum estágio da juventude, depois do que as coisas nunca mudariam. Queremos apreender essa condição de alguma forma estática e cristalizada, para que possamos permanecer saudáveis daí em diante. Mas as coisas não podem ser assim, pois saúde é harmonia e esta não tem nenhum significado sem o movimento fluido de partes interdependentes. Assim como um riacho fica estagnado quando deixa de fluir, a harmonia e a saúde transformam-se em doença e morte quando ocorre a estase. Voltamos ao conceito de biodança, a corrente interminável do corpo em fluxo.

É uma pena que tenhamos perdido contato com esse atributo cinético da saúde. Vemos a saúde como um quadro congelado, uma coleção imóvel de fragmentos de informação: eletrocardiogramas, medidas de pressão arterial, resultados de determinações laboratoriais de atividade das enzimas do fígado, nível de glicose no sangue e funcionamento dos rins. Até os serviços de saúde que enfatizam abertamente os aspectos cinéticos da assistência à saúde — os esportes de movimento, como o *jogging* — freqüentemente convertem a distância que o cliente correu num valor numérico computadorizado que indica quantos "pontos" ele alcançou, de modo que a experiência cinética é traduzida na imobilidade dos números. A experiência da saúde, o seu princípio dinâmico, é diminuída. Ela é transformada num dado morto que, ironicamente, parece nos dar mais tranqüilidade do que a própria experiência da saúde.

A harmonia de partes móveis implica mais coisas do que apenas a ação recíproca e fluida das partes móveis que constituem o corpo propriamente dito. Vimos no capítulo "A Biodança" que não existem corpos delimitados. O conceito do corpo como partes é uma contradição em termos, pois as próprias partes originaram-se em pontos longínquos do universo e não permanecem localizadas no corpo depois de nele terem entrado. Além disso, elas estão relacionadas a todas as outras partes do universo, burlando o significado de "parte". No seu dinamismo essencial, o corpo reflete o holomovimento de Bohm. A harmonia das partes do corpo é a harmonia das partes do universo, as quais estão apenas momentaneamente localizadas na forma de um corpo físico.

Consideradas a partir dessa perspectiva, surgem novas concepções de corpo, harmonia e saúde. Alan Watts certa vez disse que, assim como uma macieira produz maçãs, o universo produz pessoas. Talvez Watts estivesse poeticamente correto. Somos uma coalescência do universo, ainda que temporária — um fruto, conforme disse Watts, uma expressão explicada de uma harmonia implicada.

A idéia de saúde como harmonia, e de harmonia como um atributo de partes que se movem de forma perfeita, sugere, conforme já vimos, um atributo cinético da saúde. Seria isso um mero constructo intelectual? Talvez não. Parece haver, no nível clínico, muitas evidências desse princípio. A sabedoria popular, por exemplo, afirma que a inatividade favorece a doença. As pessoas idosas não se dão bem quando se limitam a uma cadeira de balanço. Permanecer em atividade favorece a saúde em todas as faixas etárias. Embora não haja uma evidência cabal de que a atividade física de fato prolongue a vida, poucos médicos (com exceção dos sedentários) se recusariam a admitir que ela aumenta a qualidade de vida. Essas observações são resumidas na máxima "Quem não usa perde!". O movimento, então, pode representar a chave para um constructo prático e coerente de saúde como harmonia, de vez que ele parece encontrar ressonância no nível das experiências reais do cotidiano.

É possível que parte de nossa confusão relativa ao verdadeiro significado da saúde deva-se à nossa insistência em fazer com que ela seja vista em termos absolutos. A saúde, assim como a doença, dizemos nós, apresenta certo *status* primário que lhe é característico. Uma vez mais, Bohm sugere que este talvez não seja o caso. Conforme ele diz,

> Ao seguir determinado conceito absoluto até o que parece ser a sua conclusão lógica, você desconhece que ela é idêntica ao seu oposto e, assim, todo o dualismo entra em colapso, conforme descobriu Hegel. A razão primeiro mostra que os opostos se interpenetram; depois, você descobre que um oposto reflete o outro e, por fim, que eles são idênticos um ao outro — não há nenhuma diferença real entre eles. Os dois opostos podem primeiramente ser tratados como entidades independentes, mas você vai descobrir que cada um é o princípio do movimento do outro.[3]

À primeira vista, essa idéia parece completamente absurda. De que modo os absolutos evidentes poderiam fundir-se um dentro do outro? Entretanto, a ciência mostrou que isso é possível. Há um século, tanto o espaço como o tempo eram considerados absolutos; a descoberta da relatividade, porém, mostrou que esses "absolutos" eram outra coisa. Vimo-los se fundir no espaço-tempo, de modo que um tornou-se o "princípio motor" do outro. O espaço não pode ser percebido sem a concomitante percepção do tempo, e vice-versa. Os absolutos anteriores fundiram-se.

O conceito de opostos — o conceito de *qualquer* coisa — está aliado ao pensamento. Para Bohm, o pensamento puro está fundamentado na ordem implicada, o domínio da totalidade que cerca e envolve todas as coisas. Existe apenas *uma* totalidade; portanto, tudo o que nela existe forma uma só unidade. Isso inclui, sim, pensamentos relativos e opostos. A proposta de Bohm — e ele é prudente ao qualificá-la como tal — é a de que, no domínio da ordem implicada, todos os pensamentos, em última análise, são um só. Nesse território, que se situa além da condição de análise, todos os opostos se fundem.

Bohm observa ainda que

> na música, nas experiências visuais e em curtas experiências sensoriais, a ordem implicada é primária no sentido de que o movimento fluido é percebido *antes* que possamos dividi-lo e analisá-lo na forma dos elementos que expressam ou demonstram esse movimento. Você pode ouvir música e, posteriormente, dividi-la em notas passíveis de serem representadas na imaginação ou num pedaço de papel. Em última análise, a mesma coisa é verdadeira na visão, mas ficamos tão acostumados a fixar nossa atenção nos objetos, que não percebemos isso. Tendemos a ver cada objeto como algo fixo e separado, porque retornamos ao mesmo objeto (essa árvore, essa rocha) vezes sem conta. Portanto, o movimento fluido regenera a mesma coisa repetidas vezes, fazendo com que deixemos de enxergar o movimento em si, exceto, talvez, nos casos em que olhamos um riacho ou o céu, onde não existem objetos fixos para serem focalizados. Entretanto, toda a nossa experiência, incluindo o pensamento, começa com a percepção imediata desse movimento fluido.[4]

Existem momentos em que todos nós sentimos a harmonia do movimento a que chamamos vida. Essas são experiências transcendentes ou "culminantes", em que podemos esquecer não apenas o nosso eu como objeto, mas o mundo como objeto, formando uma só unidade com a própria experiência. Nesses momentos, espaço e tempo são percebidos de maneira incomum. Espacialmente, deixamos de ver a nós mesmos como seres à deriva num mar de espaço, junto com outros objetos; quanto ao tempo, ele deixa de fluir de maneira linear. Esses são momentos de consciência implicada.

Esses são também momentos de saúde, no sentido de que constituem experiências de perfeita harmonia. Entretanto, esses momentos mudam invariavelmente e, quando o fazem, nossa atenção é atraída para os fenômenos não-harmoniosos que se seguem a eles. A alguns desses fenômenos da vida, caso sejam suficientemente perturbadores, aplicamos o termo "doença". Fazemos essas distinções com a mesma naturalidade com que analisamos uma fuga de Bach em suas notas individuais, depois de nos termos deixado levar pela música quando a ouvimos pela primeira vez. E nossa fixação repetitiva nesses acontecimentos desarmoniosos gera a nossa crença de que sua existência é primária, esquecendo-se de que as abstraímos da totalidade da experiência. A harmonia fluida da experiência torna-se cada vez mais rara quando dividimos esses genuínos momentos em fragmentos de acontecimentos.

Entretanto, a saúde *é* um movimento fluido. Não existe *nenhum* ponto de referência que possamos utilizar para saber quando sai de cena a saúde e quando tem início a doença. Saúde e doença são os "princípios motores" um do outro. Conforme sugere Bohm: sendo percebidas pelo pensamento consciente, e estando os pensamentos fundamentados na totalidade da ordem implicada que as envolve, saúde e doença — como podemos evitar a conclusão? — representam uma coisa só.

A *experiência* de saúde e doença, obviamente, não é uma única e a mesma coisa. Essa experiência ocorre na ordem explicada de Bohm, o mundo do cotidiano que habitualmente dissecamos em objetos e fatos isolados. Como conseqüência da divisão desse mundo em objetos separados, descobrimos que os dividimos em experiências imiscíveis, como saúde e doença.

Existiria alguma maneira de ter a experiência do contato com a ordem implicada, de modo tal que pudéssemos superar as nossas preocupações mórbidas com a saúde e com a doença? Estas podem ser consideradas irrelevantes? É quase certo que sim. A literatura mística está cheia de exemplos desse tipo. O místico afirma de forma coerente que considerações comuns quanto a saúde e doença, ou mesmo acerca da morte, podem ser transcendidas. Freqüentemente, essas afirmações são interpretadas de modo incorreto — quando se diz, por exemplo, que o místico "renunciou" ao corpo. Essa maneira de ver, na minha opinião, está errada, pois o místico chegou a um estado que se caracteriza não pelo repúdio à carne, mas pela capacidade de viver a união implicada de opostos: corpo e não-corpo, espírito e matéria, saúde e doença, nascimento e morte.

TABELA II
A SAÚDE E A ORDEM IMPLICADA

Visão Tradicional	*Visão Implicada*
1. O mundo sensorial dos objetos e fenômenos é primário.	1. O mundo sensorial dos objetos e fenômenos não é primário. Eles pertencem à ordem explicada, que se fundamenta, ou é envolvida, por uma totalidade fundamental indivisível, a ordem implicada.
2. Saúde é a ausência da doença.	2. A saúde não é a simples ausência de doença, mas a manifestação da ação recíproca e harmoniosa de todas as partes visíveis que habitam o domínio explicado.
3. Saúde e doença são absolutos, e formam opostos inconciliáveis.	3. Saúde e doença não são opostos inconciliáveis. Elas são os "princípios motores" uma da outra.
4. Toda matéria viva é potencialmente morta. A decadência é o destino de tudo.	4. Toda matéria pertence à ordem implicada, onde todas as coisas são vivas. "Aquilo que chamamos de morte é uma abstração" (Bohm).
5. A vida é caracterizada por movimento; a morte, por estase.	5. A ordem implicada a tudo envolve, e é fluxo; assim, *tanto* a vida como a morte são movimento. Nada é estático.
6. Pode-se conceber a saúde como o funcionamento apropriado das partes do corpo.	6. As "partes" existem apenas no domínio explicado. Desse modo, a saúde transcende a função das partes, visto que todas as partes, que são constituídas da matéria, estão, em última análise, envolvidas pela ordem implicada e, portanto, constituem um todo indivisível.
7. A meta suprema da saúde é evitar a doença e, assim, a morte.	7. Como a morte é uma abstração ("todas as coisas estão vivas"), essa é uma meta inadequada para a assistência à saúde.
8. A saúde pode ser expressa em termos de medidas objetivas — exames laboratoriais, exames físicos, raios X etc.	8. Todas as medidas referem-se a objetos pertencentes à ordem explicada e, portanto, não são primárias. Elas desafiam a totalidade não passível de análise da totalidade essencial em que todos os corpos materiais estão fundamentados. Desse modo, todas as medidas são arbitrárias e constituem insatisfatórios indicadores de saúde.

TABELA II (continuação)
A SAÚDE E A ORDEM IMPLICADA

Visão Tradicional	Visão Implicada
9. O ponto central dos cuidados com a saúde é o corpo físico. A consciência é um fator secundário e irrelevante.	9. Tanto a matéria como a consciência estão imersas na ordem implicada, onde todas as coisas formam uma só unidade. Assim, em certa medida, toda matéria é consciente. A assistência médica e os cuidados com a saúde, portanto, não podem ignorar a consciência. Concentrar-se na matéria é concentrar-se na consciência.
10. A assistência médica e os cuidados com a saúde concentram-se nos indivíduos.	10. Essa é uma preocupação arbitrária e ilusória do domínio explicado. Toda matéria está envolvida pela ordem implicada; portanto, o mesmo acontece com todos os corpos. Concentrar-se no tratamento da saúde em uma pessoa significa fazer o mesmo com respeito a todas as outras, pois todos os corpos (toda matéria) constituem uma totalidade na ordem implicada.
11. A terapia é executada basicamente por meios mecânicos, por matéria atuando sobre a matéria – por exemplo, com medicamentos e cirurgia.	11. Todas as coisas estão vivas. Em princípio, portanto, nada existe que impeça o uso da consciência com uma forma primária de intervenção terapêutica em todos os níveis da matéria – desde as partículas subatômicas até as moléculas, células, tecidos, sistemas de órgãos etc.
12. A assistência médica e os cuidados com a saúde têm um valor inquestionável.	12. Na medida em que os cuidados tradicionais com a saúde distorcem a totalidade do corpo, em virtude da concentração inadequada no funcionamento de simples partes do corpo, eles podem ser maléficos. A assistência à saúde, deste modo, é um benefício *qualificado*, visto que ele pode criar distorções nas percepções do corpo, as quais poderão revelar-se maléficas e, na verdade, produzir doenças.
13. A transcendência da preocupação com a saúde é uma aberração mística que em geral leva à negligência e rejeição do corpo.	13. A transcendência da preocupação com a saúde poderá de fato levar-nos a ver a saúde como algo irrelevante, mas talvez nos leve também a perceber o corpo como estando materialmente vivo em todos os níveis. Essa percepção pode gerar um interesse espiritual pelo corpo, uma auto-identificação com a matéria que o constitui, levando a um padrão mais elevado de assistência à saúde.

Se começarmos a avaliar o domínio em que as questões de saúde e doença deixam de parecer absolutas, nossas estratégias comuns de saúde podem ser vistas em uma perspectiva diferente. Os cuidados com a saúde tornam-se uma participação arbitrária em apenas um nível da realidade, a ordem explicada. A sombria urgência dos imperativos cuidados médicos ("Execute um ato de desafio à morte: meça sua pressão arterial!) sofre uma mudança. Não estamos dizendo que a saúde, se negligenciada, *não* irá se transformar em doença, mas que essa evolução descreve os fatos apenas no nível explicado.

Isso não constitui um aval para o abuso contra si mesmo e a negligência com a saúde. Ao contrário, desconfio que uma compreensão experimental da relatividade de saúde e doença irá levar-nos a ter um maior respeito pelo corpo material e que, conseqüentemente, haverá uma grande melhoria nos níveis de saúde. Transcender os cuidados com a saúde e considerar a saúde irrelevante não significa negligenciá-la. Em vez disso, significa considerar toda a matéria — incluindo o próprio corpo físico — algo vivo, que vai além da saúde, e que está fundamentado, juntamente com o pensamento consciente, no domínio implicado. Em vez de estimular um desrespeito abusivo pela carne, esse ponto de vista muito provavelmente favorecerá os cuidados positivos com a saúde — não por medo da dissolução e da morte, mas pelo respeito nascido da consciência (conforme afirma Bohm) de que a morte é uma simples abstração e de que tudo está vivo.⁵

A aplicação da cosmologia de Bohm às considerações relativas à assistência médica e cuidados com a saúde cria um problema imediato. Se as idéias de Bohm referentes à ordem implicada e explicada estiverem corretas, fica claro que os esforços da medicina moderna estão bem afastados do alvo. Eles se concentram apenas na realidade da ordem explicada, o domínio em que habitamos, onde o mundo é feito de objetos e acontecimentos distintos. O domínio implicado, onde o próprio *significado* de saúde, doença e morte muda de forma radical, não desperta atualmente o interesse da medicina. A totalidade que envolve todas as coisas é ignorada.

Se Bohm estiver errado, esse dilema é ilusório. Será que ele está? Não sabemos. Essas idéias são propostas por Bohm com a mais completa seriedade, mas ele é claro ao dizer que elas são simples propostas, conforme ele vê qualquer sugestão no campo da ciência. Bohm não apenas está disposto a admitir que as suas propostas não podem ser provadas como também observa que *nenhuma* "prova" científica é absoluta. Sabemos, por exemplo, que as provas científicas aplicam-se apenas a certas áreas do universo, e que elas apóiam-se no pressuposto de que todas as partes do universo funcionam da mesma forma que a nossa esfera local. Além do mais, diz ele, o teorema de Gödel (Parte IV, Capítulo 3), por si próprio, sugere que, para cada pressuposto de que temos consciência, deve haver inúmeros outros dos quais não temos consciência. Alguns deles certamente são verdadeiros; outros são falsos. Assim, em certo sentido, as críticas que se aplicariam às propostas conjeturais de Bohm também caberiam aos mais rigorosos dados científicos de que dispomos.

Talvez o físico Shimony esteja correto na sua avaliação das idéias de Bohm relativas à ordem implicada. Ele observa que, ao longo de trinta anos, Bohm fez contribuições significativas para os alicerces da física moderna. Portanto, ele deve ser ouvido.[6]

Como a medicina poderia redirecionar o seu curso? Em vez de "manter as partes em movimento" ("terapia explicada"), de que forma ela implementaria uma "terapia implicada"?

Não creio que essa seja uma tarefa impossível. Na verdade, existem indícios de que está surgindo um paradigma na medicina que promoverá uma percepção consciente da ordem implicada. Essas metodologias são mencionadas ao longo deste livro e têm como base esse entendimento fundamental: mente e corpo estão intrinsecamente unidos, e a existência é o fulcro da saúde.

CAPÍTULO TRÊS

IMPLICAÇÕES PARA A UNIDADE: CIÊNCIA, LÓGICA E MITO

... A natureza revela poucos de seus segredos para aqueles que olham e ouvem apenas com os olhos e ouvidos externos. A condição de toda visão válida, em qualquer plano da consciência, não está no aguçamento dos sentidos, mas numa atitude peculiar da personalidade como um todo: numa atenção profunda, numa intensa concentração, numa fusão consigo mesmo, efetuando-se uma verdadeira comunhão entre o observador e a coisa observada...
— EVELYN UNDERHILL
Misticismo[1]

Os médicos e cientistas da área das ciências biomédicas têm se mostrado pouco propensos a falar sobre as considerações anteriores. Nos dias de hoje, é quase constrangedor ter de admitir a importância dos fatores humanos na causação das doenças, quando sempre se esperou que as respostas emergissem das profundezas enigmáticas da biologia molecular; mas surgiu um paradoxo: cientistas imparciais, que têm insistido na necessidade de uma ciência não-emocional e destituída de valores, desencavaram fortes evidências de que, na causação das doenças humanas, as emoções têm uma importância imensa!

Em muitos círculos científicos de prestígio, ainda se considera algo francamente desprezível deixar o mundo objetivo da biologia molecular para dedicar-se a investigações acerca da relação mente-corpo. Esta atitude reflete um preconceito de que a "verdadeira ciência" deveria ser depurada de todas as questões relativas à mente. Em ciência, "mentalismo" e valores são considerados igualmente como uma desgraça. Essa atitude é expressa pelo grande biólogo molecular francês Jacques Monod, o qual insistia com mordacidade em que uma ciência objetiva não pode coexistir com valores de qualquer espécie.[2]

Entretanto, a despeito da vitriólica insistência na idéia de que não existe lugar na ciência para os valores humanos, as evidências de que os valores humanos são importantes na etiologia das doenças não irão desaparecer. Esse conflito na biociência lembra os monumentais embates que caracterizaram a revolucionária expansão desde a mecânica clássica até a mecânica quântica. Na virada do século, os físicos sentiam-se satisfeitos com uma descrição objetiva do mundo. No final da década de 20, no entanto, quando uma teoria abrangente da física quântica fora criada, o objetivismo puro tinha sido descartado em favor de uma visão do mundo em que o observador não poderia manter-se completamente separado de suas observações. Eram necessários novos conceitos acerca do modo como observações físicas ocorriam, os quais, em certos casos, recorriam a explicações totalmente contrárias ao senso comum. Embora aparentemente ilógicas, essas novas idéias *eram necessárias para explicar dados* obtidos a partir de experiências atômicas cada vez mais refinadas.

Atualmente, as nossas investigações a respeito das causas das doenças estão se tornando cada vez mais refinadas. Em conseqüência, estamos levantando dados que se chocam com idéias arraigadas relativas ao modo como ocorrem as doenças. Quais são as origens desse conflito?

Examinaremos suas origens e tentaremos sugerir uma possível solução para as divergências entre os "biologistas-objetivistas moleculares" ortodoxos e os "biocientistas mente-corpo" emergentes. Observemos algumas questões fundamentais que comumente ficam à margem dessas discussões: A que estamos nos referindo quando falamos em metodologia científica? Podemos demonstrar uma rigorosa objetividade nas biociências quando a física moderna já abriu mão dessa exigência? Será que não existem limites para as capacidades da lógica humana, ou seja: até onde *pode* chegar o nosso conhecimento? A ação recíproca da consciência com o mundo físico é real ou imaginária?

Por fim, existe alguma possibilidade de conciliação entre biocientistas que flertam livremente com "fatores humanos" — incluindo emoções, sentimentos, valores — e aqueles cientistas que consideram esses flertes como a perdição da ciência tradicional?

Eu acredito na possibilidade de uma união entre esses pontos de vista. Creio que é possível mostrar não apenas que as evidências em favor de uma unidade mente-corpo e de um papel central para a consciência humana afloram de forma bastante natural da ciência tal como a conhecemos, mas também que existe um princípio difuso de unidade implícito em *todo* pensamento e percepção humanos.

As observações que se seguem são extraídas de fontes extremamente diversas. Se essas fontes parecem imiscíveis, eu lhes ofereço o comentário de Heisenberg:

> De maneira bastante genérica, provavelmente é verdade que, na história do pensamento humano, os desenvolvimentos mais frutíferos freqüentemente ocorrem naqueles pontos em que duas linhas diferentes de pensamento se encontram. Essas linhas podem ter suas origens em partes bastante diferentes da cultura humana, em diferentes épocas ou em diferentes ambientes culturais ou tradições religiosas: portanto, se elas efetivamente se juntarem, isto é, se houver entre elas um relacionamento que ao menos possibilite a ocorrência de uma verdadeira ação recíproca entre elas, então pode-se esperar a possível ocorrência de novos e interessantes desdobramentos.[3]

O MÉTODO DA CIÊNCIA

A moderna abordagem científica para compreender as coisas recorre irresistivelmente ao pensamento racional. Na verdade, o pensamento científico é racional por definição. Acredito que a ciência é o nosso instrumento mais eficaz para a compreensão da natureza e que, por trás dessa idéia bastante difundida, está a pressuposição de que o próprio pensamento é poderoso. Quando a ciência nos dá uma visão incompleta do mundo, sentimos que a falha não foi do pensamento racional, mas da ciência, que reuniu dados insuficientes para serem submetidos aos métodos da análise lógica.

Na ciência, fazemos observações, formulamos hipóteses e testamos essas hipóteses comparando-as constantemente com as observações em curso. No caso da inadequação entre as hipóteses e repetidas observações, a hipótese é revisada, conduzindo-se a uma visão de mundo mais perfeita. Os cientistas de modo geral acreditam que, podendo agir sem impedimentos, esse processo acabará por levar-nos a uma visão perfeita do universo.

Não é de admirar que observações que ponham em dúvida essa crença pareçam causar desespero em todo o meio científico. Esse é o caso do Teorema de Gödel, que é virtualmente ignorado pela comunidade científica.

O Teorema de Gödel

Em 1931, Kurt Gödel, um jovem matemático austríaco, demonstrou dois espantosos teoremas. "O primeiro teorema diz que qualquer sistema lógico que seja suficientemente complexo para incluir, pelo menos, aritmética simples, pode expressar asserções verdadeiras que, entretanto, não podem ser deduzidas de seus axiomas. E o segundo teorema deduzido por Gödel afirma que, em tal sistema, não se pode provar antecipadamente que os axiomas, com ou sem verdades adicionais, estejam isentos de contradições ocultas."[4] Em resumo, um sistema lógico que tenha alguma riqueza nunca pode ser completo, e nem sequer podemos ter alguma garantia de que ele seja consistente.

Nos anos que se seguiram, outros teoremas desconcertantes foram propostos. Turing, na Inglaterra, e Church, nos Estados Unidos, mostraram que "não se pode delinear nenhum procedimento mecânico que tenha a capacidade de testar toda asserção em um sistema lógico e, em um número finito de passos, demonstrar se ela é verdadeira ou falsa".[5] Em outras palavras, simplesmente não se pode testar um sistema lógico de forma exata. "E Alfred Tarski, na Polônia, provou em 1936 a existência de uma limitação da lógica ainda mais profunda do que aquela que fora demonstrada por Gödel. Tarski provou que não pode haver nenhuma linguagem precisa que seja universal; toda linguagem formal que seja ao menos tão rica quanto a aritmética apresenta sentenças significativas que não podem ser consideradas verdadeiras nem falsas."[6]

Para os que não são lógicos nem matemáticos, essas demonstrações lógicas podem parecer incrivelmente complexas. Mas elas têm sido analisadas há quase meio século por matemáticos e lógicos conceituados sem que se descobrisse qualquer inconsistência.

Qual é o significado dessas afirmações extraordinárias? Toda ciência, conforme Bronowski observou, espera assentar o alicerce de axiomas fundamentais, para, então, testá-los mediante comparações com o que é observado no mundo e, em seguida, fazer deduções em uma linguagem exata – a linguagem dos físicos, por exemplo, ou a linguagem da neurofisiologia. Esse é o ideal científico. Os resultados de Gödel, Tarski, Turing e Church mostram que *este ideal é inatingível.*

Esses teoremas demonstram que o objetivo das ciências físicas, desde a época de Newton, não pode ser realizado. As leis da natureza não podem ser expressas de uma maneira dedutiva, axiomática e formal, que seja simultaneamente completa e destituída de ambigüidades. Eles vão mais além: se algum dia nos virmos em um estágio da investigação científica em que sintamos que as leis da natureza formam um sistema completo e destituído de ambigüidades, teremos de concluir que cometemos erros em nosso raciocínio e que, de alguma forma, nos equivocamos. Esses teoremas nos dizem que é impossível descrever perfeitamente o mundo, mesmo em termos abstratos, usando um sistema axiomático e dedutivo.

Todavia, continuamos a fazer ciência partindo do pressuposto de que a natureza de fato obedece a um conjunto de leis completo, preciso e coerente. Afinal de contas, a natureza funciona; mas, se as leis da natureza são coerentes, então "sua formulação interior deve ser completamente diferente de qualquer coisa que conhecemos; e, por enquanto, não temos nenhuma idéia de como conceber isso".[7]

Todo sistema científico é, portanto, incompleto.

Os teoremas de Gödel, Turing, Tarski e Church constituem uma família comum de limitações. O que eles têm em comum? Todos eles referem-se às dificuldades intrínsecas de toda linguagem simbólica. O problema é este: a linguagem é usada não apenas para descrever partes do mundo mas também para descrever a si mesma. Em cada um desses teoremas, "a prova depende de uma construção pela qual uma proposição *sobre* aritmética é expressa por uma proposição *na* aritmética".[8] Isso leva a afirmações de auto-referência, a mais célebre das quais talvez seja o comentário de Epimênides, o cretense: "Todos os cretenses são mentirosos." Se a afirmação for verdadeira, ela é falsa; se for falsa, é verdadeira.

Todos os sistemas formais, na ciência, estão às voltas com esse problema. Na ciência, queremos fazer mais do que simplesmente descrever aquilo que observamos. Queremos saber se as descrições são verdadeiras ou falsas; mas as demonstrações acima mostram que, sempre que dizemos "é verdadeiro" ou "é falso", o sistema lógico começou a falar de si mesmo — e, ao fazer afirmações sobre si mesmo, ele torna-se vítima das limitações que acabamos de discutir.

Consciência, Cérebro e o Teorema de Gödel

É possível que os problemas resultantes das afirmações auto-referenciais estejam presentes em toda a natureza, vindo à tona sempre que o pensamento e a linguagem humana estão envolvidos. Considere, por exemplo, o problema mais incômodo de toda a filosofia e a neurofisiologia — a relação entre a consciência e o cérebro. De que modo a consciência surge a partir do cérebro? Podemos afirmar com segurança que ninguém sabe. E é possível que a resposta permaneça oculta pelo véu do mistério pois, ao considerarmos esse problema, vemo-nos imediatamente na posição de quem está pensando acerca dos próprios pensamentos. Ao agirmos assim, fazemos afirmações acerca de nós mesmos. O homem, ao pensar sobre os seus próprios pensamentos, sobre o seu próprio cérebro, talvez esteja sujeito ao dilema de Gödel: o de se ver na incômoda situação de fazer afirmações acerca de si mesmo. Talvez nunca possamos compreender plenamente a nossa consciência porque nunca poderemos sair da nossa própria mente.

OBSERVAÇÃO CIENTÍFICA: A VISÃO MODERNA

A posição científica foi exposta de forma concisa por Jacques Monod: "A pedra angular do método científico é o postulado de que a natureza é objetiva."[9] Para o cientista, qualquer outra possibilidade é impensável. A maioria de nós concorda. Achamos natural a idéia de que o mundo existe separado de nós, que ele tem uma existência própria independente. Os cientistas estão aptos a abordar este tipo de mundo, observá-lo a distância, extrair dados válidos e significativos e, então, se retirar para interpretar e dar sentido a essas observações. O mundo objetivo é que torna a ciência possível.

Essa idéia de fazer ciência, no entanto, pertence ao século XVIII e não aos dias de hoje. Em nossos tempos, essa crença tem sido desafiada pela física quântica. A idéia de ciência como algo objetivo foi abalada mais profundamente pelo Princípio da Incerteza de Heisenberg. Heisenberg mostrou que toda tentativa de obter conhecimento no nível atômico envolvia inevitáveis mudanças naquilo que era observado. Ele demonstrou, de mais a mais, que essa incerteza não se devia ao caráter grosseiro dos instrumentos científicos, sendo decorrente de propriedades intrínsecas da matéria. Não era possível, nem mesmo em princípio, observar com certeza e de forma completa os menores domínios da matéria.

Essa situação é descrita pelo físico John A. Wheeler:

> Quanto aos princípios quânticos, nada é mais importante do que isto: ele destrói o conceito do mundo como "algo situado lá fora", com o observador a salvo e separado dele... Para descrever o que aconteceu, a pessoa tem de deixar de lado a velha palavra "observador" e substituí-la pela nova palavra "participador". Em certo sentido estranho, o universo é um universo participatório.[10]

Intuitivamente, tem-se a impressão de que, quanto mais fundo penetramos na natureza, mais mecânicas as coisas deveriam tornar-se.[11] Quando passamos dos órgãos para as células, por exemplo, os eventos tornam-se mais mecânicos, tal como acontece quando vamos das células para as moléculas; mas há um ponto em que essa abordagem para a compreensão da natureza começa a falhar. É no nível da molécula que o método reducionista fracassa. Os físicos do século XX mostraram que, se alguém subdivide uma molécula de DNA, ou de qualquer outra molécula, mais reduções de tamanho começam a produzir efeitos imprevisíveis. Abaixo do nível das moléculas, diminuições no tamanho não revelam um aumento no comportamento mecânico. Nesse nível, as coisas começam a tornar-se *menos* mecânicas, pois entramos no mundo quântico, um mundo regido pela pura probabilidade e pelo não-determinismo.

Em que pé isso nos deixa?

(1) A física moderna estabelece limites para o que podemos observar. Não podemos obter todos os dados mesmo em princípio, pois o processo de coleta e observação de dados não é exclusivamente objetivo. Nós interferimos. Experiências mostram que os nossos próprios esforços conscientes funcionam de maneira estranha para produzir, em certa medida, o que chamamos de mundo exterior (conforme veremos mais adiante). Assim, curiosamente, *tornamo-nos* os próprios dados que tentamos observar. A natureza não é objetiva porque não estamos separados dela.

(2) As teorias que tratam das limitações da lógica dizem-nos que não só somos incapazes de obter os dados que desejamos mas que também existem limitações nas maneiras pelas quais somos capazes de lidar com as informações que *podemos* obter. Não é possível interpretar os nossos dados de uma maneira que seja consistente do ponto de vista da lógica e completamente isenta de ambigüidades.

O Teorema de Bell

Já analisamos o teorema de Bell na Parte III, de modo que faremos aqui apenas uma breve exposição.

O físico John S. Bell, num trabalho que marcou época, demonstrou em 1964 um teorema revolucionário. Ele sofreu diversos aprimoramentos desde sua elaboração, sendo que uma das contribuições mais destacadas foi feita por Henry P. Stapp: "Se as previsões estatísticas da teoria quântica forem verdadeiras, um universo objetivo é incompatível com a lei das causas locais."

Um universo objetivo é simplesmente o que existe separado de nossa consciência. Ele está lá quando não o estamos olhando nem medindo.

A lei das causas locais estabelece que as coisas ocorrem "localmente" — ou seja, que nada pode acontecer mais rápido do que a velocidade da luz, que a energia não pode deslocar-se mais rápido do que a energia da luz.

Com o propósito de testar o teorema de Bell, John Clauser realizou uma experiência que já foi reproduzida muitas vezes, sempre com o mesmo resultado. Diz-se que essa experiência prova que as previsões estatísticas da mecânica quântica são de fato válidas e, atualmente, o teorema de Bell é tido como verdadeiro.

As implicações do teorema de Bell são espantosas, sendo consideradas por Stapp como o mais importante resultado da história da ciência. Em termos simples, conforme explicou o físico francês d'Espagnat, o teorema de Bell demonstra que a idéia comum de um mundo objetivo, não afetado pela consciência, entra em choque não apenas com a teoria quântica mas com fatos demonstrados experimentalmente.[12]

Essas conclusões são uma afronta a qualquer cientista que deseje apegar-se a uma visão rigorosamente objetiva do mundo exterior. Experiências como as feitas por Clauser dizem-nos que aquilo que consideramos o mundo objetivo depende, em alguma medida, dos nossos próprios processos conscientes. Não existe uma realidade exterior fixa.

TRANSCENDÊNCIA RECONSIDERADA

Durante séculos, as tradições místicas têm dado mais valor às qualidades espirituais do homem do que às físicas. Tem-se enfatizado a transcendência do físico. A maioria das tradições místicas têm como pano de fundo a idéia de que o corpo, de alguma maneira, está em conflito com o espírito. Uma guerra está sendo travada. A pessoa precisa purificar a alma e alcançar um estado de iluminação indo além do físico.

Em determinado sentido, todas as "filosofias transcendentes" parecem dúbias. Elas parecem incorporar uma violação do teorema de Gödel. Elas requerem que o indivíduo saia de seu eu e deixe o sistema no qual está inserido, levando assim a uma infinita progressão em que a pessoa teria de inventar sistemas cada vez maiores, os quais teriam de ser transcendidos. Isso pode levar a um progresso analítico ou espiritual, mas também leva ao infinito, conforme demonstrou Gödel. A iluminação talvez surja quando a pessoa percebe que a tentativa de transcender a si mesmo não apenas é desnecessária como também impossível — não apenas porque a pessoa não consegue erguer-se no ar puxando os cadarços de suas botas, mas também pelas razões demonstradas por Gödel.

Essa é a lição central do Budismo Zen. Cabe ao mestre zen guiar o estudante até o ponto em que este desiste. O estudante percebe que não pode sair dessa situação com a força do raciocínio, e que essa sua aparente dificuldade é na verdade, ilusória. Os famosos *koans* zen (ou enigmas), que os estudantes são solicitados a resolver, a título de ajuda para a iluminação, constituem perfeitos exemplos do teorema de Gödel em ação – a mente discursiva pensando acerca de si mesma e frustrando-se em sua incessante tentativa de chegar a uma compreensão. O papel do mestre Zen é facilitar esse processo, ajudando o estudante a perceber que a verdadeira compreensão não é alcançada por meio da mente racional.

Talvez a meta espiritual de transcendência do físico possa ser repensada. A nossa maior realização talvez seja a total integração entre o físico e o espiritual – na percepção de que o espiritual e o físico não são dois aspectos de nós mesmos, mas um só. Talvez a suprema meta espiritual não seja transcender *coisa alguma*, mas perceber a unidade de nosso próprio ser, a qual é sugerida por Gödel.

Tradicionalmente construímos nossos sistemas de pensamento religioso lado a lado com a visão clássica de um universo objetivo. Empreendemos nossa busca espiritual de acordo com um modelo que foi construído segundo as linhas clássicas. Fazemos isso, é óbvio, de forma inconsciente. Construímos um modelo em que somos uma unidade individual, em um tempo específico, buscando uma meta específica futura que "está lá fora" – seja ela salvação, satori, iluminação, auto-realização ou renascimento –, e, neste processo, somos influenciados por forças externas que atuam segundo a típica forma de causa-e-efeito. O que temos aqui? Criamos um modelo de busca espiritual nos moldes do século XVII, consoante com uma visão mecanicista do universo.

Uma a uma, porém, essas características de um mundo objetivo foram subvertidas pela visão de mundo da física moderna. A idéia de um espaço e de um tempo fixos é agora rejeitada em favor de uma concepção relativista do espaço-tempo. Agora, não existem unidades fundamentais, e todos os "fragmentos" do universo têm um relacionamento dinâmico com todos os outros. O próprio conceito de partícula tornou-se diluído a ponto de tornar-se uma metáfora. E a própria idéia de causalidade tem sido abandonada na física moderna; uma visão probabilística – e não causal – é agora aceita como a única explicação dos eventos subatômicos compatível com as evidências experimentais.

A modelagem clássica que comumente usamos nos nossos modelos pode ser um grande obstáculo para a busca espiritual. Esse tipo de modelagem nega a organicidade, o sentimento de unidade e de se pertencer a algo, os quais encontram-se no âmago das experiências místicas de praticamente todas as culturas que deixaram algum registro escrito de suas tradições espirituais.

Os registros de muitas das grandes tradições religiosas — incluindo as tradições místicas da Igreja Cristã, o Taoísmo, o Hinduísmo e o Budismo — transmitem uma impressão muito forte de que a iluminação ocorre quando a pessoa começa a pensar de maneiras *não*-clássicas, usando modelos construídos de acordo com as visões da física moderna e estando livre para sentir as qualidades dinâmicas da relação e conexão recíproca que integram a visão de mundo da nova física.

A visão de Plotino, do século III, reflete esse ponto de vista:

> Vejam todas as coisas não no processo de transformação, mas no de ser, e vejam a si mesmos no outro. Cada ser traz em si todo o mundo inteligível. Portanto, Tudo está em toda parte. Cada coisa é Tudo e Tudo é cada coisa. O Homem, tal como se encontra agora, deixou de ser Tudo. Mas quando deixa de ser um indivíduo, ele ergue-se novamente e compreende o mundo todo.[13]

SOBRE ESTAR NUM ATOLEIRO

Algumas pessoas são tomadas por uma sensação de desespero quando descobrem o teorema de Bell porque ele sugere um tipo de "superdeterminismo" — o que ocorre com você é influenciado por todas as outras ocorrências em todo o universo.* Se for esse o caso, como podemos estar no controle dos acontecimentos? E, assim, tudo parece estar determinado, e não há nada que se possa fazer a respeito. Mais ainda: o teorema de Gödel nos diz que, por mais que tentemos, não existe maneira de escapar destas coisas usando a força do raciocínio.

O determinismo sugere que estou engastado neste mundo, neste universo, que estou preso a ele, que dele não posso sair e que aquilo que eu penso, faço e aquilo contra o que luto, não faz absolutamente nenhuma diferença. Em nossa própria época, esse ponto de vista deu origem a um incômodo senso de derrotismo.

---

* Esta nuance do teorema de Bell está relacionada com um experimento de raciocínio sugerido anteriormente por Einstein, Rosen e Podolsky. Esse experimento, originalmente desenvolvido como uma redução ao absurdo para a mecânica quântica, preparou-nos para as ocorrências do tipo mais estranho, tais como mudanças simultâneas e instantâneas em objetos distantes. Ver Parte III, Capítulo 4.

O registro místico nos diz, porém, que existem outras respostas emocionais legítimas para essa situação. Ele sugere que quando o indivíduo percebe essa "difícil situação", tal entendimento pode tornar-se causa de um indescritível êxtase. A sensação de pertencer a algo poderá manifestar-se — uma sensação de totalidade, de não precisar *fazer* nem *pensar* nada. Estou no universo e este está em mim. *Isso basta!*

Em vez de sepultar as aspirações espirituais do homem, os teoremas de Gödel e de Bell fazem muito no sentido de confirmar as experiências dos grandes místicos da história.

A moderna visão da ciência, todavia, rejeita esses tipos de comparação. Misturar ciência e valores espirituais é tido como algo de todo abominável. O ideal tradicional é uma ciência neutra e isenta de valores. Mas o indivíduo precisa criar a sua filosofia nos moldes de *alguma* física, seja ela a física moderna, a física clássica ou algum outro tipo de física. Não se pode deixar de usar alguma física. Pode ser que seja parte de alguma filosofia científica dizer que valores científicos e religiosos não deveriam se misturar, mas isso, em si, não é uma afirmação científica. Conforme observou Huston Smith, esta é uma afirmação *sobre* ciência, mas não é ciência.[14] (Provavelmente, a mais forte razão pela qual a maioria dos cientistas reluta em misturar valores científicos e religiosos é simplesmente o receio de que, se o fizerem, outros cientistas poderiam pensar mal deles.)

Talvez devamos preferir o ponto de vista de Einstein: "A ciência sem religião é manca; a religião sem ciência é cega."[15]

A criação de mitos, assim como a criação de filosofias religiosas, usa algum tipo de visão de mundo. Quais as feições que imprimimos aos nossos mitos? Nós os construímos de acordo com os conceitos de uma visão do século XVII, os quais encontram apoio no senso comum, ou segundo as desconcertantes descrições da física moderna? O criador de mitos não pode se furtar a esta escolha. Ele recorre a *alguma* visão do universo.

As teorias das limitações lógicas implicam um correlato psicológico: não podemos sair de nossa mente da mesma forma como não podemos sair de um sistema de pensamento axiomático e dedutivo. A autotranscendência, bem como um sistema racional totalmente completo e destituído de ambigüidades, podem ser impossíveis. A conclusão pessimista e desanimadora, diante dessa série de acontecimentos, é a de que eu estou "num atoleiro". A conclusão mais compatível com o registro místico, todavia, é que eu sou uno.

Isso encontra um estranho eco na visão da física moderna segundo a qual não podemos sair da natureza, que não é possível uma objetividade pura na ciência. Aqui, a conclusão pessimista e desanimadora é que a minha ciência é limitada, que estou mergulhado em incertezas. Mas a conclusão mais compatível com o registro místico é a de que a natureza e eu somos Um só.

MITO E CIÊNCIA

Desse ponto de vista, portanto, podemos ver uma ação recíproca entre misticismo, mito e ciência; mas o que se pode esperar de misticismo e mito banhados em ciência? Os que vêem o mito e o símbolo como uma das mais vivificantes forças vitais da humanidade poderão horrorizar-se diante do flerte do mito com a ciência: mito rebaixado ao nível da ciência é mito emasculado, mito profanado. Essa conclusão é equivocada e desnecessária. *Pois é a ciência, e não o mito, que sofre uma redefinição.*

O que é ciência? Talvez a tenhamos interpretado mal o tempo todo. É provável que, de agora em diante, nunca mais poderemos considerar a ciência como a rainha do intelecto, pois a visão científica do mundo foi abandonada em favor de uma visão *que não pode ser compreendida pelo pensamento racional*. Além disso, os teoremas que lidam com os limites do pensamento lógico sugeriram a existência de um atributo de unicidade em nossas mentes. *Por conseguinte, tanto a moderna visão da ciência como o aspecto da consciência que lhe dá sustentação – o pensamento racional – passaram a parecer quase que míticos.*

Enquanto poder desmitologizante, a ciência moderna está alquebrada. É como se o Fazedor de Mitos tivesse transformado a ciência, convertendo-a em mito. Bohr sugeriu o seguinte:

> ... quando chegamos aos átomos, a linguagem só pode ser usada tal como se faz na poesia. O poeta também está menos preocupado com descrever fatos do que criar imagens e estabelecer conexões mentais... A teoria quântica... nos proporciona um exemplo dramático do fato de que *podemos* entender completamente uma relação embora só possamos falar dela usando imagens e parábolas...[16]

Uma característica peculiar à ciência moderna é que ela ultrapassou o senso comum e, ao fazê-lo, correu impetuosamente para o nosso eu metafórico e poético, a mesma parte de nosso eu que mitologiza. Em nossa época, a ciência chegou ao mito, e o mito chegou à vida.

A ciência e o mito, assim como o leão e o cordeiro, poderão algum dia viver juntos em paz. Então, veremo-nos livres da terrível necessidade histórica de ter de mitologizar a unidade do universo.

Coleridge disse:

E se você dormisse, tivesse um sonho durante o sono, e nesse sonho você fosse ao céu, colhendo lá uma flor bonita e exótica, e depois, ao acordar, visse que a flor estava na sua mão? O que faria?

O Mito da Unidade está vivo. Ele é a rosa de Coleridge, e está na sua mão.

CAPÍTULO QUATRO

UNIDADE, LINGUAGEM E DESCOBERTA

Mas o que são conceitos, se não formulações e criações do pensamento, os quais, em vez de dar-nos as verdadeiras formas dos objetos, mostram-nos, mais exatamente, as formas do próprio pensamento? Conseqüentemente, todos os meios que a ciência desenvolve para classificar, organizar e sintetizar os fenômenos do mundo real revelam-se nada mais do que esquemas arbitrários – produtos fantásticos da mente, que não expressam a natureza das coisas mas a natureza da mente.

ERNST CASSIRER[1]

Na Parte III, examinamos evidências da nossa unidade com a natureza. A partir de diversas perspectivas, vimos que era errônea a concepção de nós mesmos como objetos independentes e isolados do universo que habitamos. Recorremos à ciência para provar isso, e não à intuição dos poetas e místicos.

Todavia, é possível que até os dados mais rigorosos que possamos incorporar à descrição da nossa unidade com o universo estejam "contaminados" com uma inevitável subjetividade. Uma curiosa série de fatos ocorreu: ao usar um método supostamente *objetivo* para nos distanciarmos do universo que estamos observando (a abordagem tradicional da ciência), descobrimos dados indicativos de que *não podemos* distanciar-nos do universo porque constituímos uma mesma unidade.

Deparamo-nos com um dos principais fundamentos da ciência moderna. Conforme afirmou Bronowski, uma característica essencial que distingue a ciência do nosso século daquela do século passado é a descoberta de que o cientista não pode dissociar-se daquilo que está quantificado. Ele está preso à natureza *como parte dela*. Qualquer tentativa de quantificar a natureza resulta em uma mensuração de si mesmo — de forma tão certa como se o cientista tivesse voltado o microscópio ou telescópio para o próprio rosto.

Talvez a mais extraordinária expressão dessa característica da ciência atual tenha vindo à superfície na física moderna, através do famoso relacionamento da incerteza, de Heisenberg, o qual mostrou que mesmo as nossas mais refinadas tentativas de conhecer o nível subatômico sempre serão limitadas pelas mudanças produzidas em decorrência da própria observação. A observação mudou as coisas — e o quantificador, assim, torna-se parte da quantificação. Reconheceu-se lentamente que a busca da "realidade" era um tortuoso labirinto que se voltava para dentro em algum ponto da própria consciência. Conforme comentou Heisenberg, aquilo que estamos observando não é a natureza propriamente dita, mas a natureza exposta ao nosso método de investigação.

E como procedemos a nossa investigação? Todos os nossos métodos de interrogar a natureza humana dependem da linguagem — e é da própria natureza da linguagem fazer referências a coisas. Nós, portanto, pensamos em termos de coisas. Como poderíamos pensar em não-coisas, em nenhuma-coisa, em nada? Em nossas próprias *formas* de pensamento, dividimos instintivamente o mundo em sujeitos e objetos, pensadores e coisas, mente e matéria. Esta divisão parece tão natural que se adotou o pressuposto de ser este um princípio básico da ciência objetiva.

A física moderna, porém, diz-nos de forma retumbante que a dicotomia mente e matéria viola o caráter integral do mundo. Ao expressar essa integralidade, John A. Wheeler afirma que o universo é "participatório". Conforme observa o professor Henry Margenau, o físico "cria o seu mundo"; e, na descrição de Sir Arthur Eddington, "a natureza do mundo é a natureza da mente".

A linguagem comum é inadequada para expressar a unicidade da mente e da matéria porque transmite a idéia de uma correspondência entre pensamentos e coisas, entre sujeitos e objetos. Todavia, conforme é exemplificado por essas afirmações da física moderna, a linguagem mergulhou de cabeça na física moderna, e isto sugere que, fora do próprio indivíduo, não há nada que possa servir de referência.

Se não existe nada a medir fora do imensurável eu do indivíduo, o que, pois, a ciência mede? Essa é a origem do assim chamado "problema da mensuração" da física moderna. Na origem dessa futilidade evidente, de acordo com o físico David Bohm, estão as restrições que nos são impostas pela linguagem. Por meio da nossa linguagem, expressamos a nossa crença de que surge um problema de mensuração quando, ao tentarmos medir o mundo objetivo, terminamos por medir a nós mesmos. Entretanto, o "problema" tem sua origem na nossa linguagem — a qual nos obriga, em termos de sujeito-objeto, a fazer a suposição inicial de que estamos separados da natureza. A existência do problema depende da linguagem que optamos por usar.

Da mesma forma como se supunha que o observador era independente daquilo que estivesse sendo observado, nós tradicionalmente acreditamos que a ciência também era independente da linguagem por ela utilizada. Em nossa época, as pressuposições têm sido questionadas pela física moderna. Einstein percebeu inicialmente que o *conteúdo* da física newtoniana tradicional estava ligado à linguagem antiga por ela utilizada, e contribuiu para criar a nova forma de linguagem que permitisse, por exemplo, novas descrições, tais como a da relação mútua entre espaço e tempo. Sem as novas formas de linguagem, como "sinal" e "campo", os novos conceitos talvez não tivessem se firmado.

O princípio da complementaridade, de Niels Bohr, também desafiou a linguagem, a qual presumia que uma coisa deveria ter uma identidade ou outra. Bohr afirmava que uma coisa poderia ter múltiplas identidades (um elétron, por exemplo, poderia ser uma partícula *e* uma onda), a despeito da violência que esse tipo de pensamento representou para uma linguagem baseada no senso comum. Bohr reconheceu plenamente os insultos lançados contra as formas tradicionais de linguagem pelas descrições dos acontecimentos físicos e, numa tentativa de escapar às limitações da linguagem comum, ele propôs que, na descrição de átomos, não só era permitido mas *necessário* usar linguagem como na poesia.[2]

Na rica ação recíproca entre linguagem e descoberta, é importante recordar que a linguagem freqüentemente precede a descoberta. Talvez possamos dizer que novas descobertas na linguagem estimulam novas descobertas no mundo natural. Conforme observa Barfield, a nossa *seleção* de experiências e o projeto das máquinas para executá-las estão embutidos em uma forma de linguagem.[3] Assim, novas formas de linguagem levam a novas formas de descoberta, as quais, por vez, podem nos levar a novas visões do mundo.

Em que medida, então, é justificada a nossa atitude de nos voltarmos para a ciência em busca de evidências da nossa unicidade no mundo? Estamos inevitavelmente condenados a perscrutar o interior de nossas mentes, as quais são reflexos produzidos pelo espelho da linguagem? Talvez não. Talvez existam formas de linguagem que nos permitam um reconhecimento mais completo da relação entre sujeito e objeto, entre "coisa e pensamento". David Bohm sugeriu que *podemos* transcender a linguagem comum, cuja estrutura sujeito-objeto é inadequada para expressar o "caráter holístico e dinâmico da realidade".[4] Bohm propôs um novo modelo de linguagem chamado de "rheomodo", dando ênfase à palavra grega que significa "fluir". Ele sugere que o papel principal seja dado ao verbo e não ao substantivo, reduzindo assim a ênfase no sujeito e no objeto. Essa sugestão faz-me recordar de uma observação anteriormente feita por Buckminster Fuller. Sentindo a mesma deficiência das formas comuns de linguagem para expressar um verdadeiro relacionamento com o mundo, Fuller certa vez afirmou: "Pareço ser um verbo!"

William Carlos Williams em dada ocasião escreveu: "Um novo mundo é apenas uma nova mente!" À primeira vista, existe pouca diferença entre esse ponto de vista e o de Henry Margenau:

> Estou perfeitamente disposto a admitir que a realidade muda à medida que o processo de descoberta se desenrola. Não consigo ver nada que seja basicamente errado no fato de uma palavra real sofrer modificação juntamente com o fluxo da experiência.[5]

Todavia, os cientistas, em sua maioria, sempre foram cautelosos em aceitar o fluxo de pensamento, linguagem, descoberta e "realidade". Para a maioria dos cientistas, uma realidade mutável é uma contradição em termos. Como pode a ciência permanecer em seu terreno preferido — o da observação e da quantificação objetivas — e, ao mesmo tempo, admitir que a "substância-mente" de Eddington é a substância que constitui o mundo?

Essas são as preocupações de Bohm. A despeito de sua crença de que há um erro fundamental em perturbar a "totalidade não passível de análise" do mundo mediante a insistência em observadores e observáveis, ele no entanto afirma que a maneira ocidental de quantificar o mundo de fato contribui significativamente para o nosso conhecimento a seu respeito. Todavia, diz Bohm, embora esse conhecimento represente uma introvisão de um aspecto necessário da realidade, tal aspecto é ao mesmo tempo secundário e dependente.[6] Com os seus conceitos de ordem "implicada" e "explicada", Bohm tentou usar novas formas de linguagem para estimular uma compreensão dos múltiplos níveis de realidade por ele propostos.

Os capítulos anteriores que lidam com diversos conceitos científicos — teoria das estruturas dissipativas, teoria do holograma, biodança — são oferecidos, portanto, com uma advertência. Na medida em que eles são tomados como evidências extraídas de uma ciência mais antiga, suas mensagens estão destinadas a ser distorcidas, pois nenhuma ciência do tipo sujeito-objeto pode contribuir de forma autêntica e convincente para um conceito de unidade dentro da natureza, visto que o seu próprio *modus operandi* pressupõe uma *separação* entre o observador e o resto do mundo.

No caso da ciência, a conclusão das descrições dos relacionamentos entre pensamento e forma e entre sujeito e objeto continua a ser uma tarefa para o futuro. Por ora, na nossa busca de evidências da unidade da natureza, faremos bem em recordar as palavras de Niels Bohr:

> ... ao buscar a harmonia na vida, nunca devemos nos esquecer de que, no drama da existência, somos ao mesmo tempo atores e espectadores.[7]

CAPÍTULO CINCO

CONSCIÊNCIA E MEDICINA: O QUE O FUTURO NOS RESERVA?

... a ciência tem sido influenciada por uma maneira de ver as coisas que tenta ser isenta de valores. Isso, obviamente, é um mero preconceito.
— DAVID BOHM[1]

CONSCIÊNCIA, MEDICINA E MUNDO FÍSICO

O papel da atividade mental consciente na evolução da saúde e da doença tem sido seriamente subestimado. As razões que estão por trás disso repousam basicamente na crença tradicional de que a consciência humana é um fenômeno secundário, um derivativo dos processos fisiológicos — ou seja, trata-se pura e simplesmente de uma função do que acontece no corpo. Esse ponto de vista foi sucintamente expresso por Carl Sagan: "A função cerebral — que às vezes chamamos de mente — é uma conseqüência de sua anatomia e fisiologia, e nada mais."[2]

Esse ponto de vista é a camisa-de-força da definição porque não acomoda determinados resultados que indicam algumas estranhas características da mente. Por exemplo: Robert Jahn, Deão da Faculdade de Engenharia, em Princeton, demonstrou que uma pessoa, ao observar um padrão ótimo de interferência em um interferômetro Fabry-Perot, consegue modificar o espaçamento de duas imagens paralelas. De forma semelhante, vários indivíduos já demonstraram sua capacidade de modificar a intensidade de um campo magnético registrado em um magnetômetro isolado de todas as influências físicas externas.[3] Impossível? Sim, se nos apegarmos a uma definição estrita de consciência tal como o modelo reducionista adotado por Sagan e pela maioria dos cientistas em atividade.

No jargão da parapsicologia, esses são exemplos de psicocinese. Esses fenômenos tradicionalmente têm sido considerados fraudulentos pela ciência ortodoxa. Contudo, as evidências modernas em favor desses acontecimentos estão aumentando, e são diferentes de procedimentos teatrais como o som de batidas em mesa, levitação e entortadura de colheres. Talvez seja sintomático que cientistas de primeira linha, como Jahn, estejam se aventurando nas águas turvas da parapsicologia, uma incursão que, em outras épocas, significaria a ruína de qualquer carreira em termos de ciência acadêmica. Agora o clima está mudando.

O que efetivamente a consciência humana é capaz de fazer? Considere os estudos de Ullman e Krippner, no Laboratório de Pesquisa dos Sonhos do *Maimonides Hospital*, da cidade de Nova York.[4] Enquanto uma pessoa dormia profundamente em um quarto distante, foram-lhe "enviadas" imagens específicas por um "emissor" em determinado estágio do sono. A pessoa então foi acordada, e solicitaram a ela que registrasse o conteúdo dos seus sonhos. Sua descrição então foi comparada, por um corpo de jurados independentes, com o material que lhe havia sido enviado. A relação foi, em muitos casos, espantosa e, na opinião do júri, não podia ser explicada como uma simples coincidência.

Experiências com "visão a distância" têm sido realizadas pelos físicos Puthoff e Targ, no *Stanford Research Institute*, onde uma pessoa tenta visualizar um alvo distante previamente selecionado. Os resultados? Uma vez mais, pessoas com essa capacidade são extraordinariamente precisas nas suas descrições.

Na medicina moderna, fenômenos igualmente inacreditáveis tornaram-se na verdade comuns. Essas coisas ocorrem com regularidade, por exemplo, nos laboratórios de *biofeedback*. Num laboratório de *biofeedback*, pessoas são ligadas a diversos aparelhos de *biofeedback* — em geral instrumentos eletrônicos de estado sólido — que medem fenômenos orgânicos dos quais a pessoa em geral não tem consciência e que enviam essa informação de volta à pessoa através de um ponteiro móvel, um piscar de luzes ou um som de freqüência variável. A pessoa, então, usa essas informações para gerar mudanças adicionais naquilo que está sendo mensurado. Ela poderá aprender, por exemplo, a diminuir ou aumentar sua freqüência cardíaca ou a pressão arterial, aumentar o fluxo de sangue para determinadas regiões do corpo, ou aumentar ou diminuir a atividade elétrica de certos grupos de músculos. O controle e o caráter específico dessas capacidades são admiráveis; muitas pessoas conseguem aprender a aumentar o fluxo de sangue para um único dedo ou para uma determinada área circunscrita do antebraço. Ou, então, elas podem aprender a controlar a atividade de células musculares supridas por um único nervo motor!

As coisas que se passam nos laboratórios de *biofeedback* dificilmente podem ser explicadas pelas teorias tradicionais do aprendizado. A maioria das pessoas nunca teve experiências anteriores com as quais esses eventos possam ser confrontados e comparados. Não obstante, elas conseguem exercer controle sobre certos processos corporais em um grau que era considerado impossível há apenas uma década.

Controle de magnetômetros isolados e de padrões de interferômetros, telepatia onírica, visão remota, proezas de *biofeedback* — esses fatos nos forçam a reconsiderar o modo como a atividade mental consciente humana age reciprocamente com o mundo físico. A maneira tradicional de lidar com essas descobertas tem sido pô-las de lado, considerando-as francamente enganosas ou produto do trabalho de pesquisa de cientistas bem-intencionados porém ingênuos e equivocados — uma atitude que na verdade é obrigatória *se* nos apegarmos à concepção tradicional de que a consciência deriva *do* mundo físico mas que ela própria não tem como influenciá-lo.

Está se tornando extremamente difícil desconsiderar as evidências que sugerem que a atividade mental consciente pode causar mudanças no mundo. É verdade que alguns cientistas talvez ainda estejam dispostos a ignorar descobertas objetivas para salvar teorias quando ocorrem conflitos entre o que é esperado e o que é observado; todavia, muitos cientistas ponderados estão rejeitando as idéias antigas acerca do modo como a mente e a matéria se relacionam e, em substituição a elas, tentam formular novas teorias para explicar observações semelhantes às mencionadas acima.

É irônico que o estímulo para uma nova visão esteja surgindo a partir da própria neurofisiologia, há muito o bastião do mais rigoroso reducionismo. O eminente neurofisiologista Roger Sperry, o descobridor da função diferencial dos hemisférios cerebrais, tem se pronunciado francamente a este respeito. Ao responder à pergunta: "O que é a mente?", Sperry afirmou: "[É alguma coisa que] movimenta a matéria dentro do cérebro."[5] Sperry está atribuindo uma capacidade independente à atividade mental humana, uma posição que sempre tem sido um anátema para os reducionistas mente-corpo, que vêem a consciência como nada mais do que o resultado de fenômenos fisiológicos no corpo.

Talvez, o que é ainda mais importante: essa posição também é encontrada nos pontos de vista manifestados por muitos físicos quânticos. Ao comentar a relação entre a consciência humana e o mundo físico, Eugene

Wigner, físico laureado com o Prêmio Nobel, afirma que, se a mente *não* pudesse influenciar o mundo físico, sendo apenas influenciada por ele, este seria o único exemplo conhecido na física moderna de uma interação unilateral. Sabemos que, na física moderna, interações unilaterais não ocorrem.

Nos últimos anos, os físicos tiveram de lidar com a ação recíproca entre a consciência e o mundo físico. Na física quântica, muitas coisas foram modificadas em decorrência do teorema de Bell. As implicações desse teorema e as descobertas experimentais dele decorrentes são desconcertantes. Elas nos obrigam a considerar que toda a concepção de um mundo puramente objetivo está em conflito não apenas com a *teoria* da mecânica quântica mas também com os fatos obtidos a partir de experimentos reais.[6] Essas descobertas indicam insistentemente que existe uma profunda interação entre a atividade mental consciente e o próprio mundo físico.

Em virtude do acúmulo de evidências de uma ação recíproca fundamental entre matéria e mente, a *American Association for the Advancement of Science* dedicou-se formalmente a essa questão em sua reunião anual de 1979, em um simpósio intitulado "*The Role of Consciousness in the Physical World*". Embora essa iniciativa tenha sido seguida por uma previsível tempestade de controvérsias, talvez tenha sido profético que o mais prestigioso grupo de físicos da nossa sociedade tenha concordado em reconhecer essas questões vitais. Um dos porta-vozes da necessidade de uma nova atitude em relação à atividade mental consciente humana foi Willis Harman, do *Stanford Research Institute*. Ao formular uma nova abordagem, Harman descreveu aquilo que ele considerava como sendo as qualidades da consciência humana necessárias para explicar as observações conhecidas:

1. a mente é espacialmente estendida
2. a mente é temporalmente estendida
3. a mente, em última análise, predomina sobre o físico
4. mentes são associadas

Esses atributos da consciência caracterizam uma visão que é fundamentalmente diversa da abordagem reducionista descrita anteriormente por Sagan e que atualmente é aceita pela maioria dos cientistas da área médica. O que estas novas idéias pressagiam para a medicina?

A nova visão de consciência afirma com clareza que a atividade mental consciente exerce efeitos mensuráveis sobre o mundo físico — um mundo que inclui corpos humanos, órgãos, tecidos e células. A mente torna-se um fator legítimo na determinação de saúde e doença.

É POSSÍVEL OBJETIVIDADE NA MEDICINA?

A atribuição de poder físico à consciência humana gera uma inesperada possibilidade: toda pesquisa médica — do passado e do presente — talvez esteja irremediavelmente errada. Por quê? Porque foi conduzida com base em uma pressuposição fundamental que talvez esteja errada: a de que os efeitos do experimentador, tais como as atitudes conscientes e preconceitos, pudessem ser eliminados da experiência. Os cientistas da área médica costumam acreditar que as experiências científicas, quando concebidas e executadas adequadamente, poderiam tornar inconseqüente a intromissão da consciência humana. A mente poderia ser controlada e sua influência neutralizada no delineamento do experimento. Assim, poder-se-ia garantir a objetividade nas pesquisas médicas.

Essa pressuposição foi posta em dúvida. Deparamos com a possibilidade de que a pura objetividade seja de fato impossível, pois, se um mundo objetivo é uma ilusão, conforme nos dizem físicos quânticos como d'Espagnat, então tudo o que nele existe — incluindo experiências, experimentadores e sujeitos experimentais — é parte desta realidade não-objetiva. Assim, a medicina objetiva talvez seja uma ilusão.

Talvez sempre tenhamos tido sugestões que apontavam nesse sentido, as quais tentamos ignorar e deixamos de explicar dentro da medicina. Considere, por exemplo, aquele fator clínico a que os médicos chamam "vontade de viver". A maioria dos médicos já cuidou de pacientes que parecem desafiar suas doenças. Muitas vezes, é difícil cuidar desses pacientes, pois eles são pessoas teimosas, brutas, agressivas e inflexíveis em sua opinião. Tipicamente têm um relacionamento ruim com médicos e enfermeiros, podendo relutar em seguir-lhes as instruções, em nítido contraste com a pessoa passiva, submissa e obediente, que, tipicamente, é chamada de bom paciente. O paciente com vontade de viver freqüentemente vive mais do que foi prognosticado. Ele não morre no tempo previsto.

Seria a vontade de viver a evidência de um efeito da consciência sobre o mundo físico? Trata-se de um acontecimento prenunciado pelo teorema de Bell e pela realidade não-objetiva da física quântica? Devemos ao menos estar receptivos a esta idéia.

Uma admissão do papel da consciência na nossa visão de mundo forçará a ocorrência de mudanças radicais no modo como vemos até mesmo as mais mundanas interações entre médicos e pacientes. Considere a nossa atitude predominante em relação ao exame físico comum. Uma visão expandida da consciência leva-nos à conclusão de que não existe o chamado exame *físico*, e o erro do paciente que acredita estar sendo *submetido* a um exame físico talvez somente seja excedido pelo do médico que acredita estar *realizando* um. É impossível, mesmo em princípio, examinar apenas o corpo físico, em virtude da experiência do *continuum* mente-corpo, conforme já vimos. O toque do corpo é o toque do espírito — e todos os exames, análises laboratoriais e estudos diagnósticos são uma janela tanto para a psique quanto para o soma.

Um fenômeno clínico comum na medicina é o efeito placebo. Há muito tempo se reconhece que inúmeros pacientes reagirão a qualquer tratamento — mesmo a uma medicação inócua chamada de "pílula de açúcar". Esta reação sempre desagradou aos pesquisadores médicos, pois trata-se de um verdadeiro incômodo. Quando se administra um medicamento "verdadeiro", nunca se sabe se a resposta do paciente se deve ao efeito do medicamento ou se é simplesmente uma evidência do "efeito placebo". Ao conduzir pesquisas médicas, portanto, foram inventadas maneiras engenhosas para, de alguma maneira, neutralizar as influências deste fenômeno.

Parte-se do pressuposto de que qualquer resposta da parte do paciente que seja devida ao efeito placebo constitui evidência de que o problema tratado, de alguma maneira, não é real. Ele existia na imaginação do paciente e não tem nenhuma importância real para o seu estado de saúde. Caso contrário, conforme se diz, ele não responderia ao placebo. O que pode ser curado *pela* mente existe apenas *na* mente.

Quando é considerado a partir da perspectiva de uma realidade não-objetiva, porém, o efeito placebo assume um novo contorno. A realidade que aflora afirma que a consciência pode intervir no mundo físico. Portanto, seus efeitos podem ser tão reais quanto aqueles de qualquer pílula, e o fato de um sintoma responder ao jogo de atitudes conscientes da parte do paciente não é motivo para se atribuir a ele um *status* imaginário. Precisamos considerar, portanto, que a reação placebo pode representar uma evidência clínica de uma realidade não-objetiva que é determinada pela interação da consciência com o mundo físico.*

Outro eufemismo que há muito tempo vem sendo popular na medicina é o termo "curso natural da doença". Dada uma doença específica —

---

* A mediação dessa interação específica talvez se deva a substâncias químicas cerebrais, as endorfinas, visto que o efeito de medicamentos placebo para a dor pode ser bloqueado pela administração prévia de naloxona, uma substância que inibe a ação das endorfinas.

digamos um câncer do seio, que se disseminou por todo o corpo — sabe-se que existe um amplo espectro de tempo de sobrevida. Algumas pacientes morrerão dessa doença em semanas, enquanto outras poderão viver durante anos. Existem até mesmo relatos de regressão total de metástases, as quais desaparecem a ponto de não poderem ser detectadas por exames diagnósticos, e nunca retornando. Essas assim chamadas curas espontâneas são raras mas, certamente, não são impossíveis. Médicos e cientistas da área médica falam coletivamente acerca desses eventos quando conversam sobre o curso natural da doença. Todas as doenças são descritas desta forma na medicina moderna.

Além do mais, essa abordagem interpretativa é usada na avaliação da resposta de pacientes a qualquer intervenção terapêutica. Outra vez, há uma série de respostas a toda e qualquer terapia. Se, por exemplo, um medicamento antitumoral forte for ministrado para tratar um câncer de seio disseminado, algumas pacientes não responderão, algumas apresentarão uma resposta dramática e a maioria apresentará uma reação terapêutica situada em algum lugar entre os dois extremos. Todas as terapias — mesmo placebos — evocam este espectro de resposta em uma grande população de pacientes. Essa é a conhecida distribuição Gaussiana de estatísticas médicas, a famosa curva normal.

Talvez seja apenas coincidência que o teorema de Bell, na física quântica, e a curva normal, dos cientistas da área médica, tenham o mesmo nome *bell-shaped curve*; mas o perfil estatístico visto no curso de todas as doenças humanas, bem como em suas respostas ao tratamento, talvez possa ser atribuído à realidade não-objetiva prenunciada pelo teorema de Bell.

"O curso natural da doença" é um termo não específico em medicina, com um significado basicamente estatístico. Presume-se que isso ocorra por causa da variabilidade fisiológica dos seres humanos — embora esta explicação também tenha apenas um pequeno poder elucidativo. Atribuir a diversidade de respostas terapêuticas humanas e o curso variável das doenças à simples variação em sua fisiologia é uma maneira de fugir à questão. Essa explicação negligencia, por exemplo, o fato de que a variabilidade em muitas respostas fisiológicas humanas é altamente sensível ao impacto da consciência, uma conclusão que é óbvia para qualquer um que esteja familiarizado com aquilo que acontece todos os dias em um laboratório de *biofeedback*.

À luz do teorema de Bell e das características irredutíveis da consciência, descritas por Harman, precisamos olhar além de obliterantes eufemismos como "variabilidade humana", "efeito placebo" e "curso natural das doenças" e tentar dissecar o efeito da consciência humana sobre processos patológicos específicos. A possibilidade de que os pacientes efetivamente influenciem o curso de suas próprias doenças bem como suas respostas ao tratamento através do impacto de sua consciência sobre o mundo físico — que contém os seus corpos — deve ser seriamente considerada, a não ser que queiramos ignorar as ponderações teóricas e dados experimentais da física quântica.

CUIDADOS DE SAÚDE HOLÍSTICOS: ALGUMAS BRANDAS ADVERTÊNCIAS

Considere o impacto que as novas visões poderão vir a produzir sobre o nosso conceito de responsabilidade pessoal nos cuidados com a saúde. A responsabilidade pessoal tornou-se a tônica do assim chamado movimento holístico de cuidados com a saúde. Mais do que qualquer outro fator isolado, o fato de o indivíduo recorrer a si mesmo e dar menos ênfase aos cuidados médicos autoritários é o que caracteriza o esforço holístico. O movimento holístico critica legitimamente o papel tradicional do paciente como uma personagem suplicante e infantil. E a abordagem cara, impessoal e tecnológica da medicina moderna foi alvo de fogo pesado. Entretanto, as novas metodologias de cuidados que a pessoa tem com a própria saúde surgiram basicamente não por causa dessas objeções ao sistema atual, mas porque se desenvolveram novos conceitos de responsabilidade pessoal. Por fértil que possa vir a se revelar a influência do movimento holístico, sua aguda insistência no conceito de eu faz com que ele seja incompatível com o mais profundo significado da palavra.

Nos capítulos anteriores, vimos que o conceito de um eu isolado é ilusório. A ação recíproca entre os eus não é apenas opcional, mas obrigatória. Qualquer que seja o nível em que examinamos o eu — seja no nível macroscópico do interpessoal, no nível microscópico do eu biológico-químico, ou no nível subatômico —, o eu isolado e não-interativo é um constructo indefensável e, na melhor das hipóteses (tal como o fluxo do tempo), uma ilusão psicológica.

Devido às suas características, o movimento holístico de cuidados com a saúde, na sua atual forma filosófica, nunca chegará a transcender realmente o atual sistema de cuidados com a saúde porque ele recorre ao mesmo modelo de mundo: os seres humanos são vistos basicamente como entidades distintas que existem separadas das outras pessoas e dos outros médicos. O modelo holístico de saúde, portanto, difere da visão de mundo ortodoxa da medicina tradicional não em natureza mas apenas em grau. A questão não é saber quem exerce a autoridade no jogo da assistência à saúde, nem mesmo quais poderiam ser as regras desse jogo. As distinções fundamentais têm que ver não com autoridade, mas com nada menos do que o modo como o universo se comporta — e, portanto, conforme os capítulos precedentes tentaram deixar claro, com o significado do eu.

A confusão entre o "eu" e os "outros" permeia o movimento holístico. Em alguns círculos, por exemplo, considera-se sinal de fraqueza "tomar uma pílula" ou submeter-se a qualquer manobra terapêutica fornecida pelo *establishment* médico. Idealmente, proclama-se que a pessoa deve manter-se sadia por meio de suas próprias estratégias, recorrendo à medicina ortodoxa só como último recurso (se é que chega a fazê-lo). Determinadas medidas de auxílio à saúde, portanto, tornam-se aceitáveis, enquanto outras são condenáveis. O credo tornou-se caótico. As vitaminas, por exemplo, não são valiosas em si mesmas — isso depende de sua origem, se é "orgânica" ou não. Além disso, a dosagem tem grande importância. Surgiu um complexo sistema de crenças com relação a *todas* as substâncias químicas, incluindo a água e os alimentos que ingerimos e o próprio ar que respiramos.

Muitas dessas advertências irão sem dúvida mostrar-se importantes e outras não. Todavia, quer os princípios terapêuticos adotados pelo movimento holístico de cuidados com a saúde sejam no futuro confirmados ou refutados, os pontos por ele enfatizados parecem ser falhos à luz dos novos pontos de vista que examinamos, porque o fundamento do credo do movimento holístico é, afinal de contas, o de que a terapia é um objeto — uma coisa a ser tomada, ingerida, ou da qual se tenha de participar. Mas um chá de ervas (aceito pelo movimento holista) é tão real enquanto objeto quanto uma injeção de penicilina ou um feixe de raios X. Uma vitamina extraída organicamente é um objeto tão real quanto aquela produzida em massa a partir de seus componentes químicos fundamentais. Alimentos produzidos naturalmente são objetos no mesmo sentido em que os pesticidas o são.

O movimento holístico comete o mesmo erro que o sistema médico tradicional ao colocar em primeiro plano a *objetividade* dos cuidados com a saúde. Quer a pessoa prefira ser chamada de "cliente" ou de "paciente" (pomo da discórdia, em alguns círculos holísticos), tanto o paciente como o cliente continuam sendo objetos — objetos *aos* quais os atos são realizados. Quer as pílulas sejam ou não rejeitadas ou se prefira ou não os medicamentos derivados da natureza, ambos continuam sendo objetos. A partir da perspectiva da nova visão, nenhuma distinção fundamental foi feita, pois ambos os sistemas permanecem presos a uma visão de mundo semelhante, caracterizada por uma confusa multidão de eus separados, envolvidos por um mar de objetos, todos dentro de um típico universo newtoniano de causa e efeito, de ação e reação.

A despeito da minha profunda simpatia pessoal por muitas das influências benéficas criadas pelo movimento holístico de cuidados com a saúde, devo fazer a ele uma crítica afetuosa e desejar-lhe uma maturidade filosófica que ainda está para ser alcançada. Em muitos sentidos, ele tem-se ocupado de insignificâncias e desprezado coisas importantes. Suas oportunidades, como um poder realmente transformador, irão decair na medida em que ele reincidir nos mesmos erros filosóficos básicos do sistema atual.

As questões fundamentais, afinal de contas, nada têm que ver com pílulas, pesticidas, raios X ou com quem faz o que a quem. Creio ter ficado claro, pelo que foi dito nos capítulos anteriores, que todos nós temos raízes no universo, que a interpretação de toda matéria é a regra e que a linha divisória entre vida e não-vida é ilusória e arbitrária. Só existe um caminho válido, portanto, para partilhar do universo — seja a partilha de alimento, da água, do amor de uma outra pessoa ou, até mesmo, de uma pílula. Esse caminho é caracterizado pela reverência — uma reverência que tem origem num sentimento de participação no universo, num parentesco com todas as outras pessoas e com toda a matéria. Vistos sob a luz da interpretação universal, disputas quanto a pílulas e chás de ervas, ou sobre terapias orgânicas *versus* terapias artificiais, começam a parecer brincadeira de criança.

Uma atitude de reverência que revele a unicidade com o universo pode transformar o ato mais corriqueiro. Em certos círculos holísticos, a ingestão de cafeína é condenada. Todavia, durante séculos os japoneses elevaram o simples ato de consumo de cafeína ao *status* da cerimônia do chá, que se transformou numa expressão extraordinariamente bela de espiritualidade. Na cerimônia do chá, o significado de espaço, de tempo e de pessoa é alterado da forma como discutimos anteriormente. Na cerimônia do chá, ninguém sofisma com relação à cafeína.

Essa é uma analogia forçada? O que a cerimônia japonesa do chá tem que ver com a legitimidade de vários tipos de atos médicos? No meu ponto de vista, a comparação é válida, pois qualquer medicamento ou ato terapêutico pode ser partilhado de maneira semelhante. Os grandes xamãs sempre souberam disso. Fizemos um círculo completo e chegamos a Jim, aquele meu colega de internato que usou cerimoniosamente um simples ato — cortar e queimar uma mecha de cabelo — para salvar um homem que estava morrendo. O importante não é o ato em si, mas a atitude consciente em torno dele. Conforme demonstrou o estudo com os coelhos acariciados e amados, aquilo que é ingerido não é tão importante quanto se acredita, pois os coelhos que receberam carícias e amor foram em grande parte poupados da deposição de colesterol nas artérias que irrigam o coração, apesar de estarem ingerindo a mesma dieta rica em colesterol que um grupo de coelhos que não recebia carícias e amor — grupo que foi aniquilado pela doença. A administração de medicamentos de qualquer tipo, assim como tomar chá ou partilhar uma comida — ou cortar uma mecha de cabelo de um homem enfeitiçado e agonizante — pode ser feita com respeito. Esse sentimento de respeito, de unicidade e unidade é que confere poder de cura a uma flor. Esse é o poder ao qual, creio eu, todos os verdadeiros agentes de cura recorrem. Foi esse o poder que perdemos na nossa época e que talvez ainda possamos recuperar por meio de uma nova compreensão de espaço, de tempo, de matéria e de nós mesmos.

O CORPO TOTAL COMO MENTE

Em que parte do nosso corpo está localizada a consciência? Quase ninguém duvida de fato de sua associação com o cérebro. A nossa idéia do "eu" está em alguma parte acima das clavículas, e o restante do corpo está relegado a uma categoria inferior, não-pensante.

Não é verdade, entretanto, que todos os seres humanos supõem que o cérebro é a sede da consciência. Diferenças culturais influenciam profundamente essas associações. Sabe-se que várias culturas atribuem a idéia do "eu" a diversas partes do corpo — ao coração, por exemplo, ou à porção central do abdômen. Mesmo no âmbito da nossa cultura, a idéia que fazemos da sede da consciência às vezes varia. Certa vez, quando lhe perguntaram em que parte de seu corpo estava localizada a consciência, a antropóloga Margaret Mead pensou um pouco e respondeu: "Por quê? Está em toda parte!"

Os dados mais perturbadores relativos à sede de nossa consciência e ao significado da inteligência, de modo geral, derivam de um conhecido trabalho do neurofisiologista Roger Sperry sobre o "cérebro dividido". Como parte de um tratamento para pacientes com uma forma de epilepsia refratária a qualquer outro tipo de abordagem, a comunicação entre os hemisférios direito e esquerdo do cérebro (o corpo caloso) foi interrompida cirurgicamente. Sperry descobriu posteriormente que esses pacientes faziam diferentes usos das duas metades do cérebro, um fato que fica oculto nas pessoas em que a ponte anatômica entre os hemisférios do cérebro está intacta. Ele conseguiu demonstrar que o hemisfério esquerdo do cérebro processava informações de maneira lógica, verbal e linear. O hemisfério direito, contudo, funcionava de maneira não-lógica, não-linear. Ele podia processar padrões e sistemas completos de forma intuitiva, não-verbal. E, surpreendentemente, quando uma informação (visual) era apresentada só ao hemisfério direito, ele conseguia processar o estímulo a reagir de modo complexo e inteligente, *sem* que tivesse nenhuma *percepção consciente*.

Na esteira das descobertas de Sperry (pelas quais ele foi um dos ganhadores do Prêmio Nobel de Medicina em 1981), surgiu imediatamente um problema. O modo pelo qual costumamos equiparar percepção consciente e inteligência parece que está errado. O nosso cérebro pode pensar e agir de forma inteligente sem que isso seja acompanhado por nenhuma experiência consciente. Fica bastante óbvio, portanto, que inteligência, pensamento e percepção consciente não são a mesma coisa.

Vem à luz, porém, um curioso problema. Se todo um hemisfério do cérebro pode funcionar sem nos darmos conta disso, como podemos saber que outros órgãos do corpo, que funcionam sem produzir nenhum *input* para a nossa experiência consciente, *também não pensam*? Tomemos, por exemplo, a unidade básica funcional dos rins, o néfron. Comumente, nós o concebemos como um filtro passivo microscópico através do qual flui o nosso sangue. Os resíduos metabólicos são removidos do sangue filtrado e excretados na urina. Conquanto trate-se de um processo evidentemente simples, as proezas fisiológicas do néfron são muito complexas. Ele responde com silenciosa precisão a uma série de sinais que estão sempre se modificando. Fenômenos hormonais, neurais e osmóticos ativam mecanismos homeostáticos nos rins sem produzir nem mesmo a mais ligeira percepção consciente.

Qual é a diferença entre o comportamento da massa de néfrons do rim humano e o comportamento do hemisfério direito de um cérebro humano? Não temos consciência de nenhum deles. Ambos processam informações abaixo do limiar da nossa consciência. Entretanto, atribuímos uma qualidade "mental" a um mas não a outro. Por quê?

Será que as células parietais que secretam ácido no estômago são dotadas da capacidade de pensar? Os elementos formados no sangue, como hemácias, leucócitos e plaquetas, possuem atributos mentais? Precisamos estar receptivos a essa idéia. Se atribuímos capacidade de pensamento e mentalização ao nosso hemisfério direito, cujo "pensamento" muitas vezes é completamente inconsciente, talvez devêssemos relutar em relegar todas as partes não-cerebrais à condição de "órgãos estúpidos" simplesmente porque não temos consciência de suas funções.

Os biólogos, naturalmente, há muito propuseram que o funcionamento automático das partes do corpo era um mecanismo de sobrevivência para a espécie durante a nossa longa jornada evolutiva. Se tivéssemos de cuidar conscientemente da incrível variedade de estímulos químicos, neurais e mecânicos que atuam sobre cada um dos milhões de vilosidades — estruturas especializadas em absorção e que revestem o nosso trato intestinal — provavelmente ficaríamos sobrecarregados de informações. Não temos conhecimento da maioria dos acontecimentos que se dão no nosso corpo, nem há necessidade de sabermos.

Mas talvez, apenas talvez, a nossa pele *de fato* pense — e nossas células musculares, glândulas sudoríparas e membranas timpânicas também. Como agora percebemos que formas complexas de pensamento vicejam no nosso inconsciente "cérebro direito", não se pode descartar a possibilidade de que todo o organismo humano esteja cheio de pensamento.

Nossa concepção do cérebro como a sede do pensamento pode ser completamente falsa, um tipo de cerebralismo chauvinista que não irá resistir ao escrutínio de nossos novos conhecimentos. Seria muito melhor, quem sabe, considerar todo o corpo como um cérebro — se entendermos como cérebro a sede do pensamento humano.

De que modo recupero informações a partir do meu dedo mínimo da mão esquerda? Como posso começar a perceber a quantidade de sangue que flui para o meu pé? (Essa capacidade é cultivada rotineiramente por pessoas em treinamento de *biofeedback*.) Existem, é claro, verdadeiras pontes anatômicas entre essas partes do corpo e o cérebro — a rede de nervos periféricos que sobe pela medula espinhal até os hemisférios cerebrais. Os fenômenos neuroquímicos que caracterizam a transmissão de informações de partes distantes do corpo até o cérebro são bem conhecidos.

Mas eletroquímica não é pensamento. E, como vimos, o pensamento nem sempre é consciente. Qual é a ponte entre os fenômenos eletroquímicos do corpo e a experiência humana consciente? Não sabemos. Esse é o domínio do antigo "problema mente-corpo", um problema que, segundo Brown, talvez seja insolúvel:

> Existem duas grandes questões referentes à consciência e ao pensamento que talvez nunca venham a ser respondidas. A primeira é o modo como os processos físicos do corpo — desde os receptores de sensações nos artelhos até a labiríntica troca de informações no interior do cérebro, durante o pensamento

— são traduzidos em experiência consciente. A segunda questão, que talvez desafiará para sempre qualquer explicação, é o modo como mudanças eletroquímicas nas células nervosas transmitem informações significativas, isto é, de que maneira as informações percebidas pelos receptores nervosos do corpo convergem para a substância cerebral a fim de se tornarem o conteúdo do pensamento.[7]

De que modo o estímulo proveniente de minha mão direita torna-se o conteúdo de minha percepção consciente? Como posso explicar a minha idéia do "eu"? Essas são as perguntas de Brown que não podem ser respondidas. Se existirem na ciência questões que deveriam ser consideradas periodicamente só com o intuito de estimular um apropriado sentimento de humildade no cientista, essas certamente seriam algumas delas.

Sabemos que os limites entre o consciente e o inconsciente são dinâmicos, estando em constante mudança e sempre em movimento. Talvez eu não me lembre do que jantei na quarta-feira passada mas, com algum esforço, é possível que eu me recorde. Talvez eu não tenha consciência de nenhuma sensação proveniente da sola de meu pé esquerdo neste exato momento mas, se prestar atenção, começarei a perceber sinais vindos dessa parte do corpo. A informação consciente e inconsciente está sempre em um estado de fluxo.

Mas quão dinâmico *é* o limite entre a consciência e a inconsciência? Em que medida os fenômenos orgânicos podem ser levados à *percepção* consciente e qual o grau de *controle* consciente que podemos ter sobre eles? Parece que não existem limites. Pode-se demonstrar, por exemplo, que a mente inconsciente tem capacidades que *nunca* chegam à percepção consciente.[8] Quanto à maioria dos processos fisiológicos do corpo, no entanto, somos obrigados a confessar uma profunda ignorância quanto aos limites de sua percepção e de seu controle consciente. Trata-se de uma questão aberta. Nos laboratórios de *biofeedback*, as pessoas desenvolvem rotineiramente controle consciente de padrões específicos de ondas cerebrais, contração de esfíncteres e secreção de ácido no estômago — funções do corpo que, tradicionalmente, têm sido consideradas como estando situadas além do controle consciente. Todavia, esses acontecimentos revelam que uma fixidez não é um dos atributos dos limites entre a mente e o corpo.

Temos visto pessoas desenvolverem controle e percepção consciente de diversas funções fisiológicas, uma depois da outra. Muitas funções corporais, portanto, agem da mesma forma que um cérebro bimodal: embora em geral respondam de modo inteligente a estímulos complexos sem acionarem a nossa percepção consciente (como faz o hemisfério direito do cérebro), elas podem ser "capturadas" e dirigidas intencionalmente por meio de esforços lógicos, volitivos e conscientes (o modo de agir do hemisfério esquerdo).

Uma nova maneira de ver o corpo começa a surgir. Longe de ser constituído por órgãos estúpidos, pode-se dizer que as partes do corpo pensam de forma inconsciente — *se* quisermos continuar a insistir na idéia de que o hemisfério direito do cérebro pensa. Além disso, a função de muitos (talvez todos) deles pode ser influenciada pela percepção consciente. A ação recíproca entre controle autônomo e controle pelos centros cerebrais superiores é tão íntima, que o próprio conceito de "parte" do corpo é tênue, e a tentativa de evocar uma imagem do corpo produzida a partir de suas partes automaticamente faz surgir imprecisões quanto ao seu mecanismo de funcionamento. Qual ponto de vista é mais exato? Talvez aquele referente a um processo indivisível, não-segmentado ou, quem sabe, à visão do "corpo total como mente".

Entretanto, resistimos teimosamente à idéia de que outros órgãos possam vir a ter um *status* equivalente ao do cérebro. Afinal de contas, *alguma coisa* deve estar no comando! Atribuímos a primazia ao cérebro, a suposta sede da consciência, com base no pressuposto de que os processos corporais ficariam desordenados sem um tipo de freio hierárquico.

Nossa tendência para pensar nesses termos reflete um preconceito no sentido de concebermos o mundo nos moldes de causa e efeito. Nada no universo — nem no corpo — acontece sem uma causa, presumimos nós. Qualquer parte do corpo para a qual nos voltemos apresenta evidências que interpretamos dessa maneira. A região do hipotálamo no cérebro, por exemplo, secreta tirotropina, a qual, por sua vez, é *causa* da liberação de tiroxina pela glândula tireóide, sendo esta a *causa* da regulação da taxa metabólica do organismo em um determinado nível — temos aqui a teoria do dominó aplicada à fisiologia.

Contudo, são possíveis também outras interpretações além das que enfatizam causa e efeito. Conforme observou o matemático francês Henri Poincaré:

> O homem moderno tem usado causa e efeito do mesmo modo como o homem antigo usava os deuses — para impor ordem ao universo. Isso ocorria não por ser esse o sistema mais verdadeiro, mas, sim, o mais conveniente.[9]

Por que é conveniente o nosso modelo de causa e efeito no que diz respeito ao funcionamento do corpo? Simplesmente porque essa explicação faz por nós o que a crença nos deuses fazia pelo homem antigo: ela confirma a nossa visão de mundo. O modo como vemos o universo determina o modo como vemos o corpo; nada, portanto, acontece sem uma causa. Não percebemos que a nossa visão do mundo e a nossa visão do corpo são escolhidas por razões que têm mais que ver com a conveniência do que com a verdade.

Nossa preferência por considerar a função corporal a partir de uma visão de causa e efeito é resultado do que Koestler denominou "a maior superstição de nossos tempos — o universo mecanicista da física do início do século XIX".[10] A superstição é tão difundida, que deixamos de perceber alternativas que possam explicar isso melhor.

A noite, invariavelmente, precede o dia, contudo, não acreditamos que a noite dê origem ao dia. O verão invariavelmente segue-se à primavera e, no entanto, sabemos que não há nenhuma causalidade envolvida. Por quê? Afinal de contas, nunca se observou nenhuma exceção a essa seqüência. Simplesmente temos modelos mais abrangentes para lidar com perspectivas mais amplas — as do movimento planetário e da dinâmica do sistema solar. Sentimos padrões que têm sua origem nos processos universais. Simplesmente tornou-se *inconveniente* usar a idéia de causa e efeito para explicar as seqüências dia-noite e primavera-verão.

Como podemos ir além dos nossos hábitos tradicionais de causa e efeito na avaliação da nossa função corporal? Podemos transcender a nossa tendência para pôr o cérebro no controle, para atribuir inteligência só ao cérebro e para relegar o restante do corpo à condição de órgãos estúpidos. Se não fizermos isso, continuaremos a nos ver acreditando em fábulas esquisitas como: "O meu cérebro fez a minha mão escrever essa palavra" — uma idéia não menos absurda do que a antiga noção de que a noite invariavelmente dá origem ao dia.

Começaremos a compreender o potencial do corpo humano quando nos permitirmos ter uma perspectiva mais ampla, uma perspectiva que transcenda a causa e efeito por meio da ênfase nos padrões, nos processos e no todo, e quando nos libertarmos para termos a experiência da unidade e da unicidade que ligam o universo.

A MEDICINA E A SEGUNDA REVOLUÇÃO

A possibilidade de que a consciência humana possa exercer efeitos mensuráveis sobre o mundo talvez deixe a maioria dos cientistas da área médica consternados. É provável que isso sugira que parte dos pesquisadores se sinta impotente diante desse fato — pois, se o mundo do laboratório, o mundo da investigação médica controlada não é objetivo, estando sujeito aos caprichos da atividade mental, todo o esforço científico está fadado ao fracasso. Uma realidade que muda de acordo com os caprichos conscientes do experimentador ou do indivíduo que é objeto do experimento não é de nenhum modo realidade. Trata-se de uma panóplia instável de acontecimentos com relação à qual as técnicas da ciência não podem ser aplicadas. A ciência necessita de um mundo objetivo.

Todavia, essa conclusão é certamente falsa. Embora muitos físicos quânticos estejam de acordo no que diz respeito ao fato de que existem aspectos da realidade profundamente não-objetivos, a mecânica quântica está viva, passa bem e prospera. Ela não deixou de existir com o reconhecimento da existência de um mundo não-objetivo. Foguetes ainda vão até a Lua e previsões ainda são possíveis. Por analogia, a insistência da moderna biociência na idéia de que a realidade médica não é e não pode ser influenciada por fatores de consciência reflete um medo infundado. Não há motivo para supor que a medicina, como disciplina científica, deixará de existir caso admita que a consciência é um importante fator na investigação da saúde e da doença.

Na verdade, ela se beneficiaria com isso. Se todos os experimentos médicos já realizados tinham efeitos ocultos da atividade consciente do experimentador ou do objeto do experimento, se as respostas a todos os esforços terapêuticos não foram, a princípio, objetivas, e se o curso natural de todas as doenças humanas fosse influenciado pela consciência, teríamos descoberto na medicina uma força virtualmente poderosa, a ponto de eclipsar quaisquer realizações da moderna era científica. Não há motivo para um desolado senso de perda com o abandono da objetividade pura na medicina. Ao contrário, a ordem é celebração, uma alegria nascida de uma perspectiva mais clara.

A rejeição da crença num princípio que nunca existiu e que nunca foi realmente necessário sempre constituiu um marco no desenvolvimento da ciência. A crença no éter, na existência do calórico e do flogisto foi penosamente descartada há muito tempo, em benefício da saúde da ciência. Mas essas revisões lidam apenas com o *conteúdo* da ciência e, se foi doloroso descartá-las, a redefinição do caráter e da essência da ciência causará uma agonia ainda maior para as pessoas envolvidas. Por mais caóticas que se revelem essas mudanças na medicina, a perda da ilusão da objetividade será nada menos do que a perda de grilhões e algemas. A exigência de que a ciência médica seja objetiva nos tem obrigado a uma virtual negação de um importante fator na saúde e na doença, que é a atividade mental consciente. Agora nos defrontamos com a perspectiva de utilizar a intervenção consciente de modo inteligente e aceitável. Terapias novas estão por serem desenvolvidas, libertando-nos de formas de tratamento baseadas tão-somente em um reducionismo inumano.

As regras que irão orientar a nova medicina não-objetiva talvez sejam diferentes das velhas regras, mas, não obstante, podem ser implementadas e formuladas de acordo com uma rigorosa disciplina. Nem tudo está perdido. Não existem direções no cosmo e, contudo, os astrônomos ainda podem encontrar o seu caminho com grande precisão. E, numa realidade não-objetiva, a disciplina da medicina perdurará; nela, porém, encontraremos o nosso caminho de acordo com um novo sentido de direção, cujo poder estamos finalmente começando a compreender.

Em *A Sense of the Future,* Bronowski afirmou que:

> A segunda revolução científica abandonou os dogmas ocultos da primeira. Seu modelo de natureza não supõe mais que ela deva ser causal, contínua e independente. Essas pressuposições foram idealizadas a partir das experiências do dia-a-dia e estiveram certas — e foram muito bem-sucedidas — durante dois séculos, quando os físicos trabalhavam e mediam usando a escala da vida cotidiana. Elas revelaram-se falsas na escala pequena, dos átomos, e na escala grande, das nebulosas, e, pelo menos, inadequadas para o sentido dos seres vivos.[11]

Nossos modelos ortodoxos da medicina têm chegado ao mesmo destino que os modelos da primeira revolução científica: são lamentavelmente inadequados para o estudo dos seres vivos. Assim como os primeiros modelos físicos do universo atribuíam erroneamente qualidades causais e independentes ao universo, os modelos médicos atuais atribuem as mesmas qualidades ao homem. E, assim como a concepção mecanicista do universo — determinada por esses atributos — foi abandonada diante dos novos dados, as nossas concepções mecanicistas de saúde e doença irão dar lugar a novos modelos que serão também mais coerentes com a verdadeira face do universo.

A segunda revolução científica finalmente começou a influenciar a medicina. Esperemos que ela traga para a medicina aquilo que nós nunca tivemos: um modelo médico que, finalmente, seja adequado para o estudo dos seres vivos.

REDUCIONISMO: UM ÚLTIMO EXAME E AS PERSPECTIVAS PARA O FUTURO

Uma característica desse novo modelo será a sua capacidade de cobrir o até agora intransponível abismo que separa a medicina humanística das biociências reducionistas. Qualquer novo modelo deve lidar diretamente com afirmações de que não somos nada mais do que a conseqüência de nossa anatomia e fisiologia, na linha do argumento tradicional da ciência mecanicista e reducionista. A atitude reflexa da maior parte dos humanistas e holistas na medicina tem sido a de procurar melhores razões e evidências para refutar essa lúgubre possibilidade – sem que tenham conseguido, todavia, convencer os reducionistas dos seus erros. Nada seria mais importante para a medicina do futuro do que a resolução desse debate secular.

Talvez esses argumentos desgastados, que levam a um beco sem saída, possam agora ser dirigidos a uma nova direção. Ambos os lados – as pessoas que defendem a primazia da consciência humana e as que afirmam que o domínio pertence à nossa química celular cega – ainda têm de lidar com as asserções fundamentais que agora estão começando a surgir em diversas áreas da ciência moderna. Resumindo aquilo em que o debate pode vir a tornar-se, considere algumas das questões que observamos:

(1) A matéria foi "desmaterializada" pela física moderna. A ênfase não recai mais nos objetos e, sim, nos processos, nos campos e no todo.

(2) Causa e efeito não são identificáveis nos níveis mais fundamentais da natureza, onde os acontecimentos têm lugar.

(3) As linhas divisórias na natureza entre microscópico e macroscópico, entre vivo e não-vivo, entre consciente e inconsciente, parecem cada vez mais arbitrárias, se não impossíveis de definir.

Agora podemos perguntar: se os reducionistas *estiverem* certos, e se a mente, a consciência e toda a atividade humana puderem ser reduzidas ao comportamento da matéria, *onde está a tragédia para o humanista*? Levando-se em conta a atual redefinição de matéria, a tragédia desaparece. O debate inverte-se completamente e é perfeitamente possível que *o humanista vença a discussão simplesmente perdendo-a*. Pois a matéria não é matéria no sentido antigo – o sentido que deu origem ao debate humanista-reducionista – mas algo completamente diverso.

O que é matéria? Não são pedaços isolados, fragmentados e mortos de mera "substância" cujo comportamento é governado pelas rígidas leis da natureza, mas algo que, na concepção moderna, foi completamente transformado. *É aquilo que está incluído no todo* (Bohm). *É aquilo cujo movimento faz tremer todo o universo* (Eddington). *É aquilo em que podem ser encontrados os rudimentos da própria mente* (Delbrück, Walker). *É aquilo cuja própria natureza depende da consciência do ser humano que a está observando* (Heisenberg, Wheeler). *É aquilo a que a morte não pode ser atribuída* (Bohm). *É aquilo que desafia a decomposição entrópica e a desorganização* (Prigogine). *E é aquilo que partilha com os valores espirituais um tipo semelhante de realidade* (Wigner).

O que há de trágico, portanto, em sermos reduzidos à matéria? Não seria esse sentido mais uma sublimação do que uma redução ou rebaixamento? Como podemos continuar a usar termos como "nada mais que" ou "simples" ao descrevermos a matéria?

Mesmo quando estou escrevendo estas palavras, acho realmente divertido considerar a possibilidade de que o reducionismo possa revelar-se, afinal de contas, correto, mas pelas razões erradas, por razões que nunca foram previstas por uma ciência clássica e reducionista. Ou será que poderíamos dizer que os reducionistas proporcionaram uma vitória aos humanistas, mostrando que não somos "nada mais" do que "simples" matéria? Se for esse o caso, haveria uma estranha disputa entre os humanistas e os reducionistas, uma disputa que, ironicamente, ambos os oponentes teriam vencido.

Se a natureza da matéria corresponder ao pressentimento dos cientistas acima citados, então é *precisamente matéria que devemos desejar ser, porque a matéria tornou-se nós mesmos*. As palavras de Prigogine novamente são apropriadas:

> A natureza é parte de nós, assim como nós somos parte dela. Podemos reconhecer a nós mesmos na descrição que fazemos dela.[12]

Se o debate sobre o reducionismo puder ser conduzido nos mesmos moldes ou em moldes semelhantes, a própria resolução iria sugerir uma estranha curva auto-reflexiva: o reducionismo formando uma só unidade com o ponto de vista oposto, por motivos que, eles próprios, também estão relacionados com a unidade, com a unicidade.

Não podemos saber, evidentemente, que rumos tomará no futuro o debate entre humanismo e reducionismo porque ainda não temos um conhecimento completo das qualidades da mente *ou* da matéria. No futuro, com a aquisição de novos conhecimentos, talvez vejamos o debate tornar-se mais acalorado do que nunca. Porém, acredito que isso seria bastante improvável — pois os sinais da natureza que indicam uma unidade entre o homem e o mundo, e entre a mente e a matéria, são numerosos demais para que possamos ignorá-los. Em minha opinião, portanto, o futuro aponta para a reaproximação entre a medicina humanística e o reducionismo científico.

CONCLUSÃO

Nenhuma tentativa de aprimorar o nosso atual sistema médico terá sucesso se não atentar para as deficiências dos pressupostos fundamentais em que o sistema se fundamenta. Examinamos essas pressuposições nos capítulos anteriores, voltando-nos para a ciência em busca de novas abordagens quanto ao significado fundamental de tempo, espaço, nascimento, morte, saúde e doença. Os modelos resultantes exibiram a surpreendente característica da unidade entre homem e natureza.

O físico Paul Dirac certa vez observou:

É mais importante que a pessoa tenha beleza em suas equações do que coerência com relação a descobertas experimentais.[13]

Penso que as mesmas necessidades se aplicam tanto aos modelos médicos quanto às equações. E quando os modelos médicos encerram beleza — a beleza da unidade e da unicidade — *e* são coerentes com os fatos experimentais, existe razão para comemorar.

Mas os novos modelos propostos aqui, embora para alguns talvez mais bonitos e agradáveis do que os mais antigos, tampouco são completamente corretos; nenhuma teoria científica jamais escapou de revisões e modificações, e os modelos propostos não serão exceção. Outros modelos surgirão e não sabemos que forma irão assumir. Todavia, podemos prever que, na medida em que tiverem beleza e simplicidade, e no grau em que aumentarem o nosso deleite, eles estarão corretos; e na medida em que eles incorporarem feiúra e complexidade desnecessária, e aumentarem o nosso receio de dissolução e de morte, como fazem os velhos modelos, eles serão descartados.

Curve-se diante dos fatos como uma criança pequena, e esteja preparado para renunciar a qualquer noção preconcebida; siga humildemente para todo e qualquer abismo para o qual a Natureza o conduzir ou, então, você não aprenderá nada.

— T. H. HUXLEY

PÓS-ESCRITO: INFARTO DO MIOCÁRDIO 2000 d.C.

Sam Platte, agora na casa dos 50 anos, havia esperado anos para voltar a pescar nos lagos de montanha. Ele os vira pela primeira vez 30 anos antes, e os lagos ainda estavam cheios de trutas. Para Sam, esses prados alpinos e lagos cintilantes eram a encarnação do paraíso.

Contudo, ele estava inexplicavelmente cansado. Habitualmente robusto, ele sentia uma fadiga que simplesmente não podia explicar depois de ter passado a manhã pescando tranqüilamente. Aos poucos, seu cansaço tornou-se opressivo. Ele sentiu um pouco de náusea e uma perceptível falta de ar. Embora o ar estivesse seco, ele curiosamente tinha começado a suar. Quando a sensação de pressão no peito passou à de uma dor profunda e constante, Sam percebeu que algo estava errado. Depois que a dor espalhou-se por seu pescoço e pelo braço esquerdo, ele ligou o aparelho de monitorização cardiovascular instalado em seu relógio de pulso, o qual obtinha informações sentindo a dinâmica da pulsação da artéria radial, em seu pulso. Trinta segundos depois, o visor digital lhe dava leituras em série da pressão arterial e da freqüência cardíaca. As informações eram alarmantes: sua pressão arterial estava abaixo do normal e caindo, e a freqüência de seu pulso era lenta e errática. Ele sabia que estava tendo um ataque cardíaco.[1]

Sam ponderou sobre suas opções. Ele sabia que a primeira hora depois do início dos sintomas de infarto do miocárdio era crítica. Os recursos tradicionais — sala de emergência hospitalar e unidade de tratamento coronariano — simplesmente não estavam disponíveis. Não tem importância, pensou ele, pois, em se tratando de saúde, ele preferia novos métodos, os seus próprios métodos.

Deixando sua vara de pesca de lado, ele lentamente deitou-se de costas na grama verde e macia em torno do lago, plenamente lúcido. Uma outra olhada no monitor cardiovascular em seu pulso confirmou suas primeiras impressões. Ele pensou que o seu problema provavelmente fosse a obstrução de uma artéria do coração, a qual causaria uma deficiência de fluxo de sangue e de oxigênio em alguma parte do músculo cardíaco. Assim, privado dos nutrientes necessários, o ventrículo esquerdo — a principal câmara bombeadora do coração — estava entrando em colapso. O volume de sangue ejetado pelo coração estava diminuindo, provocando a queda da pressão arterial e a sensação de falta de ar. O músculo cardíaco respondeu a essa agressão desenvolvendo um ritmo lento, caótico e ineficiente. Sam Platte sabia que esses fenômenos provavelmente acarretariam a morte, se ele não agisse rapidamente.

Primeiramente, ele deu início à constrição de seus vasos sangüíneos periféricos, usando habilmente as estratégias mentais para desviar o sangue de certas partes do corpo — pele, braços e pernas — para o interior do organismo, de modo a elevar a pressão arterial.[2,3,4] Durante esse processo e, na verdade, desde o reconhecimento inicial de seu problema, ele permaneceu consciente de seu estado mental. Ele conhecia os efeitos potencialmente devastadores do medo, da ansiedade e do terror no quadro de um infarto do miocárdio.[5,6] Era fato bem conhecido que essas emoções aumentavam grandemente a possibilidade do desenvolvimento de irregularidades malignas e fatais no ritmo dos batimentos cardíacos. Sam Platte continuava no controle de suas emoções.

Ironicamente, porém, ele não estava se esforçando por obter *controle*. Nos anos em que se dedicara a aprender essas disciplinas de domínio de si mesmo, ele aprendera que só por meio de uma inefável volição passiva, de uma entrega, é que conseguia o controle.[7] Em sua própria estratégia mental, Sam entregou-se a uma sabedoria maior — conforme ele a concebia, a sabedoria do corpo, a sabedoria do universo. Para ele, essa não era uma manifestação abertamente religiosa, mas um reconhecimento da relação mútua e da unicidade que ele sabia que era um aspecto aceito da visão científica do mundo.[8]

Deitado sobre a margem macia e exuberante do lago, Sam internalizou sua visão de mundo: ele permitiu que a sabedoria na qual ele acreditava fluísse através de si e se tornasse parte dele, ao mesmo tempo em que ele se tornava parte dela. Através de anos de prática disciplinada, Sam aprendera que essa mescla, essa internalização, produzia conseqüências reais — que as suas atitudes acerca de seu relacionamento com o universo repercutiam na sua fisiologia, gerando mudanças orgânicas quantificáveis. Ele sabia que uma visão de mundo que refletisse isolamento, fragmentação e solidão favoreceria o medo e a ansiedade — coisa que, em situações como aquela em que ele se encontrava, produziria uma cascata de efeitos fisiologicamente perniciosos. Ele aprendera que, em larga medida, a postura alternativa de interação e unicidade com o mundo neutralizava esses acontecimentos malignos e favorecia um equilíbrio entre a mente e o corpo, equilíbrio este de que ele necessitava urgentemente. Todavia, ele não estava optando por nenhuma estratégia egoísta, como se procurasse escapar de um destino terrível; ele simplesmente colocou-se num caminho que, para ele, parecia ser o mais verdadeiro. De fato, naquele momento ele via sua experiência não como uma crise ou apuro, mas simplesmente como um acontecimento no espaço e no tempo, que poderia ser reconhecido como tal e com o qual, se quisesse, poderia lidar. E cabia a ele optar ou não por lidar com esse acontecimento de forma definitiva e de uma maneira toda própria.

Sam ainda não podia dizer precisamente a razão pela qual conseguia manter-se psicologicamente calmo e impassível, mas sabia que, de alguma maneira, sua visão de mundo tinha uma participação fundamental nesse processo. Ele desconsiderou a possibilidade de extinção pessoal simplesmente porque não podia confirmá-la como uma possibilidade razoável, pois ela não se ajustava aos seus estados de experiência nem às mais precisas descrições científicas do mundo físico que se podia obter.[9] Ele sabia que a existência de uma relação mútua entre todas as coisas era um fator fundamental na versão da realidade então aceita;[10] que a ciência não mais considerava o tempo como divisível em passado, presente e futuro; e que a moderna biologia molecular fracassaria na sua tentativa de traçar uma linha divisória entre o mundo dos vivos e dos não-vivos.[11] Para Sam Platte, portanto, a mortalidade e a imortalidade simplesmente não eram questões válidas.

Depois, ele começou a eliminar a dor a ponto de torná-la imperceptível.[12,13,14] Aqui, ele *conhecia* os fenômenos fisiológicos envolvidos — a liberação intencional e consciente, pelas células cerebrais, de substâncias químicas analgésicas endógenas muito poderosas, cuja existência era conhecida há um quarto de século. Dentre todas as façanhas que ele aprendera a executar por meio da vontade, essa era a mais fácil. Além do mais, Sam *gostava* desse exercício, e não só por causa do alívio da dor mas também pela nítida euforia produzida pelas próprias substâncias químicas.

Quando a sua dor se tornou imperceptível, Sam fez uma outra leitura do monitor cardiovascular. Agradaram-lhe os dados obtidos. Sua pressão arterial estava mais alta, agora quase próxima do normal, e sua freqüência e ritmo cardíacos haviam se estabilizado em níveis satisfatórios.[15]

Depois de cuidar dos problemas mais imediatos, ele colocou em ação sua capacidade mais requisitada. Sam aprendera que a intenção premeditada pode influenciar sofisticadas funções hematológicas.[16] Particularmente relevantes na sua situação eram os fatores envolvidos na coagulação do sangue: a capacidade de partículas sangüíneas, chamadas de plaquetas, formarem uma "cola", a estabilidade dos coágulos sangüíneos no interior das veias e artérias, e a contração dos vasos sangüíneos.[17] Embora não tivesse nenhuma idéia clara do mecanismo específico que iria utilizar, ele entregou-se então à tarefa de reverter o processo patológico de coagulação na artéria coronária, fenômeno responsável pela sua atual situação. Ele sabia que o músculo cardíaco afetado provavelmente ainda era viável — o processo de obstrução não tivera tempo suficiente para causar um dano grave ao coração. Sam Platte tivera evidências de controle voluntário desses fenômenos. Conquanto tivesse cultivado a capacidade comum de alterar o processo de coagulação sangüínea externa — fazendo com que cortes parassem de sangrar, por exemplo[18] — Sam nunca havia tentado alterar o processo de coagulação no interior do corpo.

Para realizar essa tarefa, Sam usou imagens mentais e visualizações que lhe pareceram naturais e razoáveis, e com uma intensidade proporcional à exigida pela gravidade da situação. Sua estratégia pareceu funcionar bem, pois, em poucos minutos, outra leitura do monitor mostrou dados que estavam completamente dentro da normalidade fisiológica.

Exausto, ele adormeceu.

Sam acordou várias horas depois. Sentia-se bem, tão calmo e tranqüilo quanto aquele cintilante lago de montanha, cuja superfície agora estava sendo agitada pelas trutas que se alimentavam durante o fim da tarde. Um sol dourado estava se pondo e era hora das tarefas noturnas no acampamento. Sam ficou deitado mais algum tempo, refletindo sobre os acontecimentos da tarde. Um ataque cardíaco fora evitado; seria capaz de fazer o mesmo da próxima vez?

Ele deixou as palavras "novamente", "próxima" e "vez" passarem pela sua mente — palavras sem sentido, achava ele então, pertencentes a uma visão obsoleta da realidade que considerava o tempo como sendo linear e composto de passado, presente e futuro. Na juventude, Sam também aceitara essa visão. Refletindo acerca de suas próprias etapas na maneira de pensar, ele sorriu.

Apanhando delicadamente a vara de pesca, Sam ficou de pé e viu a marca que o seu corpo havia deixado no musgo viçoso.

Andando devagar e com calma, ele se dirigiu ao acampamento.

APÊNDICE

FÍSICA CLÁSSICA E MODERNA: UM SUMÁRIO

Desde que a física estabeleceu sua primazia no alvorecer da era científica como repositório da precisão e da previsibilidade, a medicina tem se voltado para ela como um modelo funcional. A visão de mundo da física newtoniana proporcionava aos médicos uma concepção operacional de saúde, doença, nascimento e morte. A partir do universo mecanicista da física tradicional, surgiu o modelo mecanicista do corpo – que segue funcionando de forma perfeitamente determinista, exceto se for perturbado, é claro, por avarias mecânicas às quais aprendemos a chamar de doença.

Uma busca por novos modelos exige um exame dos modelos que atualmente estão sendo utilizados – acarretando necessariamente, portanto, uma consideração acerca da física clássica e de suas relações com as perspectivas da física moderna.*

A mais abrupta virada na história do avanço da ciência foram talvez as revolucionárias transições que ocorreram na física deste século. Todo princípio básico da antiga visão newtoniana acerca do modo como o mundo se comporta foi abandonado no nosso século em favor de um modelo radicalmente novo. Um dos principais pontos defendidos neste livro é o de que a medicina, para se credenciar como uma disciplina científica moderna, precisa agora enfrentar as repercussões dessas mudanças. Estamos come-

---

* Para análises mais completas sobre a física clássica e moderna, as seguintes fontes são recomendadas para o leigo: Fritjof Capra, *O Tao da Física* (publicado pela Ed. Pensamento, São Paulo, 1985), Fred Alan Wolf, *Taking the Quantum Leap* (São Francisco: Harper and Row, 1981), Gary Zukav, *The Dancing Wu Li Masters* (Nova York: William Morrow, 1979).

çando a perceber que uma situação estranha surgiu na medicina: seu modelo tradicional mudou, mas a medicina não acompanhou essa mudança. *Espaço, Tempo e Medicina* explora as radicais e inevitáveis mudanças com que a medicina se defronta.

Os físicos tentam responder a uma questão fundamental: como o mundo se comporta? Na busca de respostas, certos traços começaram a se destacar como características irredutíveis do próprio mundo. Nos anos de 1600, essas características começaram a surgir basicamente a partir da obra do grande físico Sir Isaac Newton.

Pode-se em geral considerar que o universo de Newton comporta-se em conformidade com o senso comum. As coisas acontecem de acordo com o mundo como aparentemente *deveriam* acontecer. A sobrevivência dessa concepção do mundo durante quase 300 anos, quase sem contestações, certamente tem que ver com o fato de que ela era *tão* compatível com a experiência humana, que havia pouca margem para dúvidas.

Acreditava-se que o universo de Newton era constituído por elementos fundamentais, os átomos. Essas unidades básicas eram os blocos de construção cuja existência já havia sido proposta por Demócrito e por outros. A natureza era vista como um conjunto de partes que se comportavam dinamicamente de forma muito semelhante a chumbo de caça ou bolas de bilhar miniaturizadas. Essas unidades da matéria eram fundamentalmente distintas do espaço vazio em torno delas, e existiam em um tempo que era notadamente linear, constituído de passado, presente e futuro. O tempo fluía, como um riacho, e os acontecimentos se davam no momento presente, elo entre passado e futuro. Além disso, todos os acontecimentos tinham causas distintas, embora talvez não se conhecesse a causa de um fato no momento de sua ocorrência; e a prova de que existia uma causa era simplesmente a observação de que o acontecimento de fato ocorrera.

Usando essas características básicas do mundo, Newton formulou leis para descrever o modo como os acontecimentos se desenrolavam na natureza. Essas leis eram magníficas, não só por sua elegante simplicidade, mas também por seu formidável poder de predição. Essa grande capacidade de previsão deu origem à idéia de que, caso se dispusesse de determinadas informações sobre o universo – tais como posição, velocidade e massa de todas as partículas que o constituíam –, seria possível, usando as poucas e simples leis de Newton, prever para sempre o que iria ocorrer. Além disso, poder-se-ia inferir também aquilo que já havia acontecido no infinito do passado. Por essa razão, dizia-se que o universo de Newton poderia com igual facilidade correr tanto para frente como para trás.

Surgiu, assim, o conceito das "inflexíveis leis da natureza", que mantinham o universo sob seu rígido e mecânico domínio. Como conseqüência das leis de Newton, as coisas pareciam determinadas e conhecíveis.

Foi nesse cenário de certezas que uma cascata de acontecimentos de transformação começaram a ocorrer na virada do século. Em 1887, o experimento de Michelson-Morley lançou graves dúvidas sobre o conceito clássico do éter como o meio de transporte para os fenômenos energéticos na natureza. A descoberta do elétron, feita em 1896 por Sir J. J. Thompson, destruiu o conceito de átomo como elemento irredutível da matéria. E, em 1900, Max Planck tornou público o seu "palpite feliz", a constante de Planck, mostrando que, na natureza, a energia não era regular e contínua, mas dava a impressão de ser densa e áspera. Planck deu o nome de "*quanta*" a esses pacotes de energia. Sua própria atitude com relação a essa monumental descoberta refletia o poder do dogma científico da época: ele estava muito relutante em publicar suas descobertas, pois elas não se ajustavam bem aos conhecimentos existentes na época.

Em 1900, a disposição de ânimo que prevalecia na física era de irresistível autoconfiança e presunção. Foi nesse ano que Lord Kelvin, um dos mais eminentes físicos de sua época, fez um pronunciamento na Royal Society de Londres afirmando que a missão da física e dos físicos estava quase concluída. Só restavam uns pequenos problemas a serem elucidados e, então, o trabalho estaria terminado. Ninguém poderia adivinhar o que estava para acontecer.

Em 1905, quando Einstein publicou a teoria especial da relatividade, o céu desabou sobre o mundo seguro, conhecível e determinista da física tradicional. As novas e espantosas concepções de Einstein foram apresentadas de forma tão clara e eram tão convincentes que, em poucos meses, tinham circulado e tinham sido recebidas por físicos de todo o mundo. Depois de Einstein, a física nunca mais seria a mesma.

Hoje reconhecemos a teoria especial da relatividade e a teoria quântica como os dois principais esteios da física moderna. (A teoria especial da relatividade de Einstein nunca se defrontou com dados experimentais que pudessem contradizê-la, e ela se apóia em uma base conceitual e experimental mais firme do que a sua teoria geral.) Essas teorias nos proporcionam uma visão de mundo que está em nítido contraste com o legado de Newton, e seu aparecimento é um bom exemplo do que T. H. Huxley descreveu como o mais trágico acontecimento na ciência: a destruição de uma linda teoria por um fato cruel.

Hoje ainda não percebemos plenamente que o movimento que partiu das seguras, confortáveis e tradicionais concepções da física, e acabou por chegar às novas concepções do mundo, foi muito frustrante para as principais figuras envolvidas. Pode-se imaginar os dolorosos dilemas existenciais provocados em algum dos seus protagonistas pelo confronto com as descobertas dos "experimentos atômicos malucos", conforme Heisenberg os chamou. O reconhecimento dessa frustração é importante, pois indica um aspecto crucial dessa revolução na ciência. Os que estavam envolvidos não planejaram os novos e surpreendentes pontos de vista de forma deliberada e arbitrária; eles fizeram isso por necessidade. Ao se defrontar com dados recorrentes e inevitáveis que fluíam de experimentos reais, eles, na condição de cientistas, não tiveram outra escolha.

Que visão surgiu a partir da teoria quântica? Mencionamos um aspecto do novo quadro, o da natureza descontínua da energia. Além do mais, o conceito de blocos de construção da natureza foi abandonado. Conforme Bohr sempre adverte, "Elétrons não são coisas". Demonstrou-se que as "partículas" da natureza comportam-se como partículas e como ondas, dependendo do tipo de experimento realizado. Os elétrons têm um comportamento curioso, surgindo ao mesmo tempo em todos os pontos de sua órbita (ainda que mais em um ponto do que em outro, embora, em certa medida, estejam presentes em toda parte), deixando, portanto, de se adequar ao conceito mais antigo de unidades discretas. Essas características, por conseguinte, fizeram com que se tornasse necessário abandonar as antigas distinções newtonianas absolutas entre massa e espaço vazio. Para acomodar as estranhas características apresentadas por essas "partículas", foi criado o conceito de campo. Admitiu-se que esses campos não eram independentes – do modo como anteriormente supunha-se que as partículas fossem – mas entidades essencialmente interligadas. O grande astrônomo e físico inglês Sir Arthur Eddington resumiu essa relação mútua com sua famosa frase: "Quando o elétron vibra, o universo treme."

Percebendo-se que o nível subatômico era imprevisível, mesmo em princípio, descartou-se uma física quântica baseada estritamente no princípio da causalidade. Havia uma aleatoriedade inerente ao âmago da natureza. Heisenberg mostrou, entretanto, que havia limites intrínsecos à nossa capacidade de obter conhecimento nesse nível. No seu famoso princípio da incerteza, ele mostrou que não se poderia demonstrar simultaneamente a posição e a velocidade de uma partícula. Tinha-se de escolher uma coisa ou outra, pois era impossível conhecer ambas ao mesmo tempo.

A partir da teoria quântica, pois, surgiu a concepção de que, para cada fenômeno físico, simplesmente não havia física no sentido moderno. A física tinha de contentar-se com o conhecimento de grande número de acontecimentos antes que pudesse pronunciar-se com exatidão. A velha visão rígida e determinista, portanto, deu lugar a uma concepção estatística e probabilística da natureza. Quando grandes conjuntos de acontecimentos são considerados, todavia, a capacidade de predição vem novamente à tona com grande exatidão — simplesmente apresentando, dizem alguns, outra face do velho determinismo; mas a confiança anterior na possibilidade do conhecimento absoluto em todos os níveis da natureza tinha desaparecido.

Nenhum aspecto da física quântica foi mais revolucionário do que o reconhecimento que fez dos aspectos subjetivos do mundo. A concepção clássica afirmava que o mundo era totalmente objetivo. Ele estava "lá fora" e sua existência não dependia de nenhum modo da atividade humana consciente. O mundo tinha um *status* que era independente da maneira como os seres humanos pensavam a respeito dele. Contudo, na visão moderna (de acordo com a interpretação da mecânica quântica mais amplamente aceita, a interpretação de Copenhagen), a consciência humana participa na edição da realidade que chega aos nossos olhos. Na verdade, sem um observador, o conceito de "realidade" simplesmente não tem validade porque, no nível dos fenômenos subatômicos, em virtude de sua natureza inerentemente aleatória, estatística e probabilística, sempre são teoricamente possíveis várias conseqüências para cada acontecimento. É o ato de efetivamente observar que faz com que essas possibilidades combinem-se no que percebemos como um único acontecimento no mundo. Sem a participação de um observador, aquilo a que nos referimos como realidade simplesmente não se desenrola. Assim, o *status* estritamente objetivo do mundo físico foi transcendendo na nova concepção, e é substituído por uma versão da realidade que atribui importância fundamental à consciência humana.

A partir da teoria especial da relatividade de Einstein, surgiram idéias que são tão revolucionárias quanto qualquer outra que tenha se originado da teoria quântica. Einstein afirmou que a velocidade da luz — e não espaço e tempo, como afirmava Newton — era absoluta para qualquer observador do universo, independentemente da velocidade em que ele estivesse viajando. Ele prosseguiu demonstrando que a idéia de um passado, de um presente e de um futuro absolutos era indefensável; que a "realidade" poderia ser ordenada de diversas formas por diferentes observadores; que energia e massa eram intercambiáveis e que, em condições experimentais, espaço e tempo necessariamente se fundiam. A força da teoria especial da relatividade era a mesma que a da teoria quântica: suas previsões foram repetidamente confirmadas por meio dos mais rigorosos experimentos. Mesmo os aspectos mais audaciosos da teoria — tais como a redução da passagem do tempo com o aumento da velocidade da partícula, a redução do ritmo dos relógios conforme eles se aproximavam da velocidade da luz, a contração de hastes de mensuração à medida que sua velocidade aumentava, e o aumento da massa de um objeto com o aumento da velocidade — foram confirmados repetidas vezes através dos experimentos.

De que modo a concepção de natureza delineada pela física moderna poderia ser corrigida quando fosse demasiado discrepante com as nossas idéias (baseadas no senso comum) a respeito de como o mundo se comporta? Ora, a física moderna não pode nos ajudar nessas questões, pois os físicos só se preocupam com o modo como suas teorias são capazes de prever com acerto conhecimentos futuros, e não com a sua compatibilidade em relação às nossas expectativas e preconceitos. E, no que diz respeito ao seu poder de predição, a teoria quântica e a teoria da relatividade especial não têm competidores de peso. Simplesmente não existe nenhuma alternativa teórica aceitável que possa ser usada para reestruturar o modelo newtoniano do mundo.

Para o leigo, cujo senso comum é rudemente cerceado pelo moderno ponto de vista, talvez haja o consolo de que essas concepções bizarras escandalizam e irritam até mesmo os próprios físicos. A capacidade de eles lidarem com essas idéias é realmente limitada e deu origem à observação de que os físicos nunca chegam realmente a entender uma nova teoria: eles apenas se acostumam com ela.

NOTAS

PARTE I

Capítulo Um
   1. Alexandra David-Neel, *Magic and Mysticism in Tibet* (Nova York: Dover, 1971), p. 51.

Capítulo Dois
   1. Willis Harman, *Symposium on Consciousness* (Nova York: Penguin, 1977), p. 3.
   2. Lyall Watson, "Delusion: Collective Unconscious", in *Lifetide* (Nova York: Simon and Schuster, 1979), p. 206.
   3. Thomas S. Kuhn, *The Structure of Scientific Revolutions* (Chicago: University of Chicago Press, 1962), p. 112.
   4. Ibid., pp. 126-127.
   5. Jacob Bronowski, *A Sense of the Future* (Cambridge: MIT Press, 1977), p. 42.
   6. Werner Heisenberg, "Quantum Mechanics and a Talk with Einstein (1925-1926)", in *Physics and Beyond* (Nova York: Harper and Row, 1971), pp. 59-69.
   7. Jerome D. Frank, "Mind-Body Relationships in Illness and Healing", *Journal of the International Academy of Preventive Medicine*, vol. 2, nº 3, 1975, pp. 46-59.
   8. H. Rasmussen, *Pharos* 38, 1975, p. 53.
   9. George L. Engel, "The Need for a New, Medical Model: A Challenge For Biomedicine", *Science* 196, 1977, pp. 129-136.
   10. Ibid.

PARTE II

Capítulo Dois
   1. G. J. Whitrow, *The Nature of Time* (Londres: Thames and Hudson, 1972), p. 11.
   2. H. Nichols, "The Psychology of Time", *American Journal of Psychology*, vol. 3, 1891, pp. 453-529.
   3. Robert E. Ornstein, *On the Experience of Time* (Nova York: Penguin, 1969), p. 101.

4. Ibid., p. 23.
5. Whitrow, *Nature of Time*, p. 15.
6. B. L. Whorf, *The Technology Review* 42:229, 1940.
7. Whitrow, *Nature of Time*, p. 22.

Capítulo Três

1. Mircea Eliade, *The Myth of the Eternal Return* (Princeton: Princeton University Press, 1954), p. 34.
2. Ibid., p. 35.
3. Ibid.
4. Ibid., pp. 85-86.
5. Ibid., p. 86.
6. C. Gottlieb, in *The Meaning of Death*, org. H. Feifel (Nova York: McGraw-Hill, 1959), pp. 157-188.
7. Whitrow, *Nature of Time*, p. 14.
8. Ibid.

Capítulo Quatro

1. Thomas Gold, "Relativity and Time", in *The Encyclopedia of Ignorance*, org. R. Duncan e M. Weston-Smith (Nova York: Pergamon, 1977), p. 100.
2. A. S. Eddington, *The Mathematical Theory of Relativity* (Cambridge: Cambridge University Press, 1957), pp. 23-25.
3. Eliade, *Eternal Return*, pp. 89-90.
4. Louis de Broglie, in *Albert Einstein: Philosopher-Scientist*, org. P. A. Schilpp (La Salle, Ill.: The Open Court Publishing Co., 1949), p. 113.
5. T. S. Eliot, "Tradition and the Individual Talent", in *the silent Zero, in search of Sound...*, trad. E. Sackheim (Nova York: Grossman, 1968), p. xiii.
6. R. H. Major, *Classic Descriptions of Disease* (Springfield: Charles C. Thomas, 1932), p. 534.
7. Bertrand Russell, *Mysticism and Logic and Other Essays* (Londres: Longmans Green, 1925), p. 21.
8. *Webster's New Collegiate Dictionary* (Springfield: Merriam, 1960).
9. Bertrand Russell, *Mysticism*, p. 21.

Capítulo Cinco

1. K. Hamner, "Experimental Evidence for the Biological Clock", in *The Voices of Time*, org. J. T. Fraser (Nova York: Braziller, 1966).
2. Gay G. Luce, *Biological Rhythms in Human and Animal Physiology* (Nova York: Dover, 1971).
3. Ornstein, *Experience of Time*, p. 31.
4. Ibid.
5. Ibid., p. 22.
6. Ibid.
7. Ibid., p. 34.
8. R. G. H. Siu, *Chi, A Neo-Taoist Approach to Life* (Cambridge: MIT Press, 1974), p. 154.
9. Ibid.
10. Ibid., p. 155.
11. Ibid.
12. Ibid.
13. Ibid.
14. Ibid.
15. Ornstein, *Experience of Time*, p. 32.

16. Siu, *Chi*, p. 156.
17. Ibid.
18. Ibid., p. 159.
19. O. Fenichel, *The Psychoanalytic Theory of Neuroses* (Nova York: Norton, 1945), p. 204.
20. Siu, *Chi*, p. 160.
21. Ornstein, *Experience of Time*, p. 103.
22. Lawrence, LeShan, *How to Meditate* (Boston: Little, Brown, 1974).

Capítulo Seis
1. *Zen Buddhism* (Mount Vernon, N.Y.: The Peter Pauper Press, 1959), pp. 53-54.
2. Arthur Eddington, *The Nature of the Physical World* (Nova York: MacMillan, 1931), p. 419.
3. Ilse Rosenthal-Schneider, in *Albert Einstein: Philosopher-Scientist* (La Salle, Ill.: The Open Court Publishing Co., 1949), p. 132.
4. Ibid., p. 136.
5. Ibid., p. 137.

Capítulo Oito
1. M. Friedman e R. H. Rosenman, *Type A Behavior and Your Heart* (Nova York: Alfred A. Knopf, 1974).
2. M. Cooper e M. Aygen, "Effect of Meditation on Blood Cholesterol and Blood Pressure", *Journal of the Israel Medical Association* 95:1, 2 de julho de 1978.
3. N. H. Cassem, T. P. Hackett e H. A. Wishnie, "The Coronary Care Unit: An Appraisal of its Psychological Hazards", *New England Journal of Medicine* 279:1365, 1968.
4. P. M. West, E. M. Blumberg e F. W. Ellis, "An Observed Correlation Between Psychological Factors and Growth Rate of Cancer in Man", *Cancer Research* 12:306, 1952.
5. Cooper e Aygen, "Effect of Meditation".
6. O. Carl Simonton, Stephanie Mattews-Simonton e James Creighton, *Getting Well Again* (Los Angeles: J. P. Tarcher, 1978).
7. Jeanne Achterberg e G. Frank Lawlis, *Imagery of Cancer* (Champaign, Illinois: Institute for Personality and Ability Testing, 1978).

PARTE III

Capítulo Um
1. Erich Jantsch, *The Self-Organizing Universe* (Nova York: Pergamon, 1980), p. 97.
2. S. Vaisrub, "Groping For Causation". *Journal of the American Medical Association* 241:8, 830, 1979.
3. Idries Shah, *The Sufis* (Nova York: Anchor, 1971), p. 63. [*Os Sufis*, publicado pela Editora Cultrix, São Paulo, 1987.]
4. C. B. Thomas, "Precursors of Premature Disease and Death: The Predictive Potential of Habits and Family Attitudes", *Annals of Internal Medicine* 85:653-658, 1976.
5. Leonard R. Derogatis, M. D. Abeloff e N. Melisaratos, "Psychological Coping Mechanisms and Survival Time in Metastatic Breast Cancer", *Journal of the American Medical Association*, Vol. 242, n⁰ 14, 15 de outubro de 1979, pp. 1504-1508.
6. *Work in America: Report of a Special Task Force to the Secretary of Health, Education, and Welfare* (Cambridge: MIT Press, 1973).
7. Cassem, Hackett e Wishnie, "The Coronary Care Unit".
8. R. M. Nerem, M. J. Levesque e J. F. Cornhill, "Social Environment As a Factor in Diet-Induced Atherosclerosis", *Science* 208:1475-1476, 1980.
9. Philip Slater, *The Wayward Gate* (Boston: Beacon Press, 1977), p. 106.

10. C. D. Jenkins, "Psychological and Social Precursors of Coronary Disease", *The New England Journal of Medicine* 284:244-255, 1971.

11. *Work in America*.

12. Cooper e Aygen, "The Effect of Meditation".

13. Ibid.

14. R. A. Stone e J. DeLeo, "Psychotherapeutic Control of Hypertension", *New England Journal of Medicine* 294:80, 1976.

15. Ron Jevning, A. F. Wilson e J. M. Davidson, "Adrenocortical Activity During Meditation", *Hormones and Behavior* 10:54-60, 1978.

16. J. H. Medalie e U. Goldbourt, "Angina Pectoris Among 10,000 Men II: Psychosocial and Other Risk Factors as Evidenced by a Multivariate Analysis of Five-year Incidence Study", *American Journal of Medicine* 60:910-921, 1976.

17. G. W. Brown e T. Harris, *Social Origins of Depression: A Study of Psychiatric Disorder in Women* (Nova York: The Free Press, 1978).

18. S. J. Schleifer, "Bereavement and Lymphocyte Function", trabalho apresentado na Reunião Anual da American Psychiatric Association, São Francisco, maio de 1980.

19. A. S. Kraus e A. M. Lilienfeld, "Some Epidemiological Aspects of the High Mortality Rate in the Young Widowed Group", *Journal of Chronic Disease* 10:207-217, 1959.

20. M. Young, B. Bernard e G. Wallis, "The Mortality of Widowers", *Lancet* 1963; 454-456.

21. L. F. Berman e S. L. Syme, "Social Networks, Host Resistance, and Mortality: A Nine-year Follow-up of Alameda County Residents", *American Journal of Epidemiology* 109:186-204, 1979.

22. L. Eisenberg, "What Makes Persons 'Patients' and 'Patients' Well?", *American Journal of Medicine* 69:277-286, 1980.

23. T. H. Holmes e R. H. Rahe, "The Social Readjustment Rating Scale", *Journal of Psychosomatic Medicine* 11:213-218, 1967.

24. T. Dobzhansky, *Genetics and the Origin of Species*, 3ª ed. (Nova York: Columbia University Press, 1951), pp. 78-79.

25. A. Montague, *On Being Human* (Nova York: Hawthorn, 1966), p. 30.

26. Ibid., p. 31.

27. Ibid., p. 32.

28. Ibid., p. 33.

29. G. G. Simpson, *Life of the Past* (New Haven: Yale University Press, 1953), p. 56.

30. R. Dawkins, *The Selfish Gene* (Nova York: Oxford University Press, 1976).

31. E. Schrödinger, "The Mystery of the Sensual Qualities", in *What is Life?* e *Mind and Matter* (Cambridge: Cambridge University Press, 1967), pp. 166-178.

32. Ibid., p. 176.

Capítulo Dois

1. G. Murchie, *The Seven Mysteries of Life* (Boston: Houghton Mifflin, 1978), p. 321.

2. B. D. Davis, "Frontiers of the Biological Sciences", *Science* 209:88, 1980.

3. Murchie, *Seven Mysteries*, p. 320.

4. Colin Blakemore, *Mechanics of the Mind* (Nova York: Cambridge University Press, 1977), p. 22.

5. Schrödinger, "The Mystery", p. 172.

6. Fritjof Capra, *The Tao of Physics* (Boulder: Shambhala Publications, 1975), p. 209. [*O Tao da Física*, publicado pela Editora Cultrix, São Paulo, 1980.]

7. Ibid.

8. Ibid., p. 210.
9. G. Zukav, *The Dancing Wu Li Masters* (Nova York: William Morrow, 1979), p. 315.

Capítulo Três
1. M. Lukas, "The World According to Ilya Prigogine", *Quest/80*, dezembro de 1980, p. 88.
2. Ibid.
3. Jacques Monod, *Chance and Necessity* (Nova York: Alfred A. Knopf, 1971).
4. Lukas, "Ilya Prigogine".
5. M. Ferguson, *The Aquarian Conspiracy* (Los Angeles: J. P. Tarcher, 1980), pp. 165-166.
6. T. Merton, *The Way of Chuang Tzu* (Nova York: New Directions, 1969).
7. F. Barron, "The Psychology of Imagination", *Scientific American*, setembro de 1958.
8. L. Thomas, *The Lives of a Cell* (Nova York: Viking, 1974), p. 75.

Capítulo Quatro
1. H. Margenau, "Metaphysical Elements in Physics", *Review of Modern Physics*, Vol. B, nº 3, julho de 1941, pp. 176-189.
2. J. S. Bell, *Physics* 1, 1965, p. 195.
3. H. P. Stapp, "Correlation Experiments and the Nonvalidity of Ordinary Ideas About the Physical World", *Physical Review*, D3, 1971, p. 1303.
4. A. Einstein, B. Podolsky e Nathan Rosen, "Can Quantum Mechanical Description of Reality Be Considered Complete?", *Physical Review* 47, 1935, pp. 777 ss.
5. Ferguson, *Aquarian Conspiracy*, p. 171.
6. J. F. Clauser e M. A. Horne, *Physical Review* D10, 1974, p. 526.
7. Zukav, *Wu Li Masters*, p. 320.
8. B. d'Espagnat, "The Quantum Theory and Reality", *Scientific American*, dezembro de 1979, pp. 158-181.
9. Zukav, *Wu Li Masters*, p. 313.
10. N. Herbert, "Scientists Explore Invisible Ocean of Glue", C-Life Institute Publication, fevereiro de 1977, pp. 1-20.
11. Zukav, *Wu Li Masters*, p. 320.

Capítulo Cinco
1. D. Bohm, *Wholeness and the Implicate Order* (Londres: Routledge and Kegan Paul, 1980), pp. 174-175. [*A Totalidade e a Ordem Implicada*, publicada pela Editora Cultrix, São Paulo, 1992.]
2. Ibid., p. 174.
3. Ibid., p. 15.
4. Ibid., p. 174.
5. J. Lorber, "Is your brain really necessary?", *Science* 210: 232-1234.
6. R. Restak, *Science Digest*, março de 1981, p. 18.
7. Aaron Smith e Oscar Sugar, "Development of above normal language and intelligence 21 years after left hemispherectomy", *Neurology* 25:813-818, setembro de 1975.
8. Karl Pribram, entrevistado por Daniel Goleman, "Holographic Memory", *Psychology Today*, fevereiro de 1979, pp. 71-84.
9. Bohm, *Wholeness*, p. 211.
10. B. Brown, *Supermind: The ultimate energy* (Nova York: Harper and Row, 1980), p. 274.
11. Ibid., p. 275.
12. Walt Whitman, "Locations and Times", in *Leaves of Grass* (Nova York: The Modern Library), p. 225.

Capítulo Seis
   1. A. N. Whitehead, *Nature and Life* (Londres: Cambridge University Press, 1934), p. 30.
   2. P. C. W. Davies, *Space and Time in the Modern Universe* (Cambridge: Cambridge University Press, 1977), p. 212.
   3. G. Bateson, *Mind and Nature: A Necessary Unity* (Nova York: E. P. Dutton, 1979).
   4. R. Davenport, *An Outline of Animal Development* (Reading, Mass.: Addison-Wesley, 1979), p. 353.
   5. W. Heisenberg, *Daedalus* 87:99, 1958.
   6. E. Wigner, *Symmetries and Reflections* (Woodbridge, Connecticut: Ox Bow Press, 1979), p. 192.
   7. Ibid., p. 180.
   8. F. Capra, "The physicist and the mystic — is a dialogue between them possible?", *ReVision* 4:1, 1981, p. 44.
   9. J. P. Green e H. Weinstein, "Quantum mechanics can account for the affinities of drugs and receptors", *The Sciences*, setembro de 1981, p. 27.
   10. Ibid., p. 28.
   11. Ibid., p. 29.
   12. Wigner, *Symmetries*, p. 192.
   13. M. Delbrück, "Mind from matter?", *The American Scholar*, junho: 339-353, 1978.
   14. David Bohm, "A Conversation with David Bohm", *ReVision*, 4:1, 1981, p. 26.
   15. C. Rustrum, *The Wilderness Life*.
   16. D'Espagnat, "Quantum Theory", p. 158.
   17. Aldous Huxley, "The Perennial Philosophy", in *The Highest State of Consciousness*, John White, org. (Garden City, N. Y.: Anchor, 1972), p. 65. [*O Mais Elevado Estado da Consciência*, publicado pela Editora Pensamento, São Paulo, 1993.]

PARTE IV

Capítulo Um
   1. Owen Barfield, *The Rediscovery of Meaning and Other Essays* (Middletown, Connecticut: Wesleyan University Press, 1977), p. 182.
   2. J. A. Wheeler, "Is Physics Legislated by Cosmogeny?", in *The Encyclopedia of Ignorance*, org. R. Duncan e M. Weston-Smith (Nova York: Pergamon, 1977), p. 23.
   3. E. H. Walker, "Consciousness and Quantum Theory", in *Psychic Exploration, A Challenge for Science*, org. E. D. Mitchell (Nova York: G. P. Putnam's Sons, 1976), p. 544.
   4. K. Pelletier, *Toward a Science of Consciousness* (Nova York: Dell, 1978), p. 123.
   5. H. P. Stapp, "S-Matrix Interpretation of Quantum Theory", *Physical Review*, D3, 1971, p. 1303 ss.
   6. P. C. W. Davies, *Space and Time in the Modern Universe* (Cambridge: Cambridge University Press, 1977), p. 221.
   7. Hermann Weyl, *Philosophy of Mathematics and Natural Science* (Nova York: Athenium, 1963), p. 116.
   8. L. Barnett, *The Universe and Dr. Einstein* (Nova York: Bantam, 1968), p. 58.
   9. Alan Watts, *Tao: The Watercourse Way* (Nova York: Pantheon, 1975), p. 54. [*Tao ---- O Curso do Rio*, publicado pela Editora Pensamento, São Paulo, 1991.]
   10. L. LeShan, "Human Survival of Biological Death", in *The Medium, the Mystic, and the Physicist* (Nova York: Viking, 1966), p. 232.
   11. Capra, *Tao of Physics*, p. 307.
   12. B. Hoffman, *Albert Einstein, Creator and Rebel* (Nova York: Plume, 1973), p. 257.

13. J. Schwartz e M. McGuinness, *Einstein for Beginners* (Nova York: Pantheon, 1979), p. 82.
14. Davies, *Space and Time*, p. 200.
15. Ibid., p. 201.
16. Russell, *Mysticism*, p. 21.
17. Davies, *Space and Time*, p. 56.
18. G. Leonard, *The Ultimate Athlete* (Nova York: Viking, 1974), p. 34.
19. M. Murphy, *Intellectual Digest*, janeiro de 1973.
20. Pat Toomay, *The Crunch* (Nova York: Norton, 1975).
21. Sou grato por esta imagem a O. C. Simonton, S. Matthews-Simonton e J. Creighton, *Getting Well Again*, p. 205.
22. Capra, *Tao of Physics*.

Capítulo Dois

1. D. Bohm, "A Conversation with David Bohm", *ReVision* 4:1, 1981, p. 26.
2. M. H. Steinberg e B. J. Dreiling, "Glucose-6-phosphate dehydrogenase deficiency in sickle cell anemia", *Annals of Internal Medicine* 80:217, 1974.
3. Bohm, "A Conversation with", p. 31.
4. Ibid., p. 33.
5. Ibid., p. 26.
6. A. Shimony, "Meeting of physics and metaphysics", *Nature* 291:435, junho de 1981.

Capítulo Três

1. Evelyn Underhill, *Mysticism* (Nova York: Dutton, 1961), p. 300.
2. Monod, *Chance and Necessity*, p. 176.
3. Capra, *Tao of Physics*, p. 10.
4. Bronowski, *A Sense of the Future*, pp. 56-73.
5. Ibid.
6. Ibid.
7. Ibid.
8. Ibid.
9. Monod, *Chance and Necessity*, p. 21.
10. John A. Wheeler e J. Mehra, orgs., *The Physicist's Conception of Nature*, p. 244.
11. Freeman Dyson, "The Argument From Design", in *Disturbing the Universe* (Nova York: Harper and Row, 1979).
12. D'Espagnat, "Quantum Theory", pp. 158-181.
13. Zukav, *Wu Li Masters*.
14. Huston Smith, "The Sacred Unconscious", *ReVision*, verão-outono de 1979, pp. 3-7.
15. A. Einstein, *Ideas and Opinions*, citado por Edgar Mitchell, in *Psychic Exploration, A Challenge for Science* (Nova York: Capricorn, 1976), p. 13.
16. Judith Wechsler, *On Aesthetics in Science* (Cambridge: MIT Press, 1979), p. 4.

Capítulo Quatro

1. E. Cassirer, *Language and Myth* (Nova York: Dover, 1953), p. 7.
2. Wechsler, *On Aesthetics*, p. 4.
3. Barfield, *Rediscovery of Meaning*, p. 138.
4. Shimony, "Meeting of physics and metaphysics".
5. Henry Margenau, *The Nature of Physical Reality* (Nova York: McGraw-Hill, 1950), p. 295.
6. Bohm, *Wholeness*, p. 23.

NOTAS 279

7. P. Schilpp, org., *Albert Einstein: philosopher-scientist* (La Salle, Ill.: The Open Court Publishing Co., 1949). p. 236.

Capítulo Cinco

1. David Bohm, "A Conversation", p. 26.

2. Carl Sagan, citado em *Brain-Mind Bulletin*, vol. 6, nº 5, 16 de fevereiro, 1981, p. 1.

3. Willis Harman, discurso proferido no encontro anual da *American Association for the Advancement of Science*, Houston, Texas, 1979.

4. M. Ullman e S. Krippner com A. Vaughan, *Dream Telepathy* (Nova York: MacMillan, 1972).

5. Brown, *Supermind*, pp. 122-123.

6. D'Espagnat, "Quantum Theory".

7. Brown, *Supermind*, pp. 121-122.

8. Ibid., p. 124.

9. L. LeShan, *The Medium, the Mystic, and the Physicist* (Nova York: Viking, 1974), p. 85.

10. A. Koestler, *The Roots of Coincidence* (Nova York: Random House, 1977), p. 77.

11. Bronowski, *A Sense of the Future*, p. 39.

12. Ilya Prigogine, in "The World According to Ilya Prigogine", de Lukas, p. 88.

13. Timothy Ferris, "The Spectral Messenger", *Science 81*, outubro de 1981, p. 72.

PÓS-ESCRITO

1. M. M. Wintrobe et al., *Harrison's Principles of Internal Medicine* (Nova York: McGraw-Hill, 1974), pp. 1199-2000.

2. William A. Check, "Angiotensin in the Brain?", *Journal of the American Medical Association*, 8 de fevereiro de 1980, pp. 499-500.

3. Neal E. Miller et al., "Learned Modifications of Autonomic Functions: A Review and Some New Data", *Circulation Research* 27: Supplement 1:3-11, 1970.

4. D. Shapiro, B. Tursky e G. E. Schwartz, "Control of Blood Pressure in Man by Operant Conditioning", *Circulation Research* 27: Supplement 1:27-32, 1970.

5. Q. R. Regestein, "Relationships Between Psychological Factors and Cardiac Rhythm and Electrical Disturbances", *Comprehensive Psychiatry* 16:137, 1975.

6. Peter Reich et al., "Acute Psychological Disturbances Preceding Life-Threatening Ventricular Arrhythmias", *Journal of the American Medical Association*, 17 de julho de 1981, pp. 233-235.

7. Herbert Benson et al., "Historical and Clinical Considerations of the Relaxation Response", *American Scientist*, julho-agosto de 1977, pp. 441-445.

8. David Bohm, *Wholeness*, p. 174.

9. David Bohm, "A Conversation", p. 26.

10. David Bohm, *Wholeness*, p. 174.

11. Max Delbrück, "Mind From Matter?", pp. 339-353.

12. C. H. Hartman, "Response of Anginal Pain to Handwarming", *Biofeedback and Self-Regulation*, dezembro de 1979, pp. 355-357.

13. J. E. Adam, "Naloxone Reversal of Analgesia Produced by Brain Stimulation in the Human", *Pain* 2:161-166, 1976.

14. A. V. Vogel, J. S. Goodwin e J. M. Goodwin, "The Therapeutics of Placebo", *American Family Physician* 22:105-109, 1980.

15. Theodore Weiss, "Biofeedback Training for Cardiovascular Dysfunction", *Medical Clinics of North America*, julho de 1977, pp. 913-928.

16. Richard A. Kirkpatrick, "Witchcraft and Lupus Erythematosus", *Journal of the American Medical Association*, 15 de maio de 1981, p. 1937.

17. E. R. Gonzalez, "Constricting Arteries Expand Views of Ischemic Heart Disease", *Journal of the American Medical Association*, 25 de janeiro de 1980, pp. 309-316.

18. Elmer e Alyce Green, *Beyond Biofeedback* (Nova York: Delacorte, 1977), pp. 225-241.